VIVE LA MALBOUFFE !

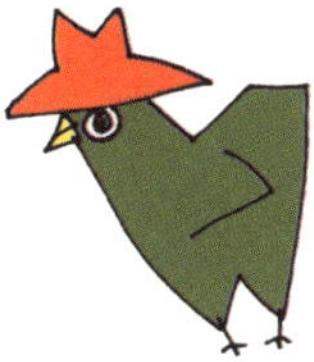

Vive la malbouffe !

CHRISTOPHE LABBÉ
JEAN-LUC PORQUET
OLIVIA RECASENS
WOŹNIAK

hoëbeke

Les informations rassemblées dans ce livre
ont été publiées dans la rubrique
« Conflit de Canard » du *Canard enchaîné*.

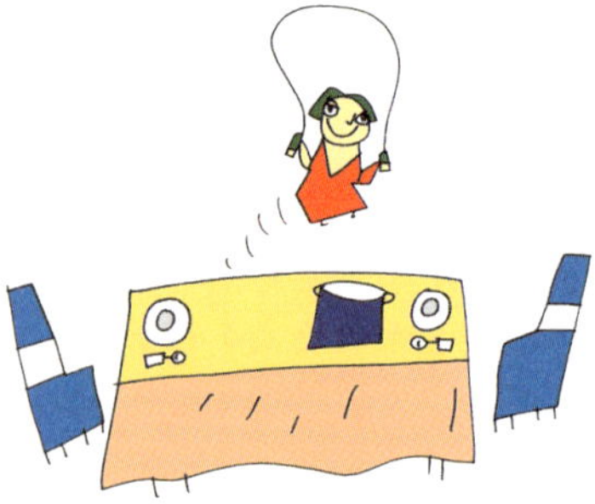

ISBN : 9782-84230-342-6
Dépôt légal : mars 2009

Mise en pages : Marjorie Guigue
Photogravure : Fotimprim

Imprimé en France par Jean-Lamour-Groupe Qualibris

Préface

La malbouffe est partout. Impossible d'y échapper, même en ne se nourrissant que de produits bio. Alors, plutôt que de passer sa vie à déchiffrer des étiquettes, à traquer les derniers « bons produits », les légumes frais pas pesticidés, les petits vins sympas, les boîtes de conserve non transgéniques et le pain qui a un vrai goût de pain, empiffrons-nous de mauvais plats ! La vie sera plus facile, et surtout, ce sera bon pour la croissance en France et dans le monde.
En ces temps de krach, en effet, il faut soutenir de toutes nos forces l'industrie agro-alimentaire vacillante. Or c'est elle qui a révolutionné le contenu de nos assiettes. C'est elle qui, en une quarantaine d'années, s'est démenée pour que 80 % des aliments aujourd'hui sur notre table soient transformés : ils sont passés par des processus industriels, ont reçu des additifs, des colorants, des OGM, ont subi des irradiations, ont été assaisonnés d'acides trans et de graisses hydrogénées, ont été farcis de sucre ajouté, de sel caché. Et à force de marketing, de pubs télé, tous ces nouveaux produits inventés à jet continu ont rempli nos Caddie et nos estomacs, et nous ont remplis d'une joie ineffable.
Oui, c'est formidable de savoir que désormais ce sont les industriels de l'agroalimentaire qui achètent à notre place les produits frais. Pas moins de 70 % de la production agricole est directement achetée par eux, tandis que notre consommation de produits frais a baissé d'autant, et que nos enfants détestent tout ce qui peut ressembler à un vrai fruit naturel, surtout s'il est attaqué par un ver ou

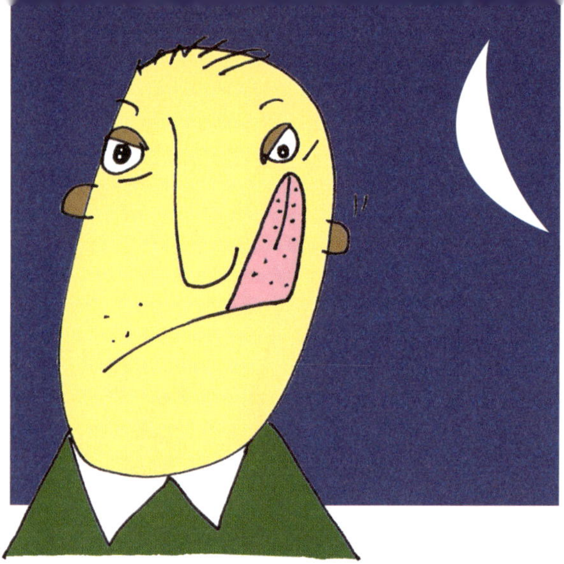

une petite moisissure, beurk ! Ce sont eux, les industriels, qui par leurs processus et leurs emballages si colorés et leurs pubs marrantes transforment toute cette fraîcheur en bons produits formatés et fort rentables. Un paysan ne fait guère de bénéf sur le malheureux poireau qu'il vous vend au marché, alors que l'industriel qui lui achète son poireau (encore moins cher) et le transforme en une soupe toute prête, empaquetée, sursalée, fait plusieurs fois la culbute : n'est-ce pas admirable de génie ?
Voyons l'exemple de nos amis américains. Leurs aliments standard pareils à des automobiles fabriquées à la chaîne, avec toujours le même goût, la même consistance, la même forme, ont réussi à nous séduire massivement : tous les fast-foods de France et de Navarre sont bondés. Mais une fois encore, nous sommes en retard : ils en sont déjà, eux, à la viande restructurée à partir d'animaux transformés en une bouillie ensuite recompactée, recolorée et réaromatisée. Tandis que nous en sommes restés au vieux steak archaïque, à la viande non clonée. Rattrapons notre énervant retard !
Et puis arrêtons de culpabiliser. Pourquoi bouder son plaisir ? Ces produits transformés sont trop riches en sucre, trop riches en sel, trop riches en gras ? Trop pauvres en nutriments de base, vitamines, minéraux, fibres ?

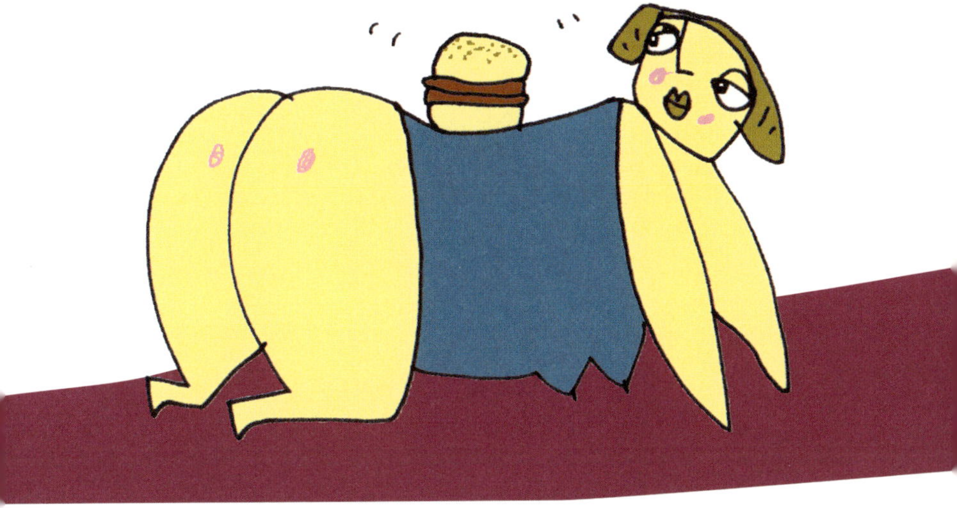

Ils sont bourrés de calories et de graisses de manière à créer le même type d'accoutumance que la nicotine ? Et alors ? Tous les médecins généralistes constatent que les pathologies dues à la malbouffe progressent : diabète, hypertension, obésité ? Ils essaient de nous effrayer à coups de chiffres effarants : un adulte sur deux en surpoids, 8 millions d'obèses, plus de 500 000 insuffisants cardiaques, 10 millions d'hypertendus, plus de 2 millions de diabétiques, 25 % des cancers liés à l'alimentation, bref la malbouffe serait impliquée dans environ 200 000 morts par an ? Ne nous laissons pas impressionner par ces mauvaises nouvelles. Comme dit l'autre, le risque zéro n'existe pas, ah, ah, ah... Allons résolument dans le sens de la modernité la plus moderne, de la technoscience triomphante et des têtes de gondole affriolantes. De toute façon, les effets de la malbouffe ne surviennent qu'à long terme : vingt, trente, quarante ans plus tard. Et, miracle ! l'industrie agroalimentaire nous propose la solution clés en main : les « alicaments », ces aliments qui remplacent la pharmacie et combattent le cholestérol, la mauvaise graisse, Alzheimer et *tutti quanti* ! Dévorez cet ouvrage optimiste et déculpabilisant : en le refermant, vous n'aurez plus qu'une envie, foncer en bagnole à l'hypermarché le plus proche de chez vous !

COUVERTS

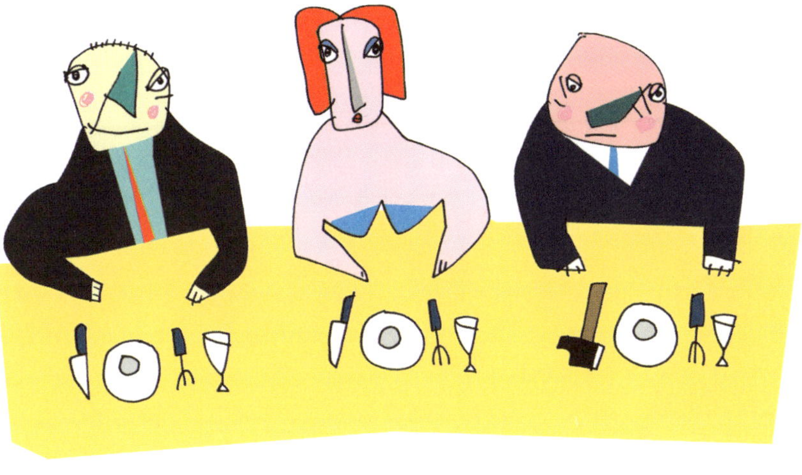

Du vieux vin jeune

On appelle ça le « reconditionnement ». Vous prenez un vieux mil sime et, pour le « retaper », vous lui changer le bouchon tout en refaisant le niveau, c'est-à-dire que vous rajoutez la quantité de v qui s'est évaporée. Bon, parfois, bien sûr, l'opération vire au « raje nissement » : on y verse une pichenette de vins beaucoup plus récen Un sport apparemment très prisé dans les vignobles de renom. C'e du moins ce qu'a affirmé devant le juge le célèbre négociant bel Khaled Rouabah.

Tout avait commencé par une vente aux enchères à l'automne 200 sur 200 bouteilles de vin millésimées 1900, des Château Margaux Château Lafite Rothschild négociés pour la bagatelle de 3 050 eur pièce, 36 s'étaient révélées être nettement moins anciennes, voi pour certaines carrément postérieures à 1950. Du coup, le fame juge parisien Renaud Van Ruymbeke lança un mandat d'arrêt inte national contre le négociant belge soupçonné d'avoir trempé da l'escroquerie. Mis en examen, le rajeunisseur a carrément accu tous les grands châteaux du Bordelais de faire comme lui au mome du reconditionnement. Difficile à prouver...

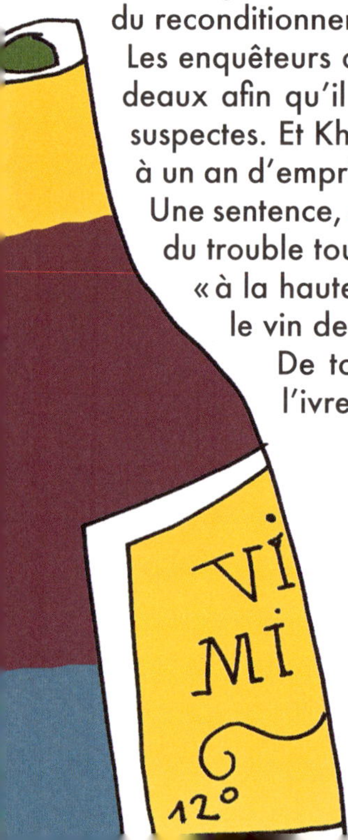

Les enquêteurs ont fait appel au Centre d'études nucléaires de Bc deaux afin qu'il analyse les empreintes radioactives des bouteill suspectes. Et Khaled Rouabah a finalement été condamné en 20C à un an d'emprisonnement avec sursis et 300 000 euros d'amend Une sentence, *dixit* le tribunal correctionnel de Paris, « à la haute du trouble toujours actuel causé à l'ordre public économique » « à la hauteur de l'atteinte portée à l'image de la France do le vin de qualité est un des symboles »...

De toute façon, qu'importe le flacon, pourvu qu'on l'ivresse !

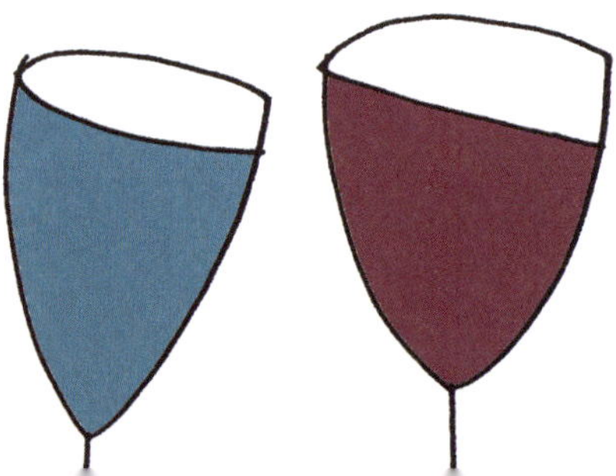

Vive le pinard en gélules !

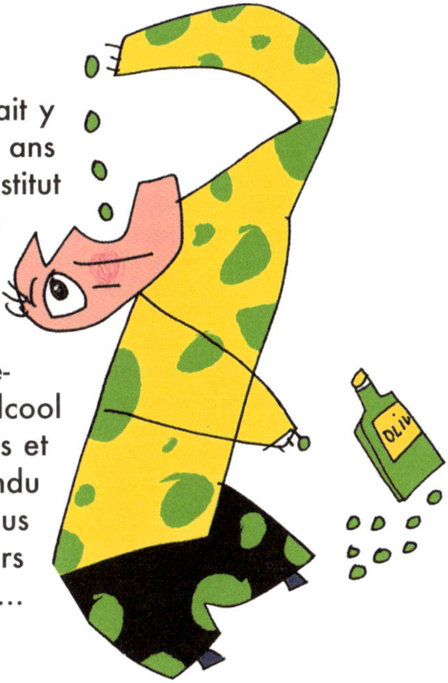

Vendre du vin rouge en gélules, il fallait y penser. Et l'Inra l'a fait. Après quatre ans d'efforts, les vaillants chercheurs de l'Institut national de la recherche agronomique et de la Société française de distillerie ont mis au point le Provinols : un cocktail d'antioxydants extraits du vin rouge, qui est censé freiner le vieillissement de nos cellules, les méfaits de l'alcool en moins. D'abord lancé aux États-Unis et au Japon, le Provinols est désormais vendu en France, où les industriels l'achètent sous forme d'une poudre à dissoudre dans leurs desserts lactés, boissons, confiseries... Allez, encore une gélule, hips !

Un verre sur trois n'est pas celui qu'on croit

Super, cette étude de la Répression des fraudes sur les vins servis l'été 2004 dans les hôtels, restaurants, auberges, brasseries. Près d'un tiers des quatre mille établissements visités dans la quasi-totalité des départements était en infraction. Parmi les trouvailles des inspecteurs des Fraudes : des vins de table présentés comme des vins de pays, des vins de pays déguisés en AOC, du picrate bardé de fausses médailles, ou des vins mousseux sans appellation « transformés » en champagnes. La palme revenant à un restaurateur de Haute-Garonne, dont la carte des vins affichait 45 « erreurs » sur les 50 bouteilles proposées. Il est des nôtres, il bidonne comme les autres...

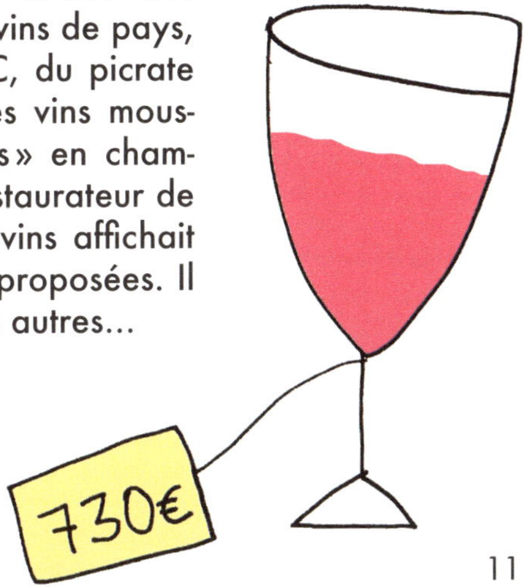

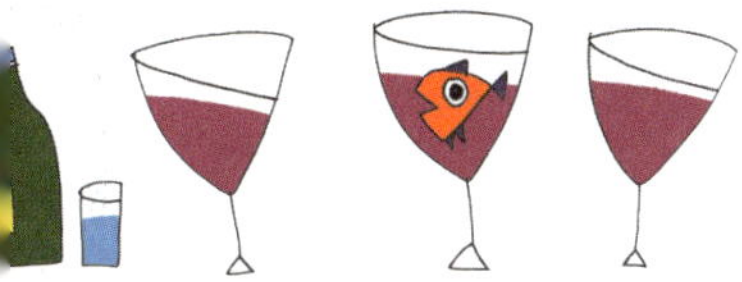

À la bonne vôtre!

Il n'y a pas que du raisin dans le vin rouge. On y trouve aussi des pesticides. Et pas qu'un peu: jusqu'à 5 800 fois le maximum toléré dans l'eau du robinet. C'est ce qu'a révélé en 2008 le réseau « PAN-Europe ». Sur les dix bouteilles de pinard achetées en France, un bourgogne santenay premier cru additionnait ainsi huit molécules chimiques différentes et un bordeaux pomerol pas moins de six. Avec, dans le lot, des « cancérigènes » et des « toxiques pour la reproduction ». Les producteurs de vin et les fabricants de pesticides ont aussitôt accusé l'ONG d'avoir poussé le bouchon un peu trop loin, faisant remarquer que les contaminations observées ne dépassaient pas les limites autorisées. Le hic est qu'il n'existe aucune teneur maximale en pesticides fixée pour le vin. À défaut, on bricole avec celles autorisées dans le raisin. Ça tombe drôlement bien, elles ont été calculées au plus haut, vu que la vigne est l'une des cultures les plus traitées: 20 000 tonnes de pesticides sur les 80 000 aspergées chaque année en France. Et la tendance est plutôt à la hausse avec le réchauffement climatique qui profite aux parasites. Et donc aux pesticides. Ça s'arrose!

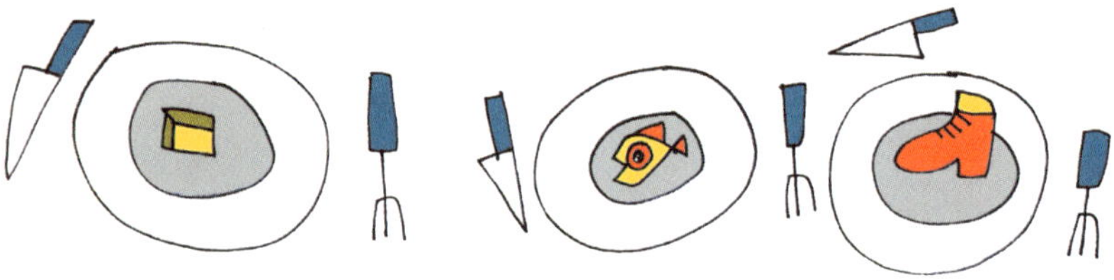

Coule, ô ma rivière...

Alors, cette eau du robinet, elle vous va? 69 % des Français ont répondu que oui, bien sûr... Et depuis ce sondage Sofres 2001, les médias ne cessent d'en faire des tonnes sur cette étonnante bonne nouvelle : enfin quelque chose qui marche dans ce pays! Les multinationales de l'eau sont ravies. D'ailleurs, ce sondage a été commandé et payé par le « Centre d'information sur l'eau », association qu'elles ont créée elles-mêmes en 1995 afin de calmer la grogne des consommateurs mécontents de voir le montant de leur facture eau grimper en flèche. Ce merveilleux Centre qui affiche un budget nnuel d'environ 1,5 million d'euros, un site Internet et sept permaents, s'est vu assigner cette noble mission : rassurer le grand public r la qualité de l'eau du robinet. Pour ce faire, le faux nez des ajors de l'eau s'est attaché les services de médecins qui rédigent, oyennant finances, des dizaines de brochures sur l'absence de daner des nitrates, du plomb ou des pesticides dans l'eau du robinet. ickel, on vous dit ! Heureusement qu'il reste parfois ce revigorant etit goût de javel...

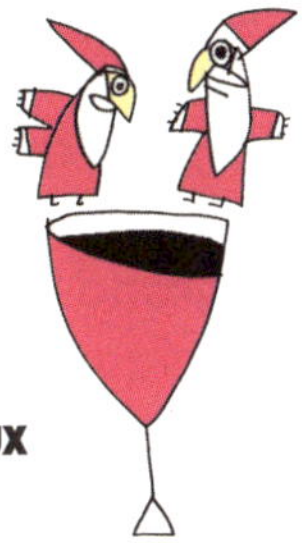

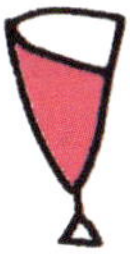

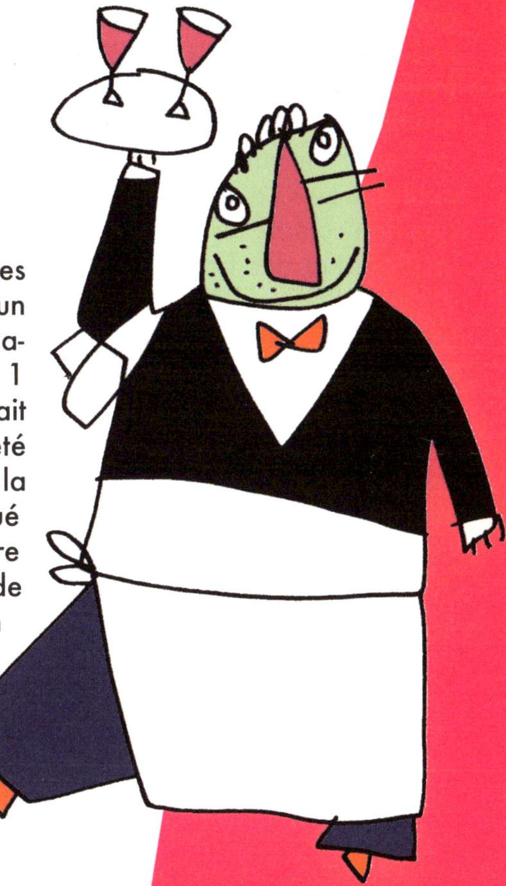

prix gazeux

pplaudissons les petites ruses des randes marques ! Avec plus d'un illiard de bouteilles vendues chaue année, Perrier est le numéro 1 ondial des eaux gazeuses, et fait ut pour le rester. Juste avant l'été 003, période de grande soif, la iale gazeuse de Nestlé a troqué traditionnelle bouteille en verre 'un litre contre une bouteille de 5 centilitres. Avec ce slogan : « Un rmat familial et moderne pour ne consommation plus quodienne ». Formidable, car, omme l'a constaté *Que hoisir* (9/06/2003), on trouve ésormais de petites bouteilles ertes de 75 centilitres à 0,85 euro, e qui met le Perrier à 1,13 euro le re. Soit 30 % d'augmentation avec 5 % de contenu en moins ! Perrier, 'est génial, non ?

L'eau en plastique, c'est chic

Que trouve-t-on en grande quantité dans l'eau en bouteille ? De l'antimoine. La présence massive de ce métal lourd a été démontrée en 2006 par l'université allemande d'Heidelberg dans 48 eaux minérales, dont neuf françaises. L'eau vendue en bouteilles en plastique contiendrait de 95 à 165 fois plus d'antimoine que l'eau à la source. La raison ? L'antimoine est un ingrédient utilisé en tant que fixateur dans la fabrication des bouteilles d'eau en plastique, et comme tous les autres composants du plastique, il migre allègrement dans la flotte. Plus l'eau reste longtemps enfermée dans la bouteille, plus elle contient d'antimoine. Certes, les quantités trouvées par les chercheurs allemands sont dix fois inférieures à la limite autorisée, il n'empêche, on ne sait pas grand-chose de l'effet sur notre organisme d'une ingestion chronique de petites doses, d'où un plaisant suspense. Étant entendu que l'on compte jusqu'à 150 composants différents dans le plastique des bouteilles, parmi lesquels du plomb et du cadmium (utilisé pour colorer en rouge le plastique), et que tous sont plus ou moins relargués, on comprend pourquoi des millions de consommateurs acceptent de payer cette bonne flotte trois cents fois plus cher que l'eau du robinet !

La guerre de l'eau

À ma gauche, les vendeurs d'eau en bouteille. À ma droite, les vendeurs d'eau du robinet. À grand renfort de panneaux publicitaires, les premiers ont attaqué les seconds au ras de la cuvette : « Qui prétend que l'eau du robinet a bon goût ne doit pas en boire beaucoup. » Voilà le slogan assassin de la campagne de pub lancée en 2006 par la marque Cristalline (groupe Castel), le numéro 1 français de l'eau en bouteille ! Tout a commencé deux ans auparavant lorsque le SEDIF, le Syndicat des eaux d'Île-de-France (4 millions de consommateurs), s'est

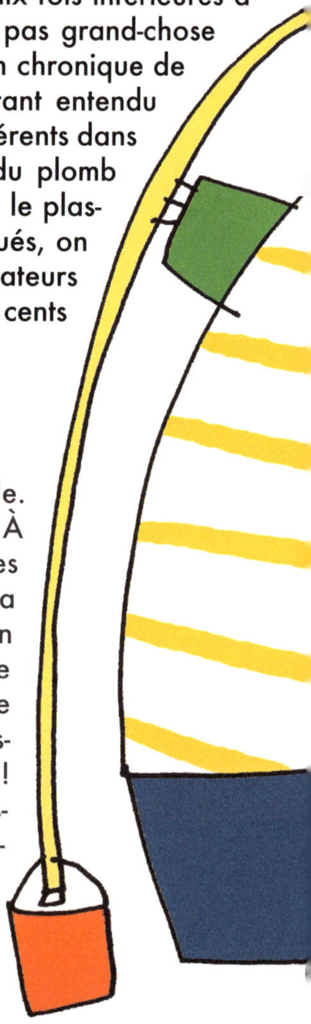

mis en tête de séduire les acheteurs d'eau en bouteille en vantant la flotte du robinet à coups de pub comparative : « Notre eau n'est pas moins chère, elle est 100 fois moins chère », ou encore : « Nous vendons de l'eau, pas du marketing ». Du coup, Cristalline est sortie de ses gonds. Dans un communiqué de presse, la marque persifle : « Accepteriez-vous de boire une eau dont une partie peut être issue du retraitement des eaux usées ? Donneriez-vous à boire à votre bébé de l'eau du robinet qui contient du plomb et du chlore ? » Trouvant que le bouchon avait été poussé un peu loin, la Mairie de Paris et la société Eau de Paris, qui distribue la flotte dans la capitale, ont porté plainte pour « atteinte à l'image ». Il faut dire que rien pour l'instant ne prouve que la flotte qui coule du robinet est mauvaise pour la santé. Jusqu'à la prochaine étude, évidemment.

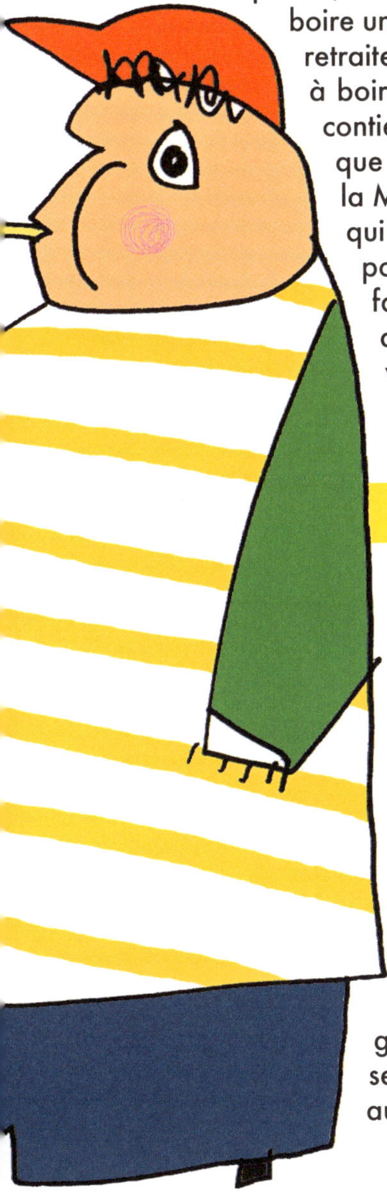

La paille et le grain de folie

Se servir d'une simple paille en plastique pour aspirer, par exemple, du lait, c'était trop nul. Heureusement, la société Sipaah était là, qui a inventé la paille tapissée de perles aromatiques, qui parfument le liquide quand le buveur aspire. Disponible en plastique aromatisé fraise, chocolat, banane, pommes caramélisées (le fameux goût « Tatin » très en vogue), cookies...

Génial et pas donné, certes (2,49 euros le paquet de dix), mais on regrettera que cette paille aromatisée soit garantie sans colorants artificiels ni conservateurs. Un petit goût de chimique aurait été le bienvenu.

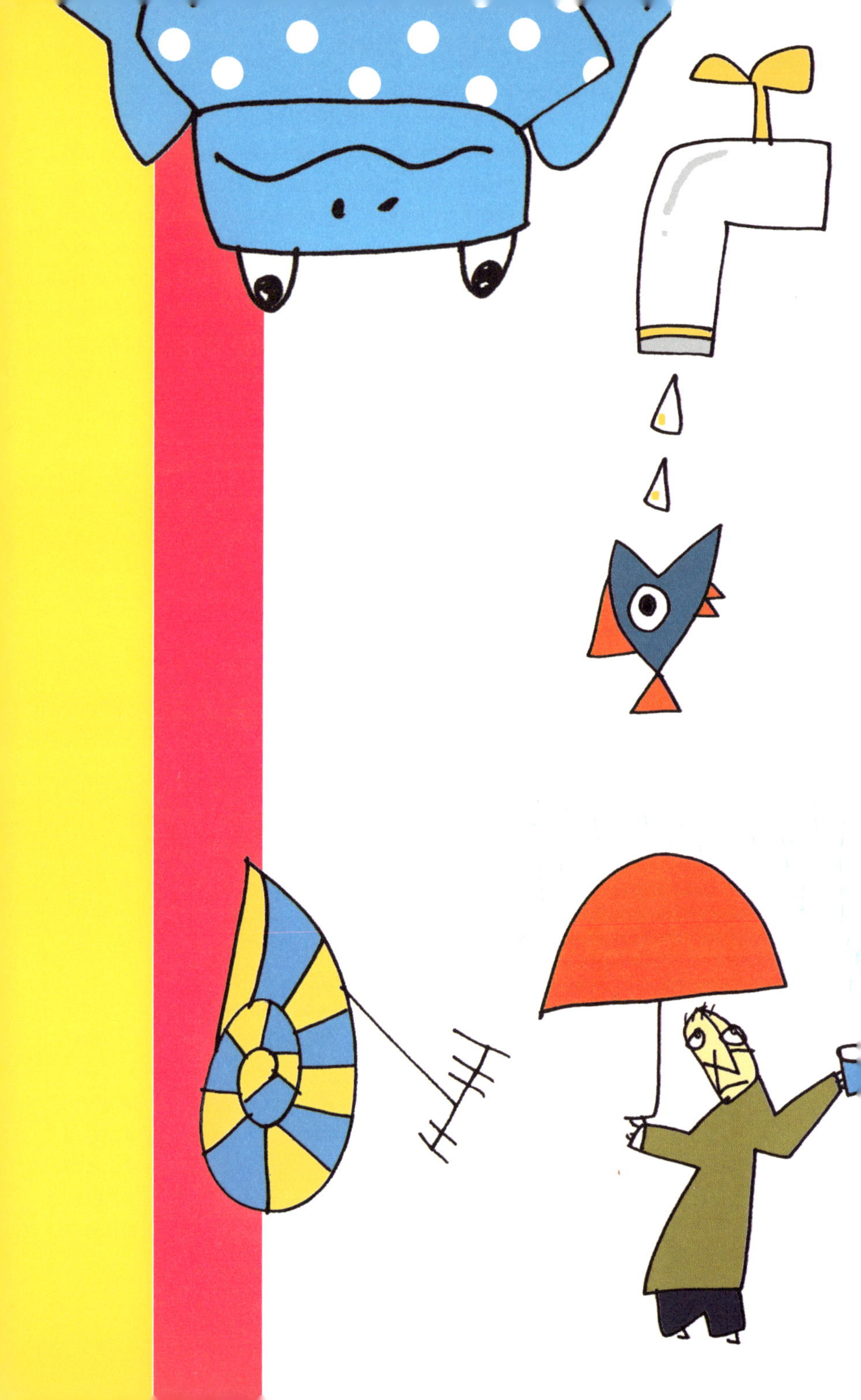

Ça baigne dans l'huile

L'huile d'olive, on nous le serine, serait tellement bonne pour la santé, pour la digestion, les artères et le cœur, et tout et tout, que les Français ont bien raison d'en avaler trois fois plus qu'il y a dix ans, soit 90 000 tonnes par an, et d'y mettre le prix (on nous la vend jusqu'à 70 euros le litre). Mais en 2007, la Répression des fraudes s'est amusée à jeter son pavé dans la flaque : 44 % des bouteilles d'huile d'olive vierge vendues en France sont hors clous. L'enquête, réalisée aussi bien dans des moulins que dans les grandes surfaces, relève quelques joyeusetés : des huiles d'olive composées pour plus de moitié d'huiles de tournesol, l'incorporation de graisses industrielles et d'huile de grignon (en clair, du tourteau d'olives, le déchet qui reste après le pressurage des olives), des huiles espagnoles bas de gamme changées en huiles d'olive françaises, le *nec plus ultra* avec huit AOC et un prix sur l'étiquette en conséquence, etc. Une huilerie française a d'ailleurs été condamnée par le tribunal de Grasse à 5 000 euros d'amende pour tromperie. L'huile est d'ailleurs l'objet de formidables trafics européens, comme le racontent les Eliot Ness de l'Olaf, l'office européen des fraudes : « Des mafias italiennes ou des Balkans affrètent des cargos remplis d'huiles dernier choix qui se transforment en cours de route en nectars de première catégorie. » Allez, encore une tite goutte...

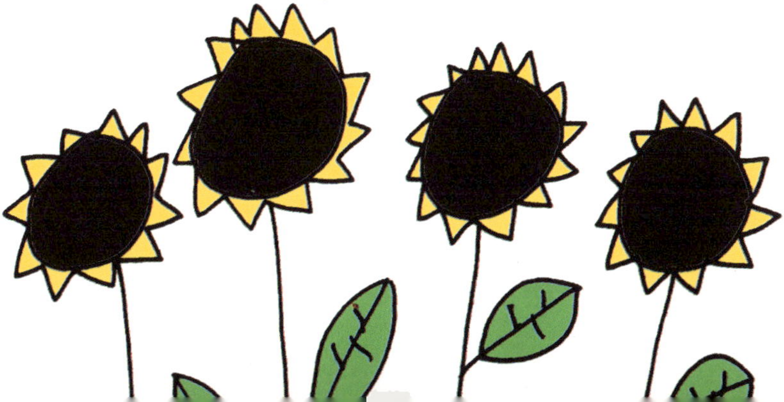

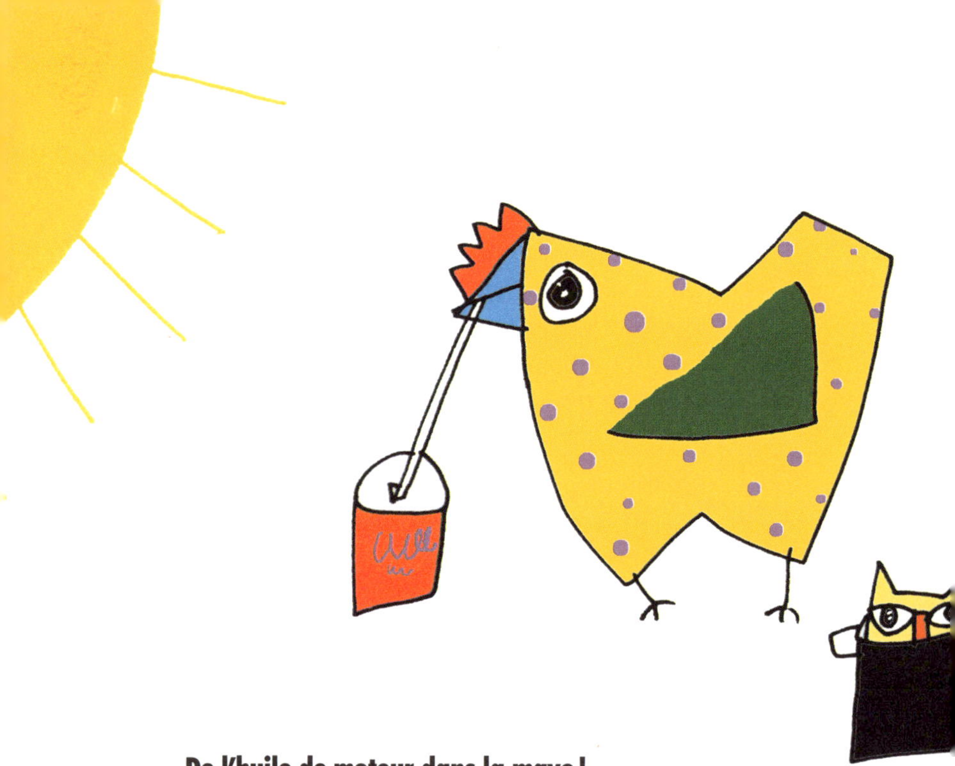

De l'huile de moteur dans la mayo !

Achetées en Ukraine, 40 000 tonnes d'huile de tournesol coupée au lubrifiant pour moteur ont été distribuées en Europe, et se sont retrouvées dans de la mayonnaise, des plats cuisinés, de la vinaigrette industrielle, des conserves à l'huile, etc., laissées en vente dans les grandes surfaces avec la bénédiction des pouvoirs publics et de la Commission européenne : l'affaire, révélée par le *Canard enchaîné* le 15 mai 2008, est des plus distrayantes. Reprenons la chronologie.
Fin février, le groupe Saipol, numéro un français de la transformation des oléagineux et maison mère de Lesieur (laquelle marque a fait répondre au *Canard* par son agence de com' qu'elle n'était « en rien concernée ») reçoit une cargaison d'huile frelatée. Et n'y voit que du feu. Jusqu'à ce qu'un mois plus tard, un industriel du nord de l'Europe, destinataire du même lot, l'informe après analyse que quelque chose cloche dans l'huile de tournesol ukrainienne.

C'est encore un mois plus tard, le 21 avril, que Lesieur sonne enfin l'alerte auprès de la Répression des fraudes pour la prévenir que dans son usine de Sète, où est raffinée l'huile de tournesol brute, il y a un sérieux pépin. Sur 2800 tonnes d'huile apparemment irréprochable achetées en Ukraine, 19 tonnes auraient mieux fait d'aller graisser des rouages et des pistons que des gosiers. Deux jours plus tard, la France informe officiellement ses voisins européens : cette cargaison d'huile frelatée fait partie d'un énorme lot, 40000 tonnes, qui a atterri non seulement en France, mais aussi aux Pays-Bas, en Italie et en Espagne. Et c'est tout le lot qui a été trafiqué ! De quoi, pour les escrocs, se faire du beurre : sachant que la tonne d'huile de tournesol brute est vendue dans les 1800 dollars, et que, d'après les confidences d'un fonctionnaire de la Commission européenne, ce sont en tout pas moins de 280 tonnes d'huile de moteur qu'ils ont introduites en douce dans les containers, les margoulins d'Ukraine ont empoché un bénéfice de 504000 dollars (moins ce qu'ils ont déboursé pour l'huile bidon, certes, mais celle-ci coûte des clopinettes).

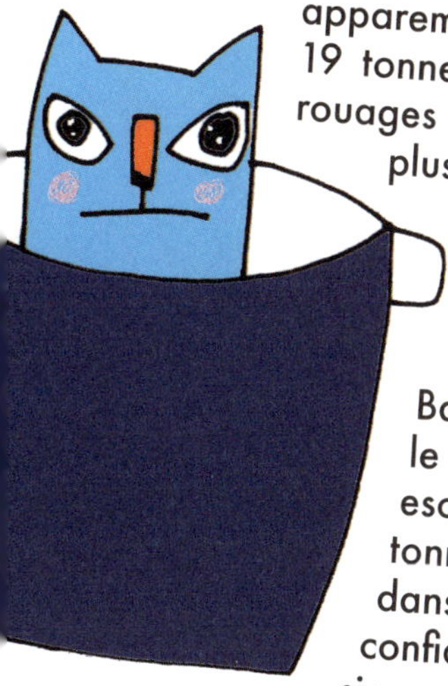

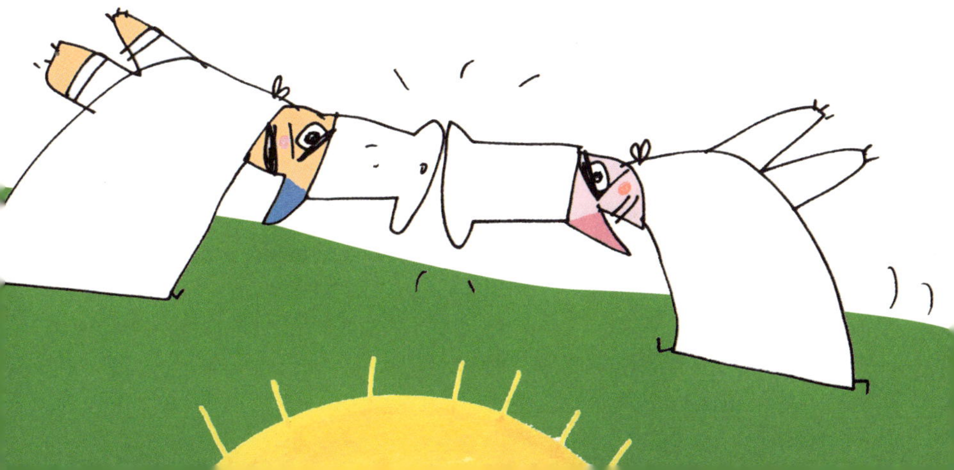

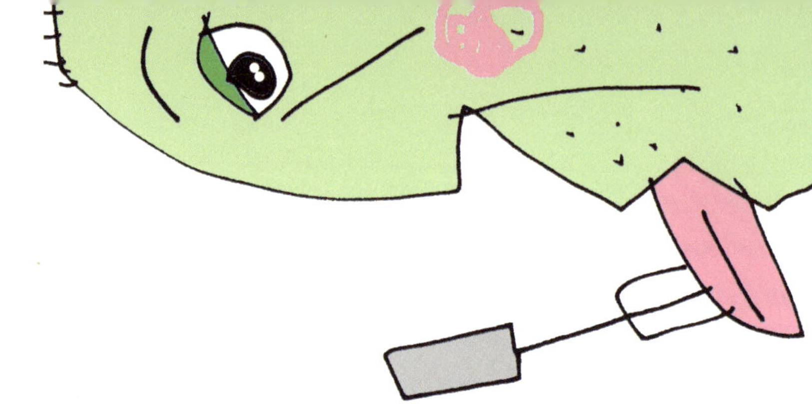

Combien de produits assaisonnés à l'huile frelatée ont été conditionnés et commercialisés entre-temps ? Saipol reconnaît avoir raffiné l'huile en question pour la vendre ensuite à « une trentaine de clients de l'industrie agroalimentaire » dont elle refuse de citer les noms. Mystère et salade verte. À la question : « Quelle quantité d'huile frelatée a été utilisée par l'agroalimentaire pour la préparation des plats industriels ? », Bruxelles répond de son côté : « Une estimation fiable n'est pas à notre disposition. » La Commission européenne précise par ailleurs au *Canard* que, de toute façon, « cette information n'est pas publique ».

C'est seulement le 26 avril que la Commission européenne et la Répression des fraudes rendent publi-

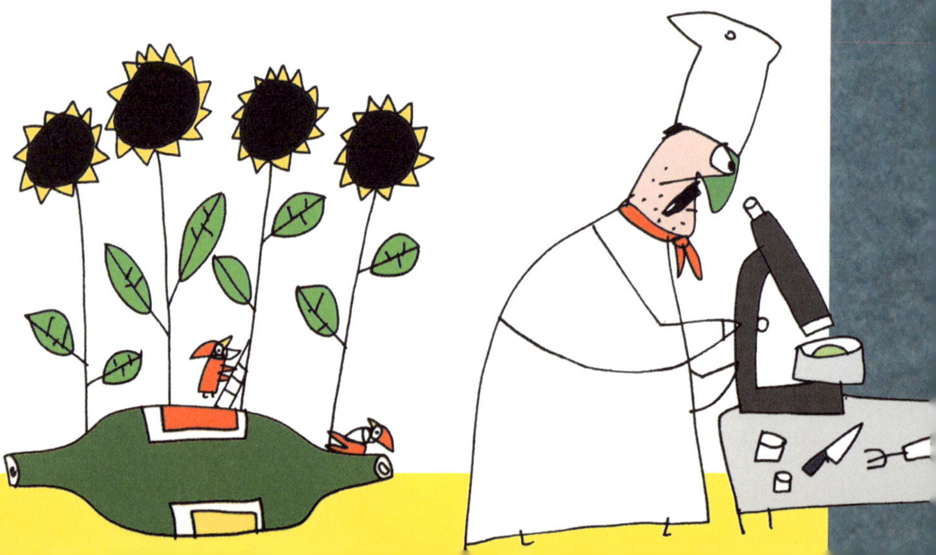

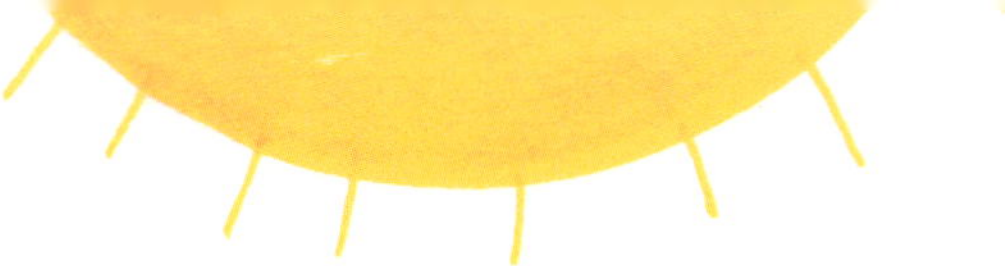

que l'alerte. Officiellement, l'huile de tournesol frelatée mise en bouteilles et les plats préparés à partir de cette mixture ont tous été retirés des rayons et « n'ont pas atteint le consommateur ». Combien de lots ont été retirés en tout ? Questionnée par *Le Canard*, la DGCCRF explique que « compte tenu du nombre d'entreprises concernées, il est impossible d'en connaître le nombre exact ». Chez Carrefour Promodès, enseigne qui possède la moitié des grandes surfaces alimentaires en France, on admet du bout des lèvres avoir retiré pas moins de 200 références de produits concernés !
Mais contrairement à ce qu'ont d'abord assuré la Commission européenne et les pouvoirs publics français, tous les produits additionnés d'huile contaminée n'ont pas été retirés des rayons. En effet, le 2 mai, la Commission européenne se fend en catimini d'une recommandation autorisant la vente de tous les aliments contenant moins de 10 % d'huile de tournesol frelatée. Une décision bienvenue pour les industriels de l'agroalimentaire et de la grande distribution, qui ont sur les bras des montagnes de mayo, sauce vinaigrette, conserves et autres plats cuisinés avec la mixture ukrainienne. Raison invoquée en chœur par les industriels, les distributeurs et les pouvoirs publics : ladite huile ne présente pas un risque de « toxicité aiguë ». Certes, il s'agit bien d'une « huile minérale de haute viscosité qu'on utilise habituellement comme lubrifiant pour moteur après ajout des additifs ». Mais, coup de chance, elle n'avait pas encore reçu ses additifs les plus toxiques.
Dès lors, selon l'Autorité européenne de sécurité des aliments, qui s'est prononcée sur le sujet, un homme de 60 kg peut avaler chaque jour jusqu'à 1,2 gramme d'huile de moteur les yeux fermés. Régalez-vous, braves gens, et pas de vidange

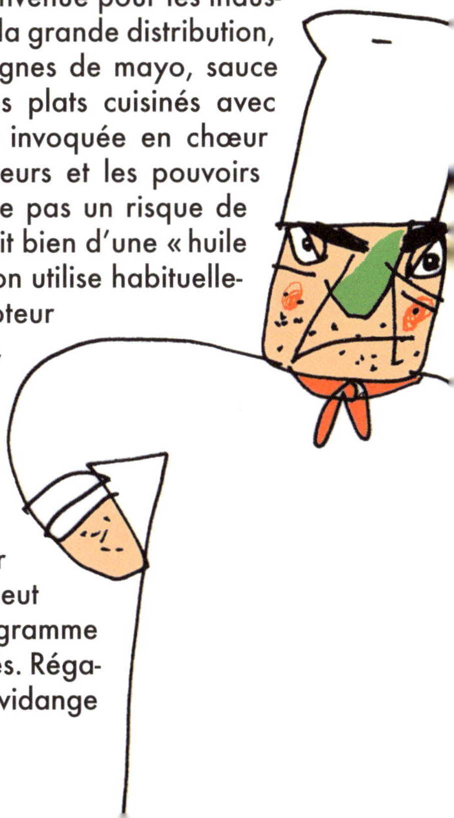

gratuite pour ceux qui ont mangé de la mayo ou des conserves à l'huile de moteur !

Le jeudi 15 mai, lendemain du jour où *Le Canard* dévoile l'affaire, la Répression des fraudes se fend de son premier communiqué sur le sujet. Confirmant avoir autorisé la vente de tous les produits fabriqués avec moins de 10 % d'huile frelatée, elle ne dit pas grand-chose de plus. Rien sur les 200 produits concernés. Rien sur le groupe Saipol, propriétaire de Lesieur, qui a importé en France toute cette bonne huile. Rien sur le nom des clients de Saipol qui ont acheté la plus grosse quantité d'huile de tournesol frelatée.

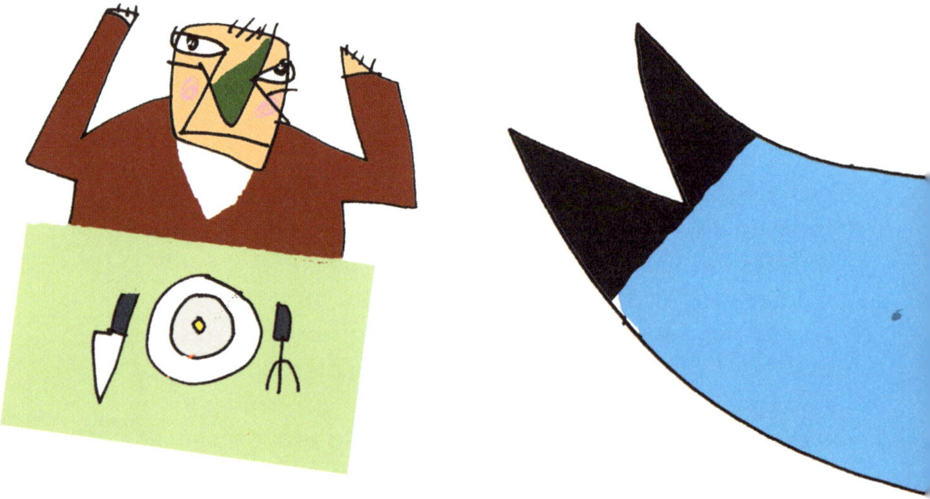

Le Canard se propose donc de combler quelques lacunes et note que, parmi les principaux clients, figurent Saupiquet (le spécialiste du poisson en conserve) et aussi Unilever, le géant de l'agroalimentaire (avec les marques Knorr, Magnum, Fruit d'Or, Miko, Planta Fin, Amora, etc.), lequel géant s'est carrément retrouvé avec pas moins de 1 500 tonnes d'huile contaminée sur les bras. Contacté par *Le Canard*, Unilever France explique que « ce n'est pas la peine d'affoler le consommateur » puisqu'avec l'huile de moteur « il n'y aucun danger » et « aucun impact sur le goût ».

Et de jurer que seules les mayonnaises, moutardes spéciales et sauces sont concernées. Vous en reprendrez bien une lampée ?

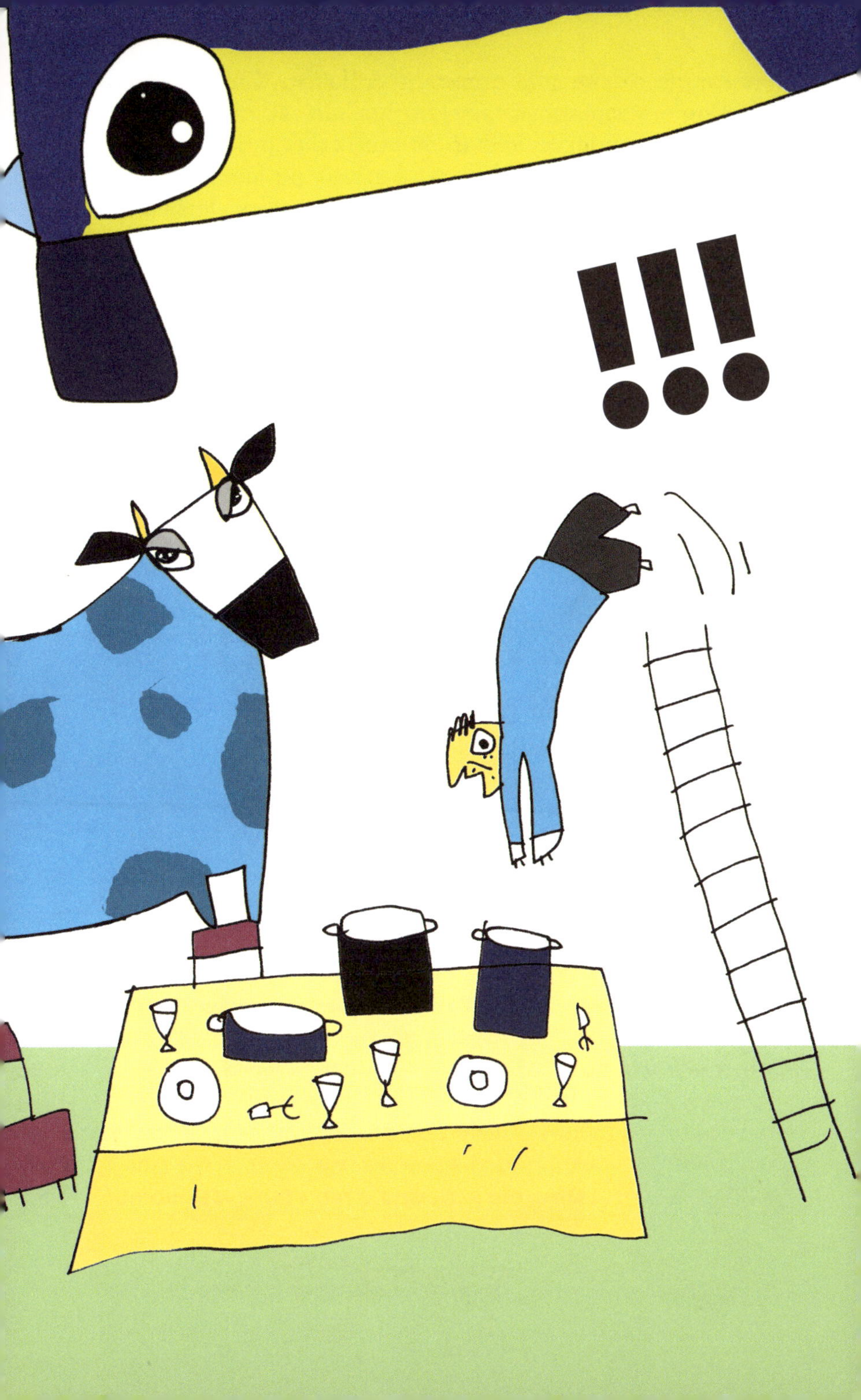

Même son de cloche côté grande distribution. Chez Carrefour Promodès (200 références concernées) ou Auchan (40 références), on ne voit pas pourquoi le fait de laisser en vente des produits farcis à l'huile de moteur poserait un problème, à partir du moment où c'est autorisé et sans danger pour la santé. Il faut dire que l'huile de tournesol, l'industrie agroalimentaire en raffole. Elle en met dans les bâtonnets de surimi (4 %), le céleri rémoulade (9 %), la soupe de poisson en conserve (10 %), le poisson pané (9 %), les paupiettes de veau (1 %), le thon et les sardines à l'huile (7 %), etc. Au rayon sucré, ce n'est pas non plus ce qui manque, entre les pâtes à tartiner chocolatées (19 %), le blé pour petit-déjeuner (2 %), les gaufrettes à la confiture (2 %), les barres céréalières et sucrées pour enfants (15 %), les cookies (20 %), etc. Le must restant la mayonnaise (78 %), talonnée par le tarama (50 %), la sauce béarnaise (45 %), les chips (36 %) ou encore la sauce vinaigrette allégée (25 %).

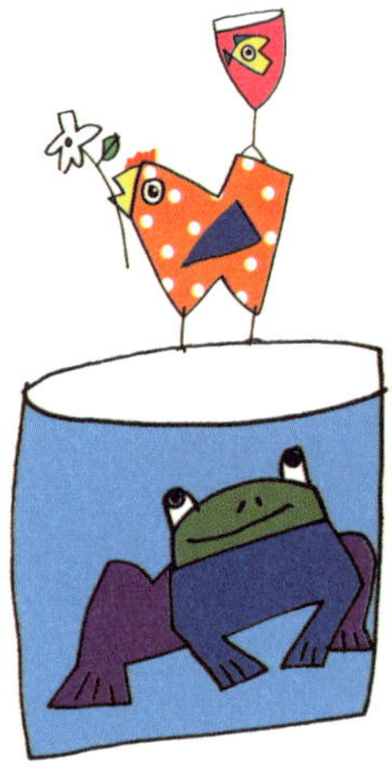

Pour être bien sûre que l'agroalimentaire puisse écouler en paix son stock, la Commission européenne en a rajouté une louche. Non seulement elle a autorisé la vente des produits contenant moins de 10 % d'huile de tournesol frelatée, mais elle a, depuis, donné le feu vert pour la commercialisation de tout ce qui affiche moins de 300 milligrammes par kilo d'huile contaminée. Voilà qui va permettre à l'industriel de vendre de l'huile sale en bouteille après l'avoir diluée dans de l'huile propre.

Petit calcul. Comme l'a indiqué au *Canard* la Commission européenne, sur les 7 grammes par kilo d'huile de moteur présents dans l'huile de tournesol, il en reste après raffinage 2 grammes par kilo. Résultat : les Européens sont appelés à ingurgiter 80 tonnes de lubrifiant au total, dont 5,6 tonnes rien que pour le consommateur français…

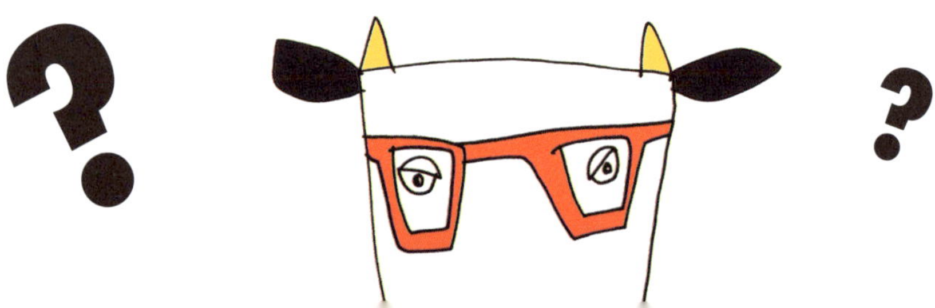

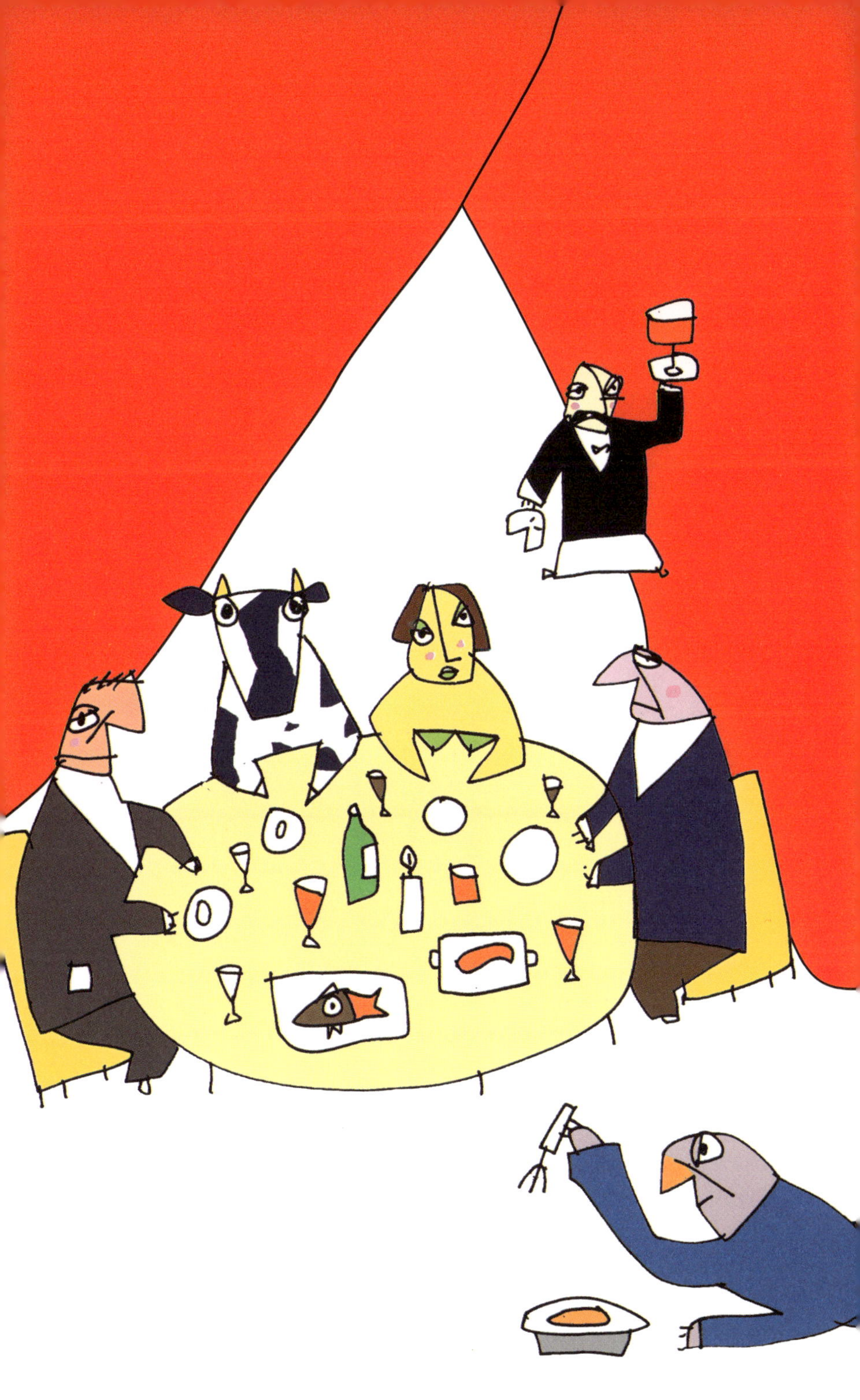

Les révélations du *Canard* traumatisent l'Ania (Association nationale des industries alimentaires), porte-parole de la quasi-totalité des 110 000 entreprises françaises spécialisées en la matière.
Que faire ? Réagir, se taire, contre-attaquer ? Dans un intéressant courrier envoyé à ses adhérents, un responsable d'Alliance 7, bras armé de l'Ania qui regroupe 300 professionnels (chocolat, biscuits, gâteaux et céréales), avoue que les pontes du secteur se sont réunis de toute urgence, et ont sagement décidé de ne rien faire : « Il a été décidé en réunion de crise à l'Ania de ne pas répondre au *Canard enchaîné* formellement. Un projet de communiqué de presse, préparé la semaine dernière, a été réactualisé. Le communiqué de presse ne sera pas diffusé en proactif. Nous attendons la publication du prochain article du *Canard enchaîné* et les éventuelles reprises par la presse pour réagir. »

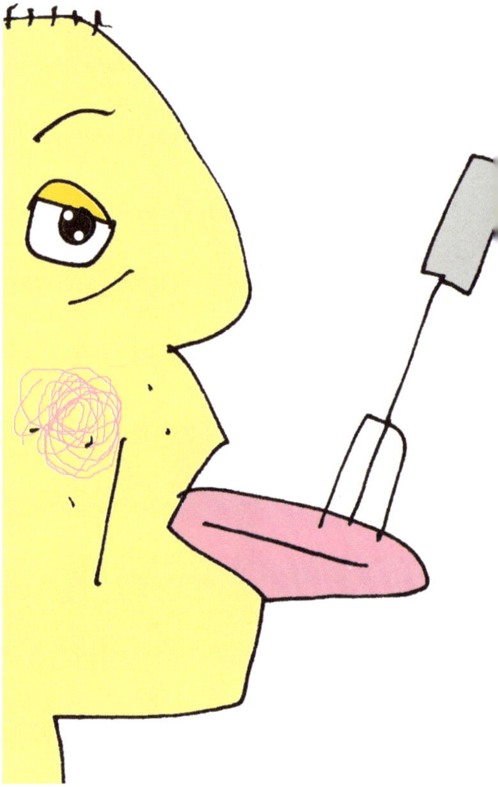

Mais il y a mieux : Alliance 7 écrit noir sur blanc le motif de sa plus grande crainte : « De nombreuses marques sont citées ainsi qu'une liste à la Prévert de nombreux produits incorporant de l'huile de tournesol. » Et d'avouer que c'était « ce que l'on craignait »...
Eh oui, voilà qui est affreux ! Grâce au *Canard*, les consommateurs ont su dans quel genre de produits pouvait se trouver la fameuse huile de moteur. Et se sont empressés de s'en pourlécher les babines...

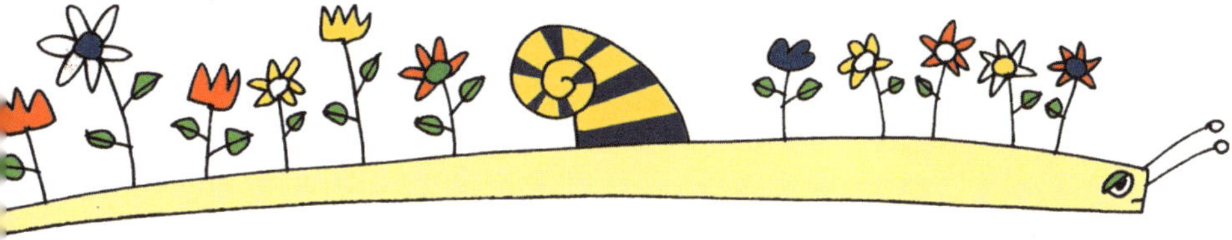

Ça n'attache pas, mais…

Qu'est-ce qui est anti-adhésif, anti-tache et qui fait la joie de la ménagère ? Le Téflon. Ce revêtement chimique qui empêche votre œuf au plat de s'accrocher à la poêle est utilisé depuis 1946, pas moins. On le fabrique à partir de l'acide perfluoro-octanoïque, ou PFOA. Mais voilà que, soixante ans plus tard, l'EPA, l'agence américaine chargée de la protection de l'environnement, a eu l'idée d'ouvrir une enquête sur le Téflon, au terme de laquelle elle se dit aujourd'hui prête à classer « cancérigène probable » pour l'homme cette substance qui tapisse les poêles et l'intérieur de certaines boîtes à pizza. Les rats de laboratoire auxquels on a fait ingérer du PFOA ont développé un cancer du foie. Un effet secondaire, que connaissait depuis belle lurette la société DuPont de Nemours, inventeur du Téflon (qui lui a rapporté un milliard d'euros de chiffre d'affaires en 2004) : c'est du moins ce qu'affirment les autorités sanitaires américaines. Non content de terrasser notre foie, le PFOA pourrait aussi malmener notre thyroïde, affaiblir notre système immunitaire et provoquer chez la femme enceinte des déformations faciales du fœtus. DuPont de Nemours a contre-attaqué en expliquant qu'aucun effet sur la santé humaine n'a jamais été prouvé, mais que cela « soulève des questions auxquelles il faut répondre ». Et la multinationale américaine, ainsi que sept autres géants de la chimie, d'annoncer qu'ils allaient essayer de trouver un remplaçant au PFOA. Quelle idée farfelue !

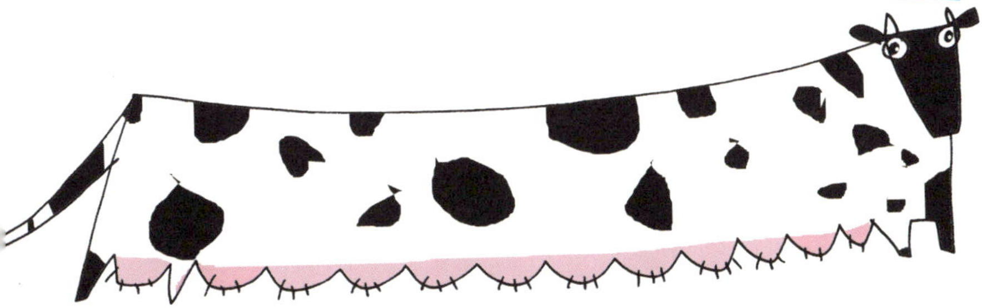

Au bon pain industriel

Il n'y a pas que le pain industriel, dans la vie. Vous savez ces baguettes à l'ersatz de croûte et à la mie anémiée, que l'on trouve sous cellophane au supermarché, ou qui sont livrées sous forme de pâtes surgelées prêtes à enfourner dans ces fausses boulangeries que sont les « terminaux de cuisson », et dont les Français raffolent (700 000 tonnes par an). Non, il y a aussi nos 31 700 bonnes vieilles boulangeries. Là où le pain doit être fabriqué et cuit sur place. Du sérieux, quoi ! Surtout quand on met son nez dans les fournils. Prenez, par exemple, les « pains spéciaux », aux olives, au seigle, aux quatre céréales, etc., qui squattent de plus en plus les présentoirs. Vous pensez que votre boulanger les prépare lui-même de A à Z ? Erreur. La plupart du temps, il s'agit de « mixes » industriels achetés clefs en main. Des mélanges de farines assaisonnées d'additifs qui, une fois pétries, donneront telle texture, tel goût, telle couleur. À part pour la « baguette » et « le pain de tradition française » qui sont protégés par une appellation (ce qui n'empêche pas de les faire avec de la farine ultra-raffinée à fermentation rapide), le boulanger peut s'en donner à cœur joie avec 98 additifs autorisés. Et les pains au chocolat et autres viennoiseries ? Là encore vous imaginez que c'est votre boulanger qui les fabrique avec amour. À tort : 40 % des croissants vendus en boulangerie sont en fait des croissants industriels surgelés. Aucun texte n'oblige l'artisan boulanger à faire lui-même ses viennoiseries. Alors, pourquoi se gêner ?

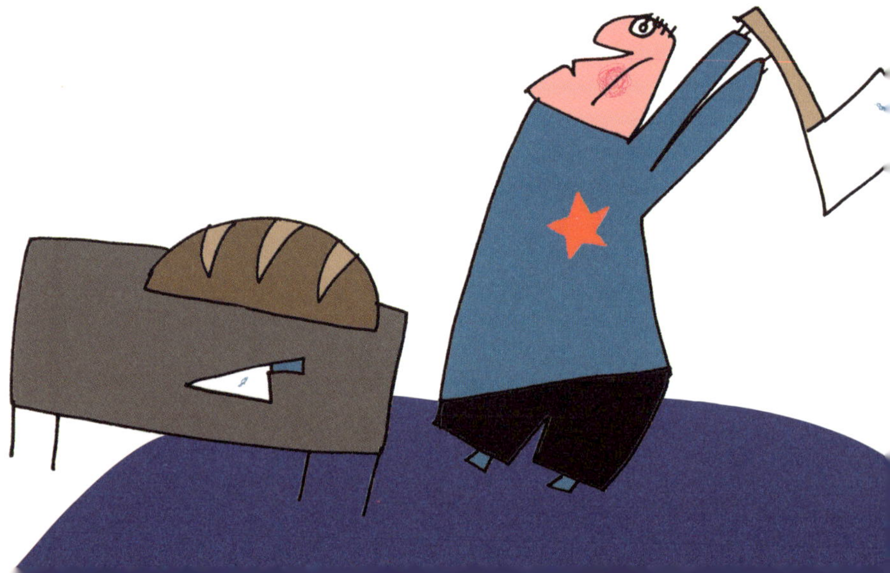

Passe-moi le sel (1)

Rappelez-vous : en 2002, l'Agence française de sécurité sanitaire des aliments demande aux industriels d'y aller mollo sur la salière. En clair, de diminuer d'au moins 20 % la quantité de sel que nous ingurgitons tous les jours (8 grammes en moyenne alors qu'il n'en faudrait pas plus de 2). Une overdose de sel qui provoque chaque année 75 000 accidents cardio-vasculaires, dont 25 000 décès. Six ans après le rapport de l'Afssa, et alors que l'objectif des 20 % aurait dû être atteint l'année dernière, où en est-on ? Pour le savoir, le magazine *60 millions de consommateurs* (10/2008) a passé au crible 357 produits. Bilan : l'agroalimentaire qui nous met en douce dans l'assiette 80 % du sel que nous ingérons, a toujours la main aussi lourde. Prenez le pain, dont le Programme national nutrition santé nous dit le plus grand bien. La moitié des baguettes et des pains de campagne analysés par *60 millions de consommateurs* sont bourrés de sel. Rien qu'avec cinq, six tartines (soit 130 g, la consommation moyenne calculée par les statisticiens), vous avalez chaque jour 2,5 g de sel. Ajoutez-y une tranche de jambon cru et vous pouvez prendre jusqu'à 3 g de sel en plus. Côté fromages, ça n'a pas bougé d'un iota. Le pompon revient à un bleu d'Auvergne avec 3,4 g de sel pour 100 g. Et la soupe industrielle ? Un simple bol et voilà 2 g de sel. Zéro pointé aussi au rayon des plats cuisinés (sauf pour les raviolis). Le record étant détenu par une choucroute qui plafonne à près de 3 g de sel la portion. Moralité : faute de loi, les industriels se tamponnent le coquillard des recommandations de l'Afssa. Il faut dire que le sel, c'est bien pratique : ça donne du goût aux aliments fadasses !

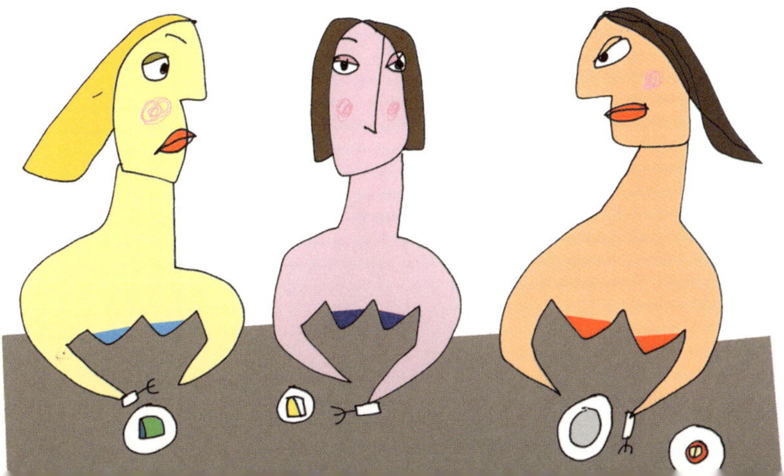

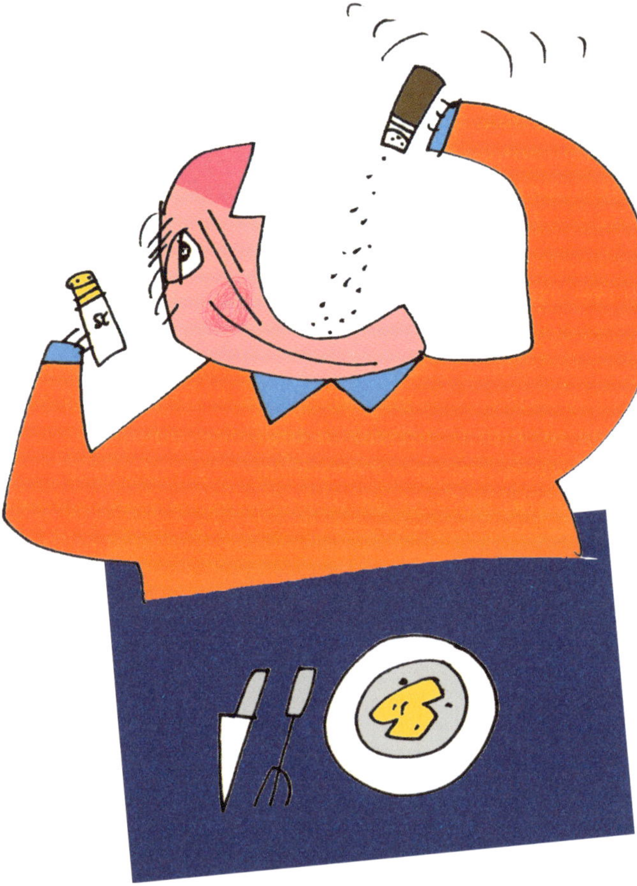

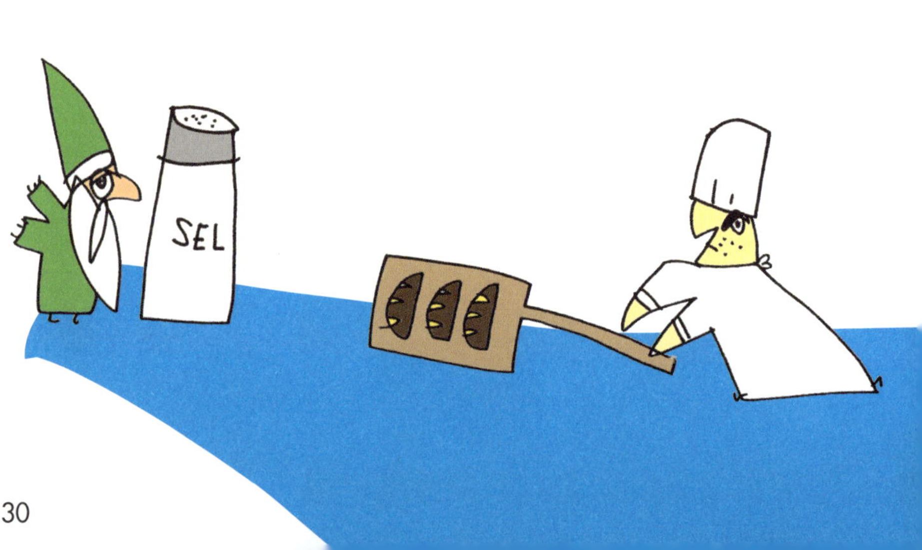
SEL

Passe-moi encore le sel (2)

Voici un chercheur à l'Inserm, Pierre Meneton, obsédé par notre surconsommation (involontaire) de sel. Selon lui, la montagne de sel déversée en loucedé dans nos plats cuisinés, soupes en sachet, biscuits, etc., nous dézingue la santé. Et sa thèse est tellement solide que l'OMS l'a reprise, ainsi que l'Afssa, en demandant aux industriels de baisser de 20 % la quantité de sel dans leurs produits. Un conseil que le lobby du sel avait eu du mal à digérer. Il faut dire que le sel caché vous redope pour trois francs six sous le goût des produits bas de gamme, leste tous les aliments vendus au poids, et vous fait boire jusqu'à plus soif pour le plus grand bonheur des marchands de sodas et d'eaux minérales. Les

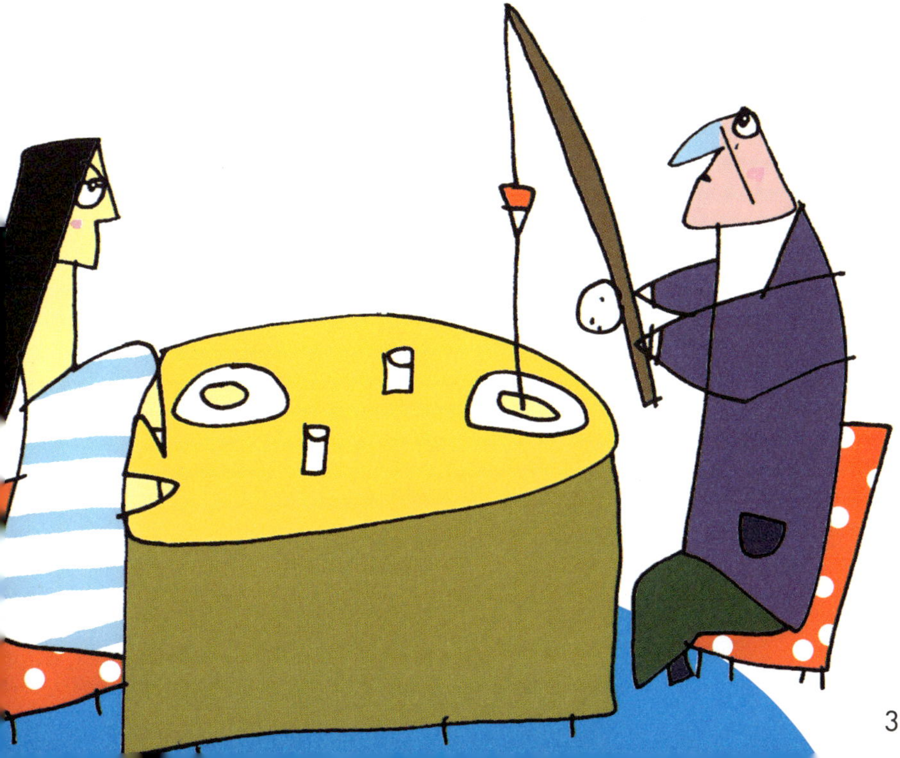

industriels y perdraient carrément 4 milliards d'euros par an de chiffre d'affaires ! Comme la vengeance est un plat qui se mange froid, le lobby du sel (en l'occurrence, le Comité des salines de France, la Compagnie des salins du Midi et des salines de l'Est) a attaqué pour diffamation notre lanceur d'alerte. Pour avoir osé déclarer dans le magazine *TOC*, un mensuel indépendant aujourd'hui disparu : « Le lobby des producteurs de sel et du secteur agroalimentaire industriel est très actif. Il désinforme les professionnels de la santé et les médias », Pierre Meneton s'est retrouvé en correctionnelle à Paris. Le lobby du sel a poussé le bouchon tellement loin que l'ancien directeur général de la santé, Joël Ménard, a décidé de témoigner en faveur du chercheur…
Si on ne peut plus compter sur les pouvoirs publics pour soutenir les industriels, où va-t-on ? D'autant que les juges ont débouté le Comité des salines de France. Mais l'honneur du lobby du sel est sauf. Comme l'ont souligné les juges, « le produit n'est pas dénigré en lui-même, la qualité du sel français n'étant, en particulier, pas remise en cause ». Ouf !

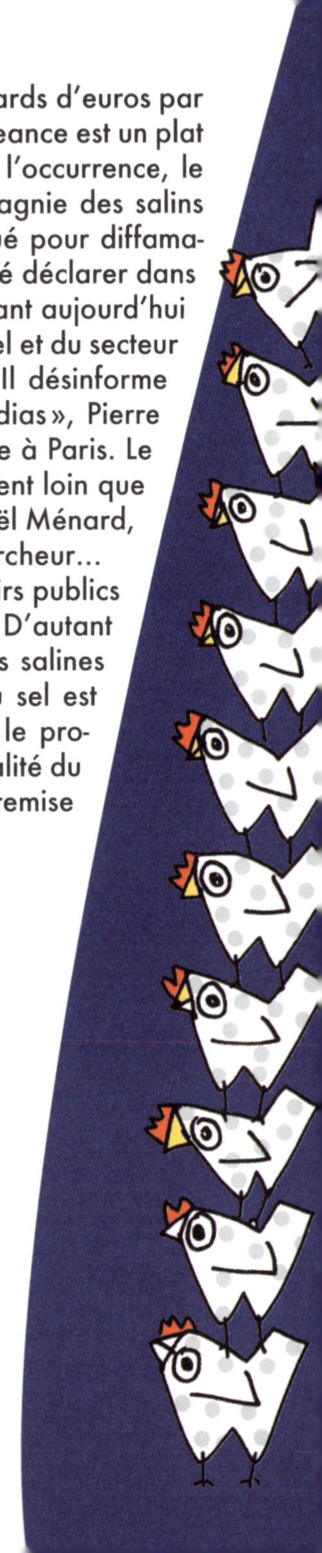

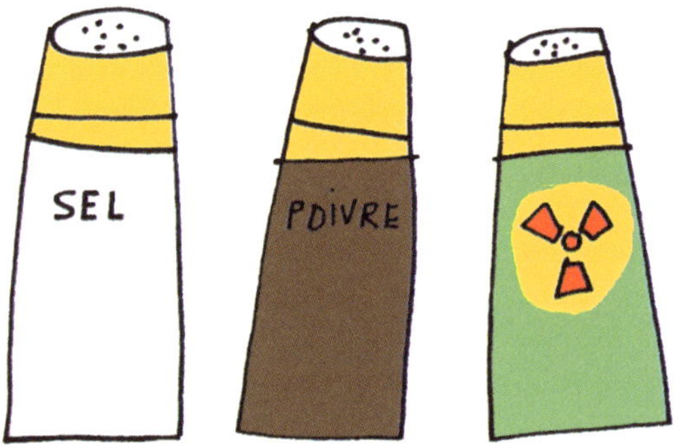

APÉRO

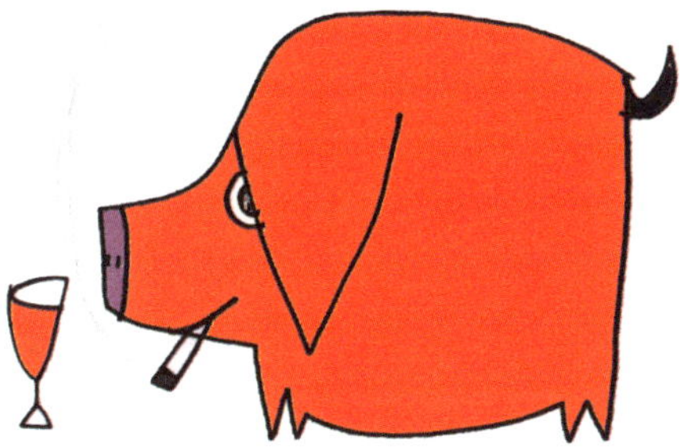

Oui, Monsieur, du saucisson à l'oméga-3 !

Montagne Noire, une sympathique marque qui sent bon la nature même si elle appartient au groupe Delpeyrat, lui-même filiale du géant agroalimentaire Maïsadour, se vante d'être le « premier fabricant historique de saucissons sources naturelles d'oméga-3 », car il ne sélectionne que des cochons nourris à la graine de lin, la « source végétale la plus riche en oméga-3 ». Résultat : une nouvelle gamme de saucissons baptisée « J'ai faim d'équilibre ». Bon, les Américains font encore mieux : des chercheurs y ont carrément fabriqué des cochons transgéniques directement enrichis aux oméga-3. Comment ? En greffant aux braves bêtes, hébergées à l'université de Missouri-Columbia, le gène du *Caenorhabditis elegans*, un petit ver rond d'un millimètre de longueur, qui produit à tour de bras des oméga-3. Que l'on se rassure, boostée ou pas en oméga-3, la viande de porc reste celle qui contient le plus de mauvaises graisses saturées, capables de vous déglinguer les artères en moins de deux. Vous reprendrez bien une cochonnerie aux oméga-3 ?

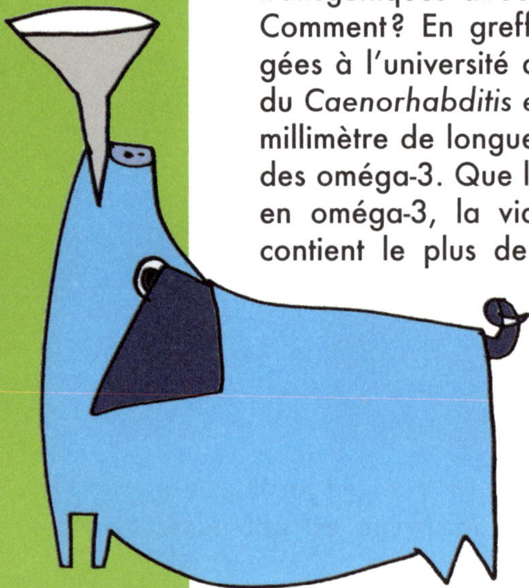

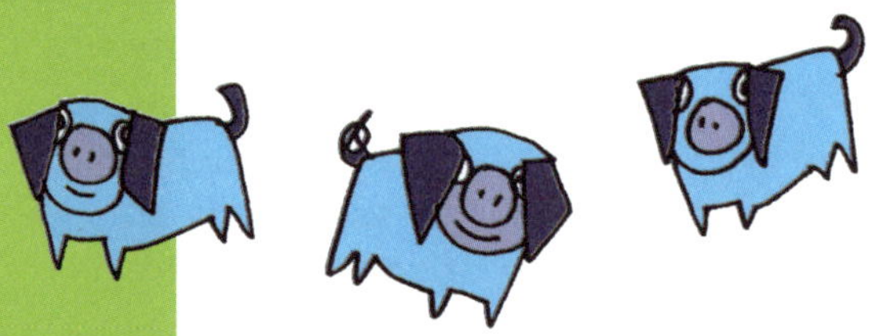

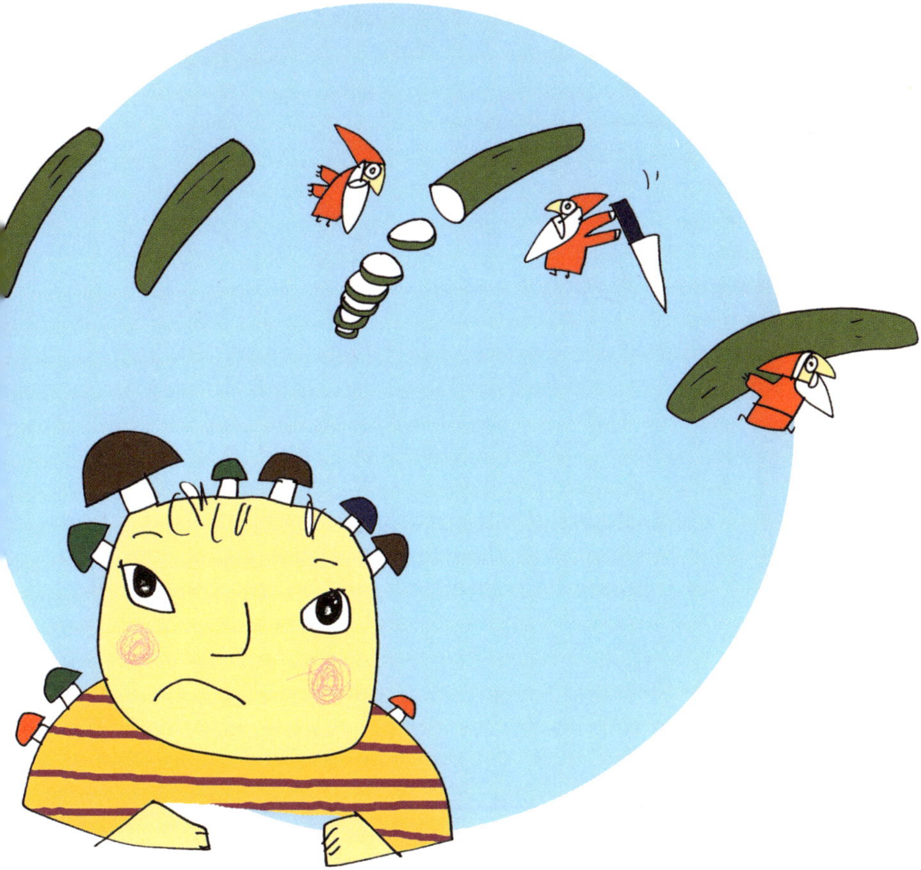

Et du saucisson aux staphylocoques !

Les fabricants de saucissons secs ne le crient pas sur tous les toits, et ils ont tort car leur trouvaille est goûteuse : depuis peu, certains d'entre eux ont pris l'habitude de colorer leurs produits en les saupoudrant de deux espèces de staphylocoques (*carnosus* et *xylosus*) inoffensives pour l'homme. Une équipe de l'Institut national de la recherche agronomique (Inra) a en effet découvert en 2001 que ces deux staphylocoques pouvaient enrichir les saucissons en cétones, des composés organiques qui dégagent de délicieuses odeurs épicées. Allez, encore une tranche !

Label Rouge comme l'espoir…

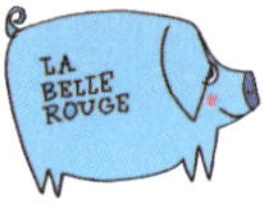

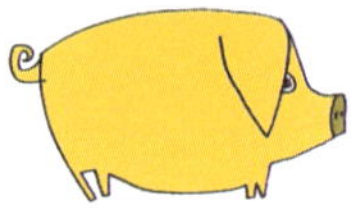

Ces trois dernières décennies, quand on achetait du saucisson, du jambon ou du pâté estampillés « Label Rouge », on s'imaginait bêtement que la charcutaille dont on allait se régaler était confectionnée avec du cochon Label Rouge. Erreur. La plupart du temps, c'était du porc industriel. La « charcuterie Label Rouge » signifiait simplement que le fabricant mettait moins de gras et de polyphosphates (additifs qui servent à retenir l'eau) au moment de la fabrication. Bref, rien à voir avec le traditionnel Label Rouge pour la viande de porc. Ce cochon privilégié dispose de 50 mètres carrés minimum au soleil pour se dégourdir les pattes, sans antibiotiques pour booster sa croissance, sans farines animales, et sans OGM. Le tout pendant six mois d'existence (son cousin industriel passe à la casserole après cinq mois). Après avoir toléré la chose pendant trente ans, la Commission nationale des labels a décrété qu'à partir de 2006, la charcuterie Label Rouge ne pourrait se faire qu'avec de la viande Label Rouge. Bien embêtés, les industriels du porc, car actuellement 6 000 porcs estampillés Label Rouge finissent chaque semaine dans nos assiettes, et il en faudrait six fois plus pour satisfaire la demande. Mais ils ont plus d'un tour dans leur sac.
Pour continuer de bénéficier du Label Rouge, les industriels ont donc décidé d'élever leurs porcs sur caillebotis, ce sol en béton ajouré que l'on trouve dans les porcheries industrielles, avec seulement 1,20 mètre carré par cochon. Ils pourront ainsi faire deux fois plus de porcs Label Rouge, mais avec la même surface. Et comme si cela ne suffisait pas, un éleveur pourra produire à la fois des porcs labellisés et industriels sur la même exploitation. De là à imaginer qu'on ait voulu favoriser les tricheries… Bon, du moment qu'on a le label, hein…

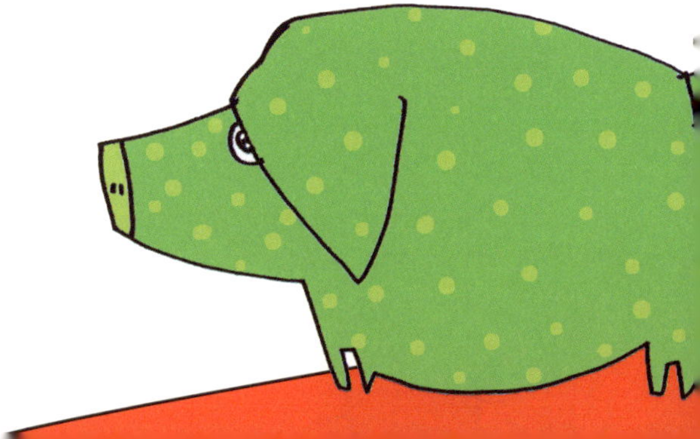

Sans oublier les cornichons

« Dis, papa, d'où viennent les cornichons? » De Bangalore en Inde, nous raconte *Ouest-France* (31/10/2005). En quelques années, la capitale mondiale du logiciel informatique est aussi devenue celle du cornichon avec 60% de la production mondiale. Plutôt que de faire pousser leurs cucurbitacées en France, où le coût de la main-d'œuvre est jugé trop élevé, nos industriels ont trouvé là-bas à la fois des petites mains payées au lance-pierre (1,50 euro la journée) et un climat qui permet quatre récoltes par an contre deux en France. Petit à petit, les paysans indiens ont donc abandonné la culture des cacahuètes et du coton pour celle plus lucrative des cornichons, achetés 20 centimes d'euro le kilo. Les engrais et les semences étant fournis par les industriels. Après récolte, les cucurbitacées prennent le chemin des usines locales, où elles sont triées et immergées dans des fûts remplis d'une solution vinaigrée. Puis à leur arrivée dans l'Hexagone, elles sont mises dans des bocaux étiquetés « made in France » qui vont garnir les rayons des grandes surfaces (Leclerc, Super U, Dia...). Petit hic: comme il fait très chaud à Bangalore, les bactéries transmises par les insectes sont plus coriaces et il faut utiliser plus de pesticides pour en venir à bout. Notamment contre la *Phytophthora capsici*, la peste des cucurbitacées. Tout le monde jure que les normes européennes sont respectées. Ah ! les normes, c'est formidable ! Mais t'as encore oublié les cornichons!

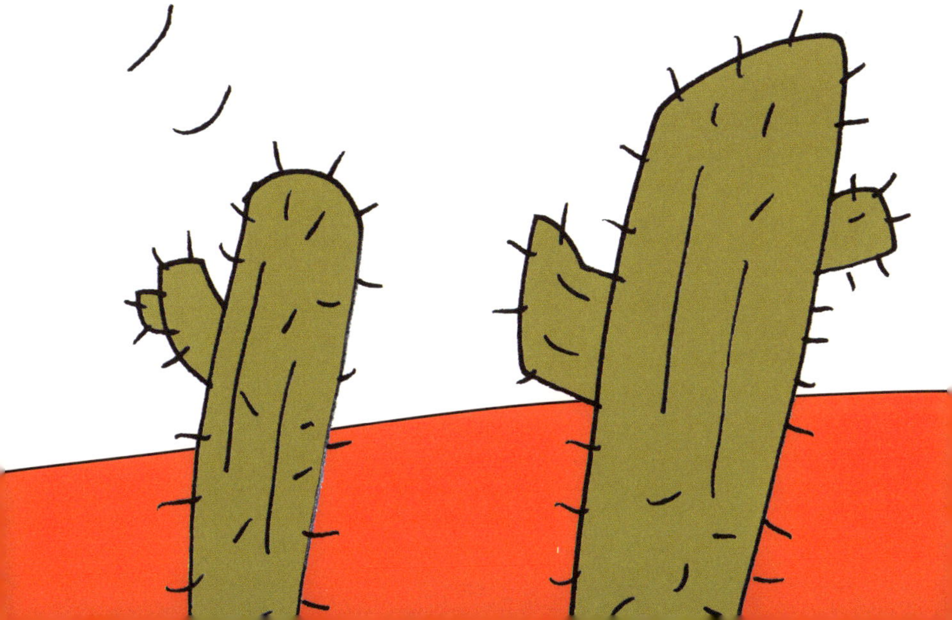

De l'acrylamide dans les chips

Au début, on a cru qu'il n'y en avait que dans les chips, et quelques corn-flakes, biscuits, charcuteries et bières : en 2007, des chercheurs suédois ont découvert qu'une cochonnerie appelée « acrylamide », substance cancérigène susceptible de provoquer des troubles neuro-toxiques et des cancers du système nerveux ou reproductif, se trouvait dans les produits contenant de l'amidon portés longtemps à très haute température. Puis l'OMS démontra qu'il y en avait surtout dans les frites (elles représentent 16-30 % des apports en acrylamide dans les pays industrialisés), les chips (6-46 %), mais aussi le café (13-39 %), les pâtisseries et biscuits sucrés (10-20 %), le pain et les toasts (10-30 %). Du coup, la Commission européenne a financé le projet de recherche HEATOX (*Heat-generated Food Toxicants*) pour étudier tous les produits nocifs, dont l'acrylamide, qui sont générés par la fabrication de nombre d'aliments transformés. Tandis que le German Federal Institute for Risk Assessment, l'équivalent allemand de notre Agence française de sécurité sanitaire des aliments, prenait la chose très au sérieux, et demandait aux industriels de modifier dare-dare leurs procédés de fabrication pour faire chuter les niveaux d'acrylamide : « Il est maintenant établi que cette substance peut accélérer le risque de cancer et altérer le patrimoine génétique. » Mais éviter la formation de ces particules n'a pas l'air d'être de la tarte : on devrait donc profiter encore longtemps de ce charmant assaisonnement…

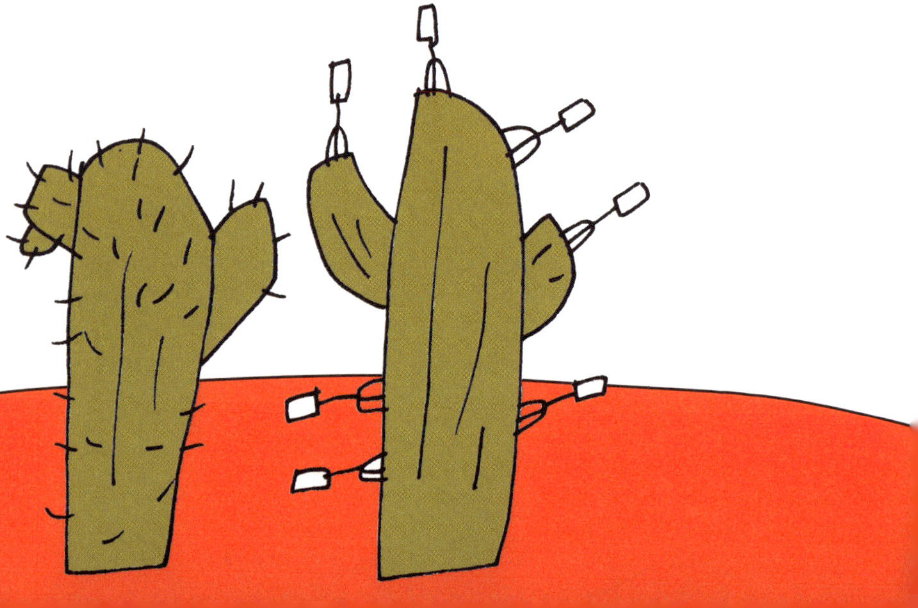

Une poignée de cacahuètes

Bienvenue ! L'aflatoxine B est un minuscule champignon cancérigène, qui a en prime des pouvoirs mutagènes, c'est-à-dire qu'il est capable de bousiller vos brins d'ADN. Et il est du genre à s'inviter à l'apéro : on en trouve à la pelle dans les cacahuètes de Chine, les pistaches iraniennes, les figues et noisettes turques. *A priori*, on devrait le bloquer aux frontières, ce champignon, mais 10 % seulement des cargaisons de fruits secs en provenance de ces trois pays sont contrôlées à leur entrée dans l'Union européenne. Bienvenue !

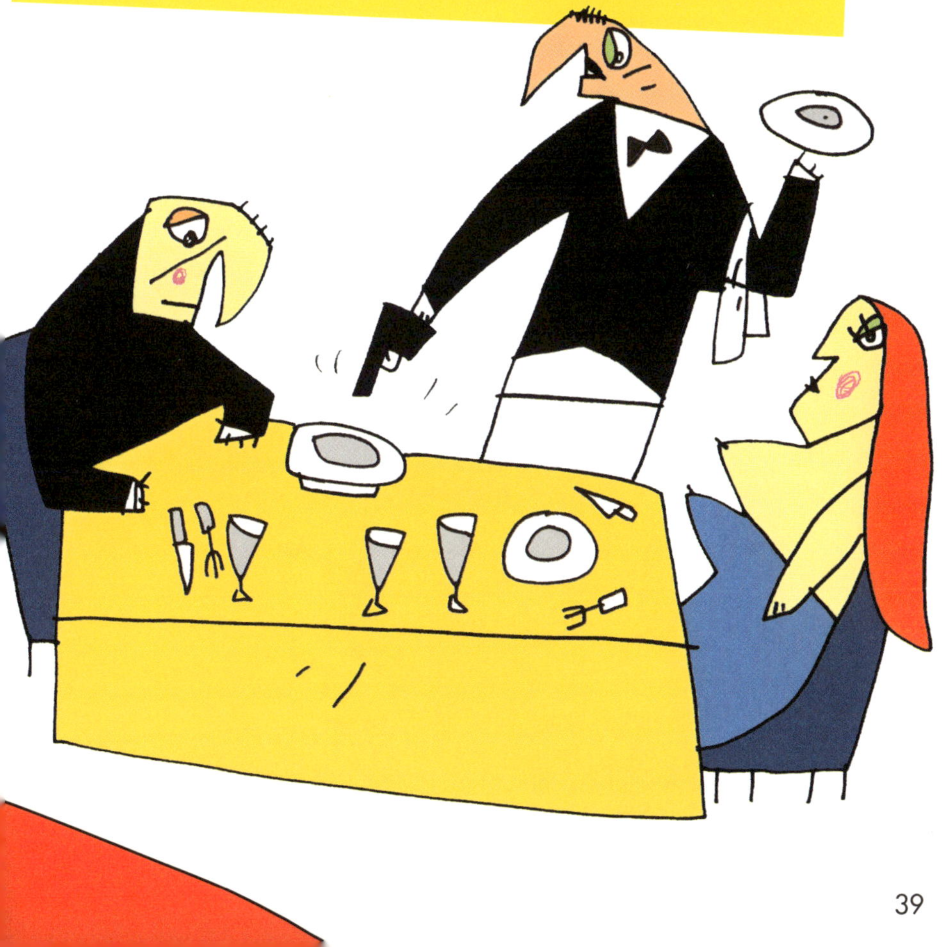

ENTRÉES

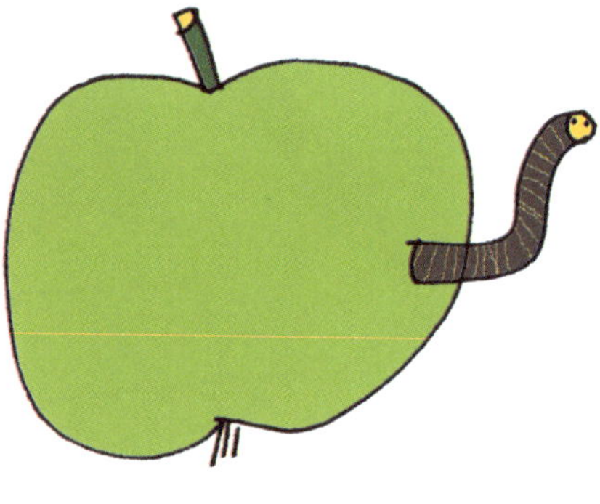

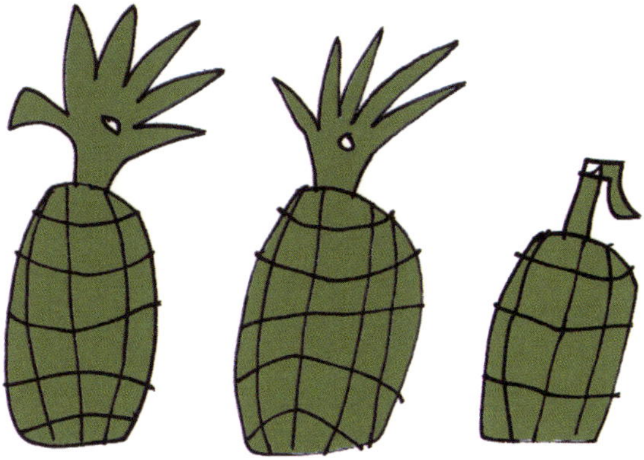

Des légumes aux pesticides

Une fois l'an, la Commission européenne se fend d'un rapport pour nous dire à quel point nos fruits et légumes sont bourrés de pesticides. Lequel rapport tombe généralement dans une indifférence quasi générale. Pourtant, il vaut le coup d'œil. Voyez celui de 2008 : 49,5 % des fruits et légumes que l'on nous met dans l'assiette sont pesticidés, contre 40 % il y a six ans. Formidable, on vole de progrès en progrès !

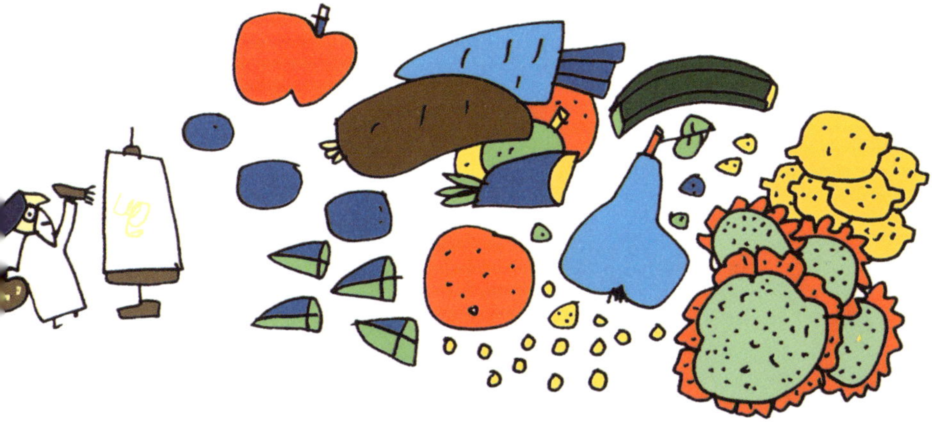

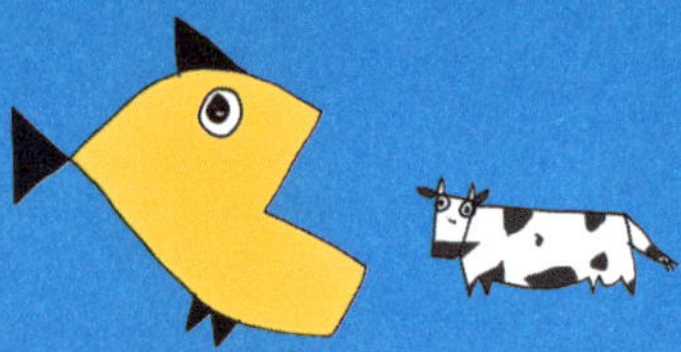

Éplucher les salades ?

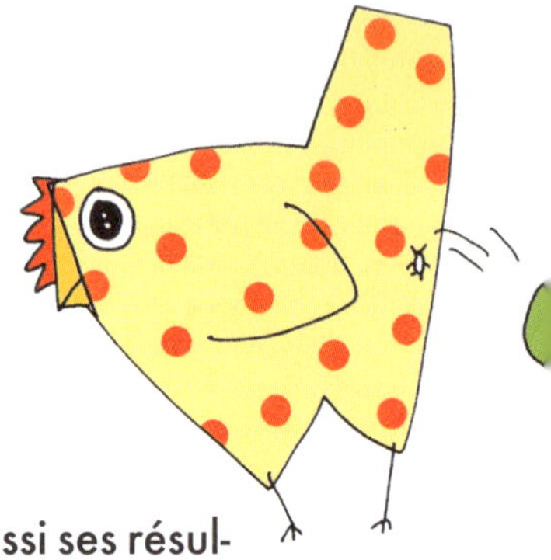

La Répression des fraudes publie elle aussi ses résultats sur les pesticides. Ainsi, en 2007, elle a analysé près de quatre mille fruits et légumes, et a obtenu les résultats suivants : 8,5 % des fruits sont carrément hors-la-loi, c'est-à-dire au-dessus des limites maximales de résidus, et 7,2 % des légumes. Parmi les mauvais élèves : les mandarines, poires, fraises, oranges et raisins. Côté légumes : poivrons, céleris-branches, tomates, poireaux, laitues et épinards. Le bonnet d'âne ? Les céleris-branches avec jusqu'à 42,4 % des échantillons hors clous et 10 pesticides différents. Si les dépassements ne concernent que 7,6 % des échantillons – ce qui est peu, au fond –, rassurons-nous : 41,3 % des légumes et 70,3 % des fruits officiellement aux normes contiennent eux aussi des résidus, certes en deçà des limites maximales autorisées. On nous dit qu'il suffit de bien laver ses concombres et ses fraises pour éliminer les traces de pesticides, mais est-ce bien sûr ? Quand on demande les études scientifiques sur le sujet, personne n'est capable d'en fournir. Faut pas en faire une salade...

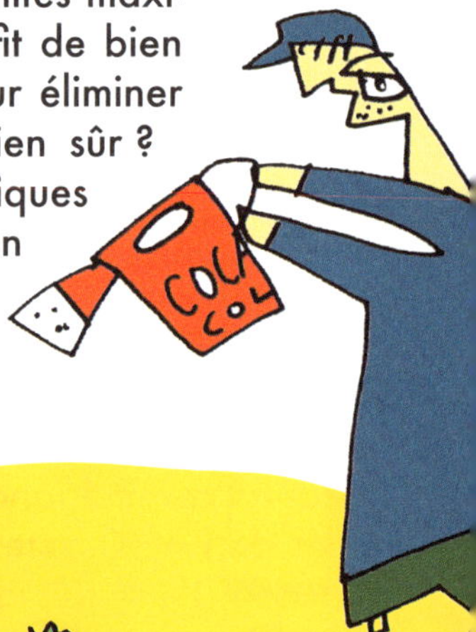

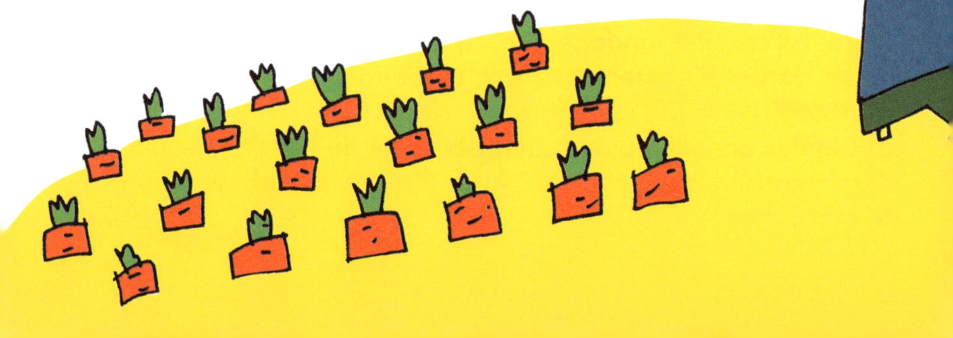

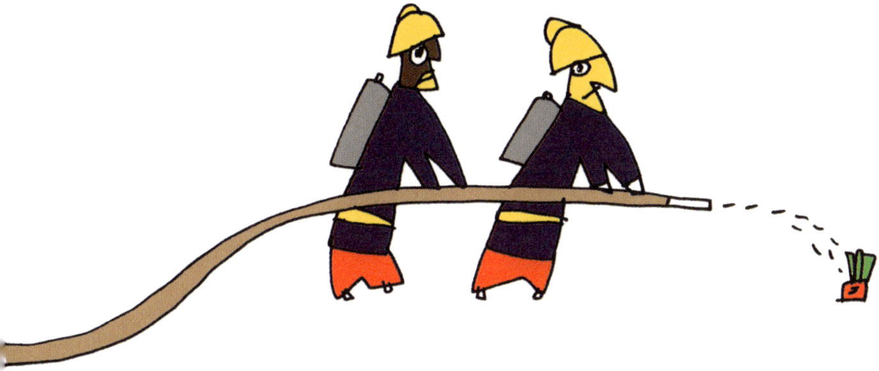

Voir trente-six châtaignes

Ah, les bonnes châtaignes ! Ces drôlesses ne sont pas aussi naturelles qu'elles en ont l'air... Avant d'atterrir sur les étals, elles sont d'abord désinsectisées dans une chambre étanche. Objectif : tuer avant qu'elles ne grandissent les larves de *carpocapse*, un petit papillon de nuit qui a la mauvaise idée de pondre dans le marron. Jusqu'en 2008, les producteurs de châtaignes utilisaient du bromure de méthyle, mais ce gaz a été mis à l'index par l'Europe parce qu'il dézingue la couche d'ozone. Et, de ce fait, le fluorure de sulfuryle l'a remplacé. Ce gaz toxique, inhalé, peut provoquer crampes d'estomac, maux de tête, nausées, voire zigouiller vos globules rouges en cas d'intoxication aiguë. Vous vous dites qu'avec une châtaigne qui bénéficie d'une AOC (comme celle d'Ardèche), on échappe à ces gaz des plus hilarants ? Vous pensez qu'on prend le temps de séparer à la main les bonnes châtaignes des vérolées ? Erreur, le passage au fluorure de sulfuryle est autorisé. En prime, on peut épandre sur les pieds des châtaigniers des « boues de station d'épuration seules ou en mélange », sous réserve que « ces produits soient analysés lot par lot avant épandage et compostés », *dixit* l'article 5 du cahier de l'AOC. Interrogée par *Le Canard* (29/10/2008), Vivacoop, l'une des deux grosses coopératives (800 tonnes les bonnes années), assure que personne ne le fait, même si c'est autorisé par la charte. Y'a de l'excès dans le principe de précaution !

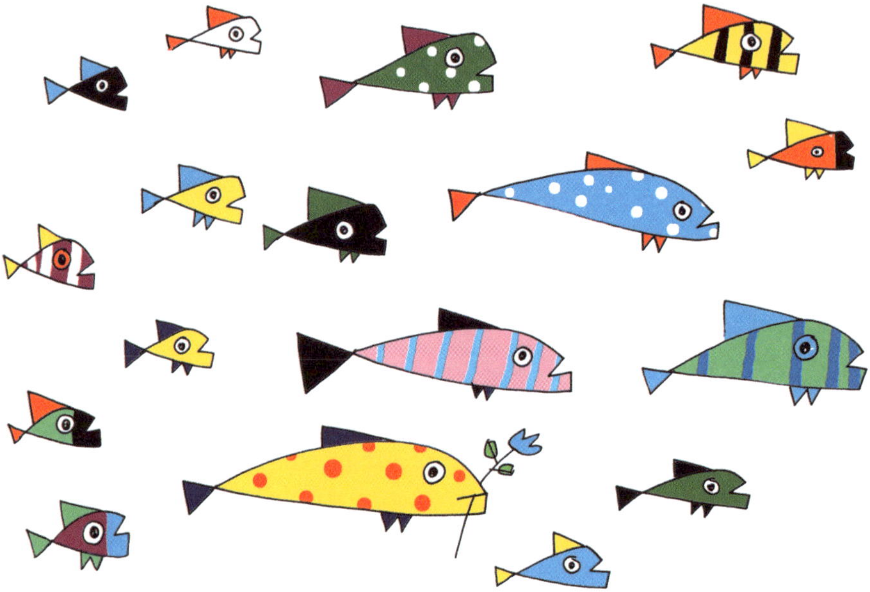

Surimi, mon ami

Le *Joseph Roty II*, le plus grand chalutier industriel français, est le seul bateau européen équipé pour fabriquer à bord du surimi. Avec quoi fabrique-t-on du surimi ? Avec du merlan bleu pêché dans l'Atlantique Nord. Une des sept espèces les plus menacées d'épuisement des stocks, notent les experts qui tirent la sonnette d'alarme. Au détour d'un article de *Ouest-France* (31/07/2006), on apprend que seulement « 20 % du poisson est utilisé, le reste est jeté à la mer ». Le plus drôle est qu'il en faut beaucoup dans le filet : 5 kg de merlans pour 1 kg de protéines, lesquelles, une fois aromatisées et colorées, donneront du surimi. L'avantage supplémentaire du surimi (dont les Français mâchouillent 40 000 tonnes par an), c'est que l'on spécule dessus comme sur le cacao. Et moins il y a de merlans bleus, plus les cours du surimi sont hauts.

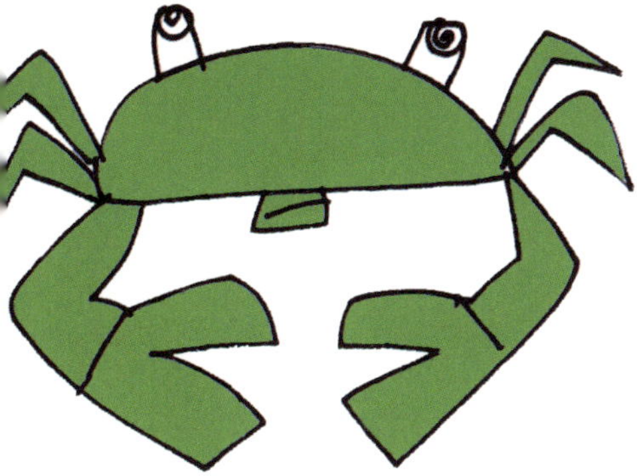

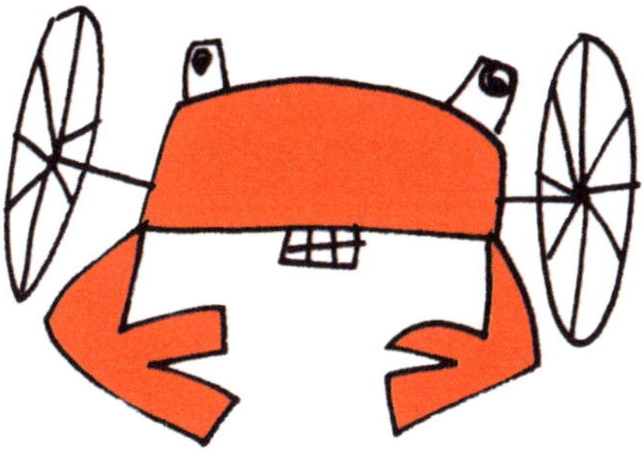

Fais pas ta tête de cochon

Dans les usines à jambons que sont les porcheries industrielles, les cochons entassés sur des dalles en béton grossissaient en accéléré dans les vapeurs de lisier jusqu'à ce que l'Institut national de la recherche agronomique (Inra) se soucie de leur offrir de meilleures conditions de vie. Pourquoi ce soudain intérêt humanitaire, ou, plutôt, « animalitaire » ? Parce qu'ils ont découvert que la courbe de productivité dépend du moral des cochons. Dans une étude publiée en 2006, « Conséquences du stress sur la fonction immunitaire chez les animaux d'élevage », les ingénieurs de l'Unité mixte de recherches sur le veau et le porc de l'Inra expliquent que les mauvaises conditions de logement ou de transport des cochons les rendent plus sensibles aux microbes et aux virus, moins réceptifs aux vaccins, moins capables de cicatriser (c'est la même chose, dans une moindre mesure, pour le veau)... Il faut dire que le cochon industriel fabriqué par l'Inra (corps allongé pour accueillir plus de viande de chaque côté de la colonne vertébrale, cuisses musclées pour donner de beaux jambons) est affublé d'un gène d'hypersensibilité au stress qui peut le terrasser d'une crise cardiaque à la moindre contrariété. Plus grave encore : le stress bousille la qualité de la viande en perturbant l'oxygénation des muscles. Dans l'assiette, ça donne du porc pâle, flasque et pisseux. Pas moins de 20 % des jambons français en seraient victimes. Bref, on va tout faire pour rendre les jambons heureux !

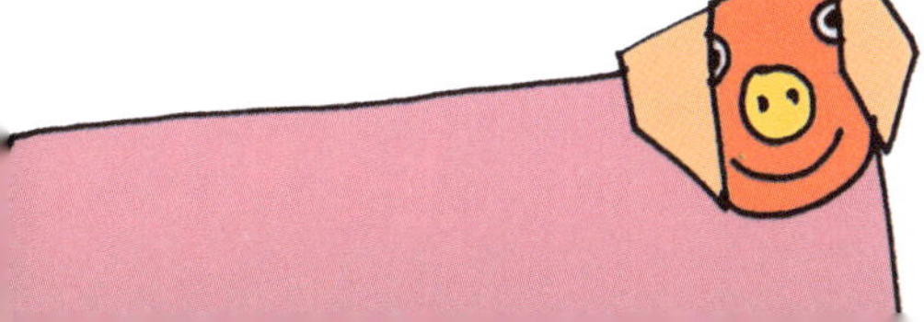

Le pâté vert est né

On connaît la rengaine du ministère de la Santé selon laquelle il faudrait manger cinq fruits et légumes par jour. Pas facile, mais c'est curieusement Hénaff, le roi du pâté en conserve, qui a trouvé la solution miracle. Elle s'appelle « Cœur de sandwich ». Plus besoin de perdre du temps à poser les tomates ou la feuille de salade sur sa tranche de jambon ou de poulet: tout a déjà été mixé et incorporé dans une pâte à tartiner, y a plus qu'à étaler. Trois parfums existent déjà : « Poulet à la basquaise », « Poulet au curry » et « Jambon et légumes ». Cette idée est tellement géniale qu'Hénaff a décroché une récompense au Salon international de l'agroalimentaire 2008. Pouvoir enfin reprendre une tranche de pâté plein de gras (comme le dit le pédégé Loïc Hénaff, « le gras dans le pâté, c'est comme le beurre dans le gâteau, c'est ce qui donne le goût ») tout en ricanant de ceux qui mangent de vrais légumes, ça vaut le coup, non ?

Quand un charcutier rit dans la charcuterie...

Un beau jour de 2004, la Répression des fraudes s'est amusée à contrôler 210 fabricants de produits de charcuterie dits « festifs » (boudin blanc, préparations à base de foie gras et autres galantines) dans 37 départements. Les résultats sont à se tordre les

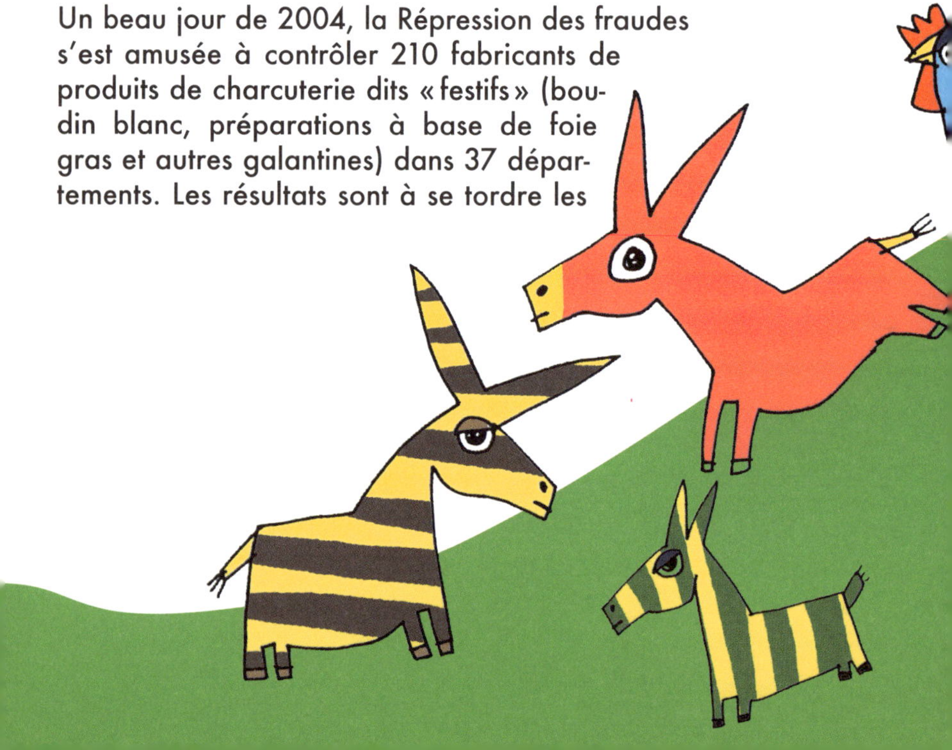

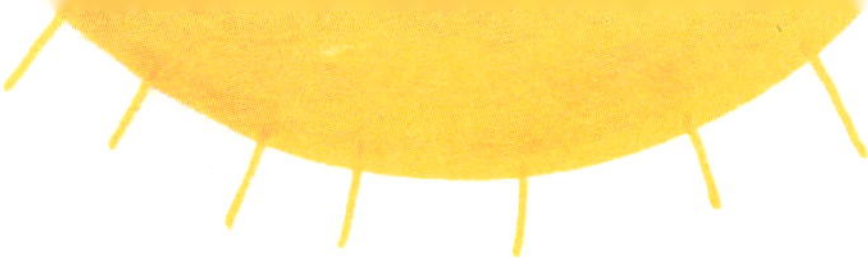

boyaux de la rigolade : 44 % des 120 produits analysés étaient non conformes. Et de relever parmi les principales anomalies : « l'intention délibérée d'ajouter de l'eau dans les produits » ou des teneurs en matières nobles nettement en deçà de ce qui est mentionné sur l'étiquette. Un simple pâté de foie se retrouve, par exemple, estampillé « canard farci à la pistache et au foie gras » et des truffes, censées farcir un boudin blanc, aussi difficiles à trouver qu'une aiguille dans une botte de foin. Quelque temps plus tard, les Fraudes ont épinglé un éleveur transformateur qui étiquetait ses produits « traditionnel » alors que chaque année il gavait 85 000 canards à la gaveuse pneumatique en cage individuelle. Et les inspecteurs sont aussi tombés sur deux margoulins pas piqués des hannetons. L'un conservait ses rillettes à 14° ; l'autre, un grossiste, vendait de la charcuterie fine dont la date limite de consommation des produits était dépassée de 1 à 77 jours ». Bah, tout ce qui ne tue pas renforce...

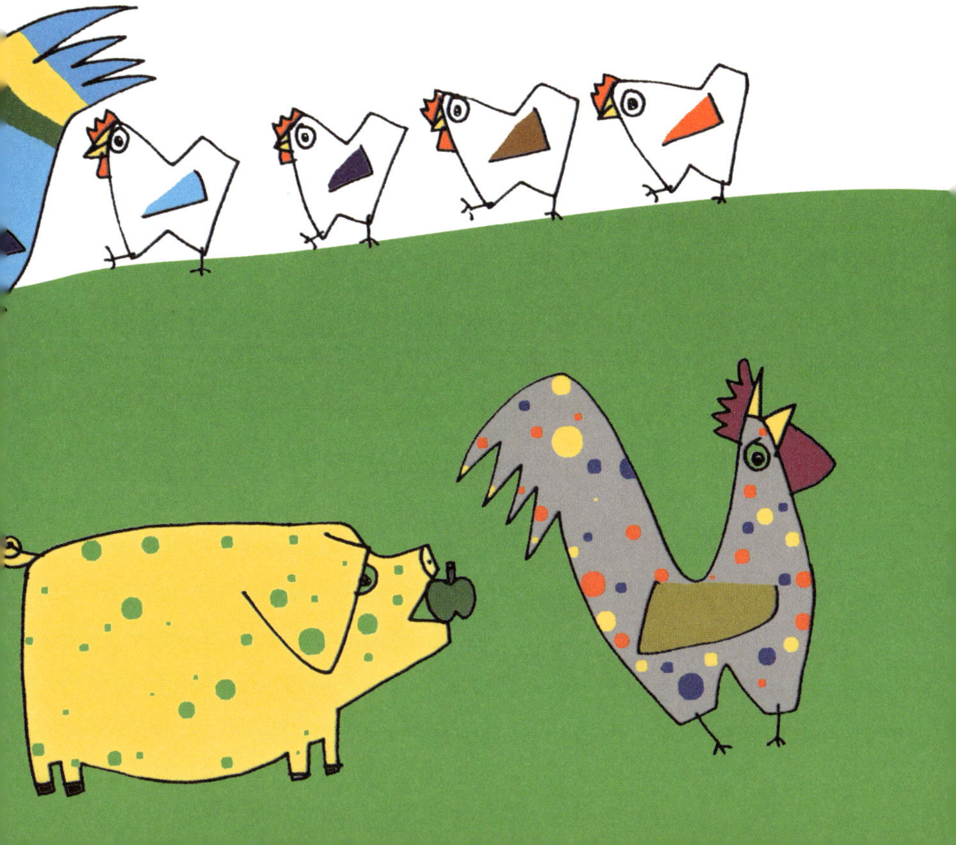

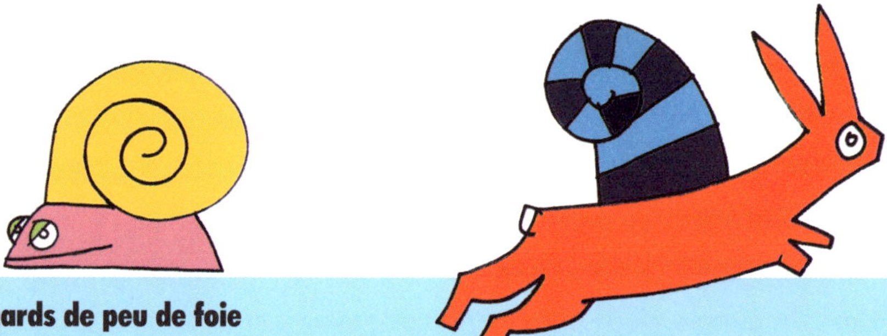

Canards de peu de foie

Pour ses producteurs, le foie gras, c'est la « pépite de la gastronomie française ». Pensez, avec 15 800 tonnes par an, la France commercialise les trois quarts de la production mondiale...
Le magazine *60 millions de consommateurs* a fait tester il y a quatre ans par un jury de professionnels 21 foies gras de canard. Les résultats, qui n'ont pas été démentis depuis, valent leur pesant de plumes de bec. Pour ce qui des blocs de foie gras de canard, la meilleure note est de 10,5/20. Les quatre autres sont en dessous de la moyenne. Le bonnet d'âne revient à la marque Ducs de Gascogne (6/20), avec ce commentaire du jury : « Davantage de mousse que de morceaux de foie gras, nez faible, désagréable, notes de plume, de viscères, d'alcool ». Dans la catégorie des « mi-cuits », le Georges Bruck, acheté au Bon Marché 184,66 euros le kilo, se voit reprocher « un excès de gélatine » avec « un nez peu agréable de bouillon de poule, d'alcool, de plume », le tout agrémenté d'une « bouche molle et pâteuse ravagée par l'assaisonnement ». Et le jury de conclure : « Mauvais produit à éviter ». Au rayon « foies gras entiers en conserve, c'est encore Georges Bruck qui trinque avec 3/20 : « Aspect grisâtre, oxydé, nez de jus de poulet grillé, de rôti de porc froid ». Tout ça au prix de 167,65 euros le kilo. Labeyrie s'en sort à peine mieux avec un 3,5/20 pour un produit « à la limite du consommable, d'aspect grisâtre, très oxydé, au nez désagréable fardé par l'alcool avec des saveurs de madère, de carton mouillé ». Ah, toutes ces saveurs exotiques...

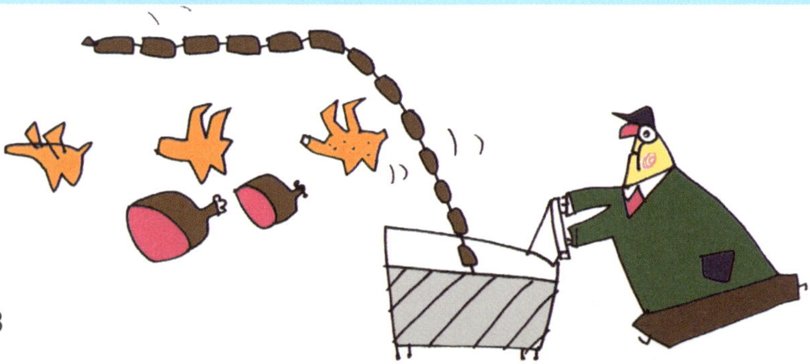

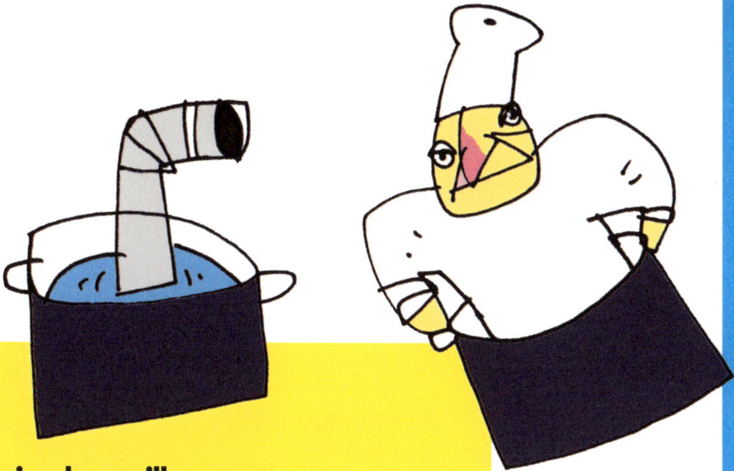

Coquine, la coquille…

C'est une pratique interdite et pourtant répandue : tremper dans l'eau les noix de coquilles Saint-Jacques pour qu'elles pèsent 30 % de plus sur la balance. La plupart du temps, les tricheurs passent entre les mailles du filet. Il faut remonter à 2002 pour trouver une affaire qui a donné lieu à un procès. À l'époque, la Répression des fraudes avait pincé dix mareyeurs de Dieppe et de Fécamp. Six d'entre eux (soit 60 % de fraudeurs) ont été condamnés en octobre 2003 à 600 euros d'amende par le tribunal correctionnel de Dieppe, pour avoir gorgé de flotte leurs coquilles Saint-Jacques. Ils ont tous aussitôt fait appel en expliquant que c'était la faute à la concurrence, les coquillards britanniques inondant le marché de coquilles préalablement trempées. L'argument a fait mouche : relaxe générale en novembre 2004 à Rouen. Mais c'était sans compter avec l'acharnement de la DGCCRF : les six mareyeurs se sont retrouvés en cassation à Rennes, et ont cette fois écopé de 1 000 euros d'amende, soit 400 de plus. Si on ne peut plus faire tranquillement trempette…

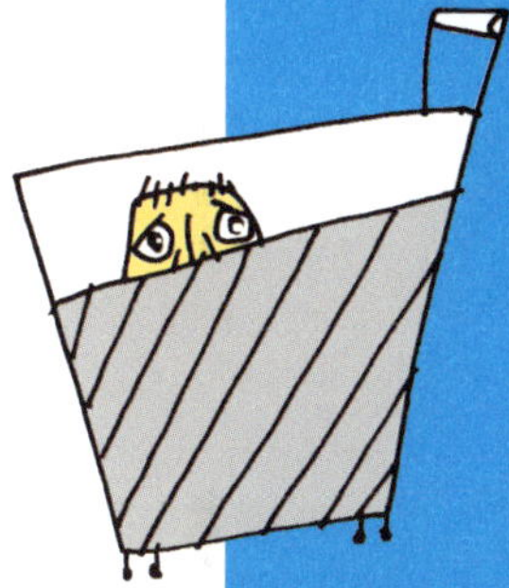

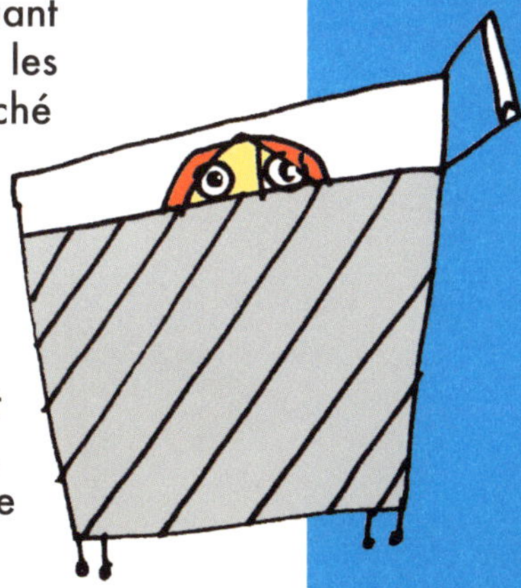

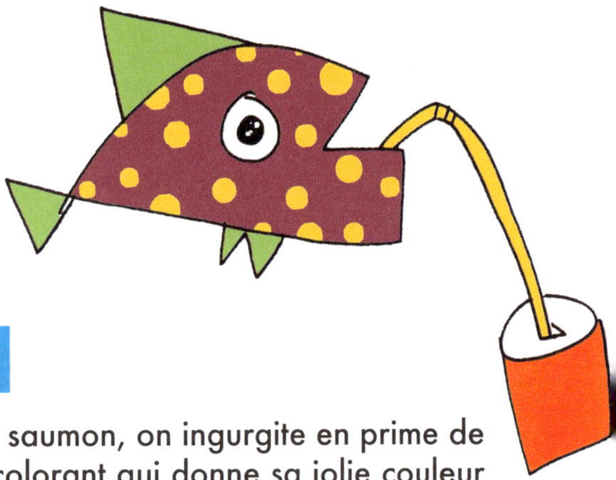

Saumon très rose (1)

À chaque bouchée de saumon, on ingurgite en prime de la canthaxantine. Un colorant qui donne sa jolie couleur orange au saumon d'élevage. Et comme c'est curieux, cet additif mélangé à la nourriture des poissons peut provoquer des troubles de la rétine lorsqu'il est consommé à hautes doses. Un colorant qui rend aveugle : original, non ? D'autant plus que sa présence n'est pas mentionnée sur l'étiquette : ce serait idiot d'effrayer le consommateur. La Commission européenne, via son Comité scientifique de la nutrition animale, s'est fendue d'une étude sur le sujet en 2002. Dans laquelle on apprend que le seuil d'innocuité (0,3 mg/kg de poids corporel) dans les tranches de saumon est parfois dépassé de 263 % ! Du coup, elle a demandé que les concentrations maximales dans les aliments pour poissons soient revues à la baisse. Depuis janvier 2003, les doses de canthaxantine dans les rations des saumons et des truites ont donc diminué. Mais les saumons sont toujours aussi roses, c'est déjà ça.

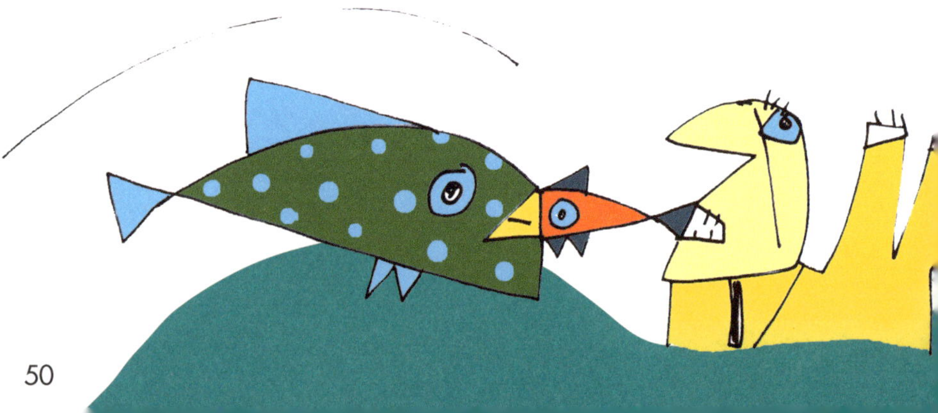

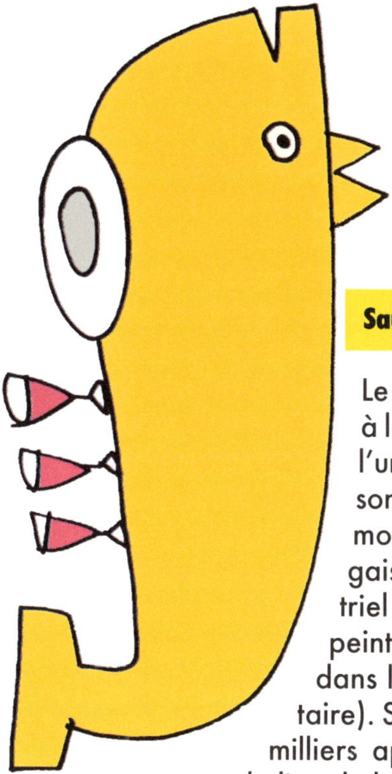

Saumon polluant (2)

Le saumon sauvage n'échappe pas à la pollution : des scientifiques de l'université d'Ottawa (Canada) se sont aperçus en 2003 que le saumon transportait avec lui des cargaisons de PCB (un polluant industriel relargué par les plastiques et peintures de bateau, qui s'accumule dans leur chair via la chaîne alimentaire). Surprise : lorsqu'ils meurent par milliers après être venus se reproduire sur le lieu de leur naissance, les saumons libèrent dans l'eau leur chargement cancérigène pour l'homme. Les chercheurs canadiens ont ainsi mesuré que, dans certains lacs et rivières, la concentration en PCB pouvait être multipliée par sept du seul fait des saumons ! Bon, comme en France tous nos fleuves sont aujourd'hui bourrés de PCB, pas la peine de se monter le bourrichon.

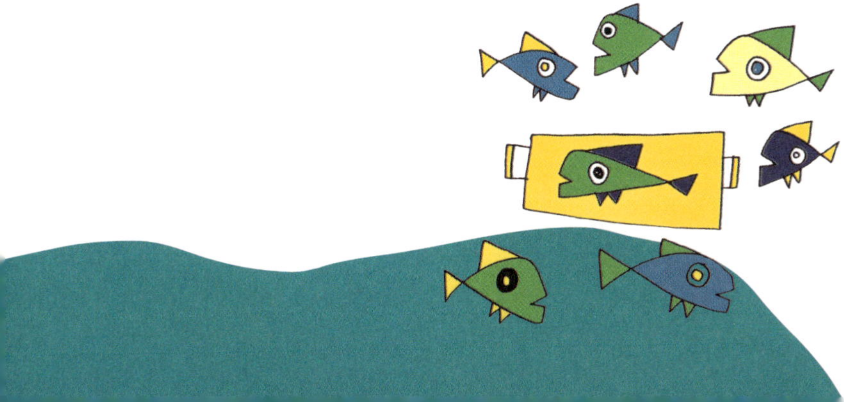

Saumon pollué (3)

Le saumon d'élevage n'échappe pas non plus à la pollution. À en croire les chercheurs de l'université d'Indiana (États-Unis), il serait prudent de ne pas en avaler plus de 226 grammes chaque mois, car il est farci en PCB et en dioxines qui proviennent des granulés avec lesquels on les engraisse. Il faudrait même diviser par deux la portion pour le saumon européen encore plus pollué (venant par exemple de la Baltique, une vraie poubelle). Mais un bonheur ne vient jamais seul : ces granulés sont aussi imbibés d'huile de soja transgénique (62 % du soja produit dans le monde est OGM) ; de plus, dans la flotte où s'entassent les saumons d'élevage (jusqu'à 25 kg de poissons par m^3 !), on verse des antibiotiques pour prévenir les flambées épidémiques ; mieux : tous les quinze jours, on trempe les saumons d'élevage dans des bains de produits antiparasitaires ; et enfin, histoire de les décontracter, les éleveurs ajoutent un peu d'anesthésiant, puis leur redonnent un coup de fouet avec une cure de vitamine C. Passons vite sur les colorants bourrés de canthaxantine, sur les HAP, molécules toxiques de la famille des hydrocarbures qui viennent imprégner les saumons lors de leur fumage, et sur l'anisakis, un ver qui fait son nid dans la chair des poissons avec un faible pour le saumon, et qui, une fois avalé, bombarde d'enzymes corrosifs votre paroi intestinale. Et concluons joyeusement qu'on a beau s'être gavé de saumon pendant les fêtes, on est encore en vie, alors...

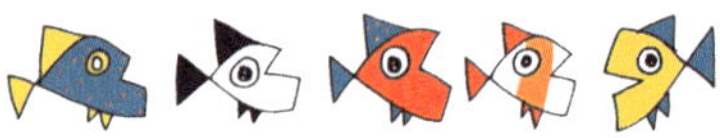

Saumon vorace (4)

Pourquoi le saumon d'élevage est-il un désastre écologique ? Parce que chaque année près de 30 millions de tonnes de petits poissons (un tiers de la pêche mondiale) sont réduites en farines et servis en plat du jour à leurs congénères salmonidés élevés en cage. En gros, pour avoir un kilo de saumon dans l'assiette, il faut compter 25 kg de poissons pêchés au large. Mais ce n'est pas ça qui va nous couper l'appétit !

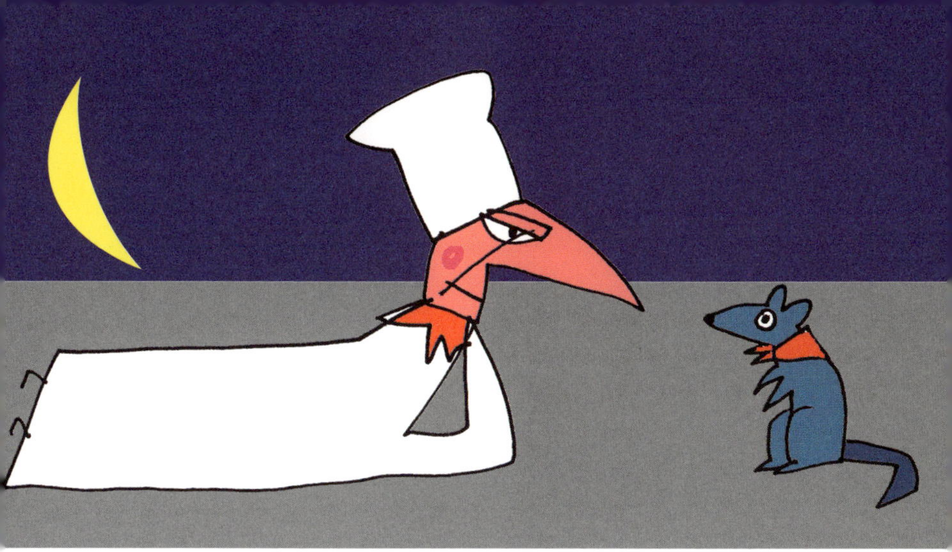

Tiens, des poux ! (5)

Le problème avec les poux de mer, c'est non seulement qu'ils adorent les élevages de saumons, qu'ils infectent à haute dose, mais qu'ils sautent aussi sur les saumons sauvages au point de menacer leur survie. Il est vrai que ces terreurs d'à peine trois millimètres vous épluchent la peau d'un jeune salmonidé en moins de deux. C'est la raison pour laquelle, dans les fermes aquacoles, on trempe régulièrement les vaillantes bêtes dans un bain antiparasitaire. Une étude publiée dans la revue scientifique *PloS Biology* (12/2007) révèle qu'une truite ou un saumon qui a le malheur de passer à côté d'un élevage, attrape à coup sûr des poux de mer et voit son taux de survie s'effondrer de 50 voire 73 %. Les chercheurs de l'Ecology Action Centre d'Halifax qui ont observé en Écosse, Irlande et au Canada les salmonidés quittant la haute mer pour venir se reproduire dans les rivières, prévoient carrément l'extinction du saumon sauvage. Si rien n'est fait, disent-ils, la population de salmonidés en liberté pourrait d'ici quatre ans s'effondrer de 99 %. Ils préconisent donc de remplacer dare-dare les cages immergées le long des côtes par des enclos étanches. Quoi ? Emprisonner carrément les saumons d'élevage pour que leurs poux n'aillent pas gambader dans la nature ? Quelle cruauté ! On va entendre Brigitte Bardot.

On n'est pas des truffes

Applaudissons les amateurs de truffes qui acceptent de débourser jusqu'à 450 euros le kilo pour croquer du « diamant noir »... tout en sachant que la Répression des fraudes, après avoir mis en 2005 son nez dans les truffes, sur les marchés, dans les restaurants, chez les importateurs, les grossistes, les fabricants, les bouchers, les charcutiers mais aussi sur les rayons des grandes surfaces, est tombée sur de jolies surprises : du jus de « truffe » qui se révèle être de l'eau salée, de la truffe du Périgord qui n'en est pas, et de la truffe de Chine comme s'il en pleuvait, jusque sur les menus « terroir » des restaurants. Et les Fraudes d'évoquer « de nombreuses dérives qui nécessitent la poursuite de la surveillance et des contrôles ». Toutes ces petites arnaques sur un produit haut de gamme, ça met du piment...

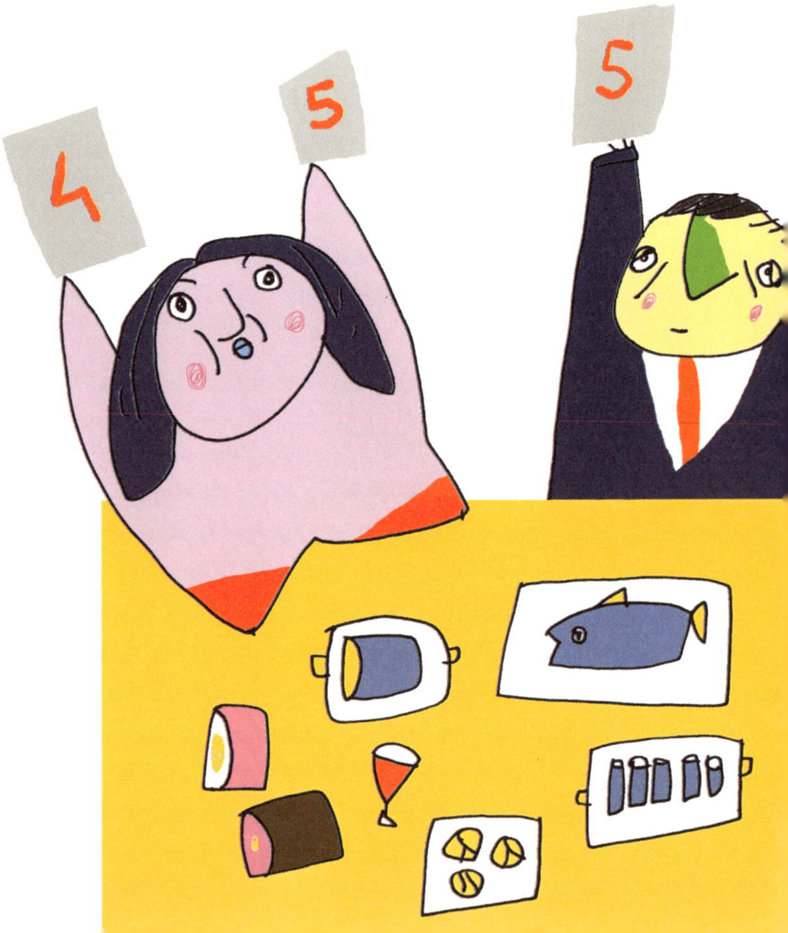

Longue vie à l'huître mutante !

Combien d'huîtres mutantes avez-vous avalé pendant les fêtes? Impossible de le savoir. Mise au point il y a dix ans par l'Ifremer (Institut français de recherches pour l'exploitation de la mer), l'huître « triploïde » – c'est son nom savant – possède trois séries de chromosomes (au lieu de deux à l'état naturel), ce qui la rend stérile, mais en contrepartie la fait pousser 40 % plus vite qu'une huître naturelle. Le tout, ni vu ni connu puisque l'huître mutante est vendue le plus souvent sous le doux vocable d'huître « quatre-saisons ». En 2002, les ostréiculteurs, à commencer par l'Organisation nationale des éleveurs d'huîtres triploïdes et de l'ostréiculture moderne (Onehtom), ont en effet obtenu de Bruxelles de ne pas avoir à indiquer la mention « huître triploïde » sur l'étiquette. Leurs arguments tombent sous le sens : ces huîtres modifiées chromosomiquement ne sont pas des OGM au sens juridique, car on ne leur a pas collé un gène étranger. En outre, elles peuvent exister en infime quantité à l'état naturel. Dommage : la mention « triploïde » sur l'étiquette aurait eu un petit côté SF très plaisant, pour les humanoïdes que nous sommes en train de devenir...

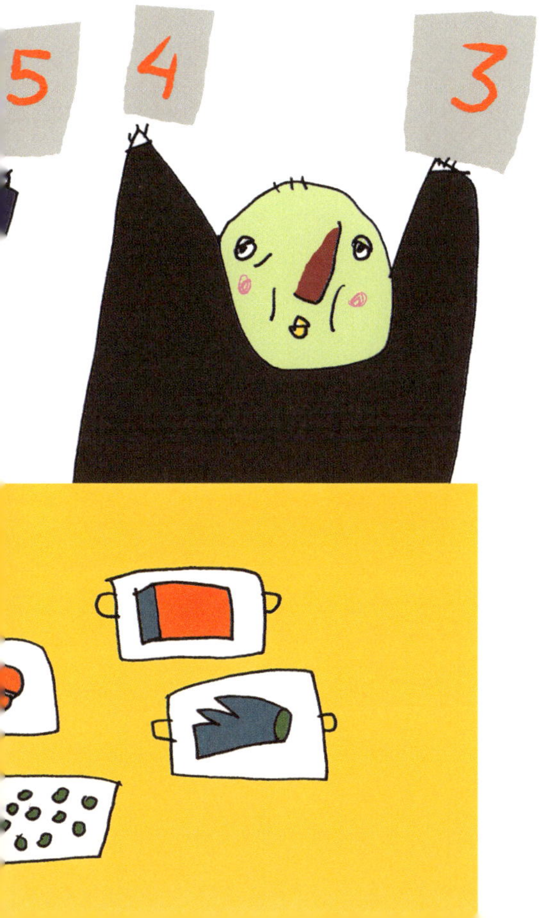

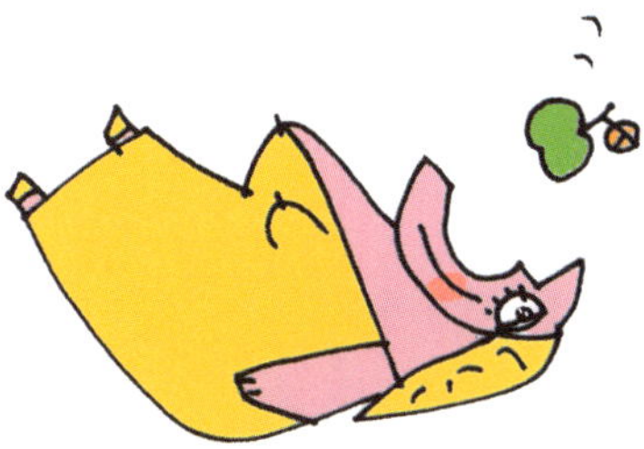

POISSONS

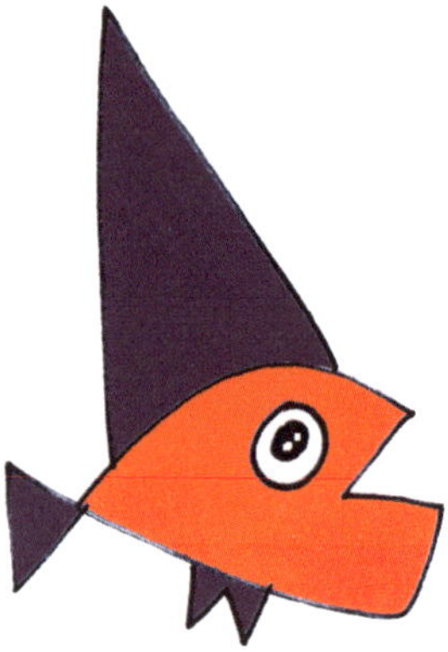

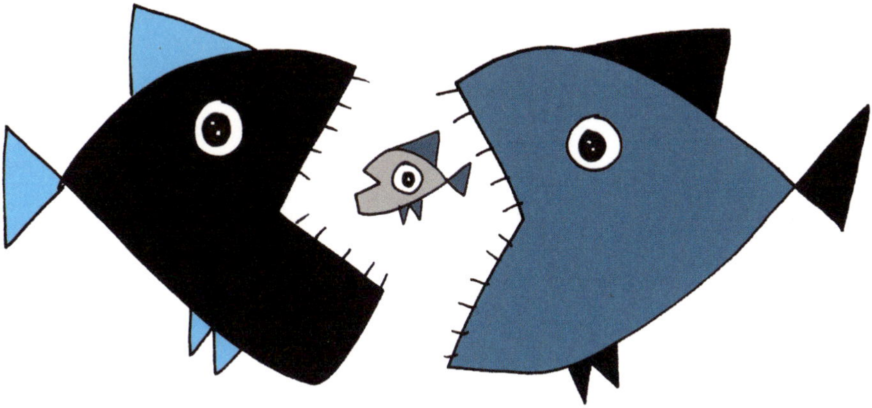

Fausses sardines

Lorsque l'on ouvre une boîte de sardines, on n'a qu'une chance sur 21 de tomber sur de véritables sardines. À qui dire merci ? À l'OMC. L'Organisation mondiale du commerce a, en effet, contraint l'Union européenne à accepter que sous l'appellation « sardine » soient vendus la sardinelle, le hareng, le sprat ou le sardinop du Pérou, soit au total 21 « produits de type sardine ». Pour être vraiment sûr de ne pas manger de vraie sardine, une seule solution : lire le nom savant de l'espèce, désormais obligatoire sur l'étiquette. Si vous êtes tombé sur « *Sardina pilchardus* », la vraie sardine, fuyez !

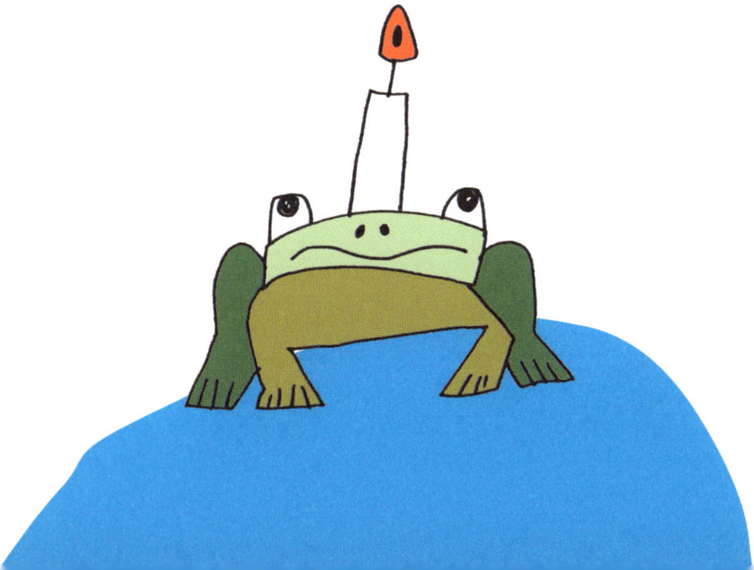

Et maintenant la langoustine mondiale !

Cela fait des dizaines d'années que la société Young's Seafood pêche des langoustines en mer d'Écosse. Une fois ramenés à terre, les précieux crustacés sont décortiqués à la machine dans deux usines du coin, pour aller ensuite remplir les rayons des supermarchés britanniques, tels que Marks & Spencer.

Conditionner sur place ce que l'on pêche et ce que l'on consomme sur place : logique, non ? Sauf que le fonds d'investissement américain propriétaire de Young's Seafood (mais aussi de Findus, le N° 1 des surgelés, et de la marque Iglo) s'est mis en tête de s'en mettre encore plus dans les poches. Les actionnaires de CapVest, c'est son nom, ont décidé en 2006 que désormais, les langoustines écossaises seraient débarquées pour être congelées, puis réembarquées sur des porte-conteneurs, direction la Thaïlande où elles seraient décortiquées à la main dans une usine appartenant à Findus (comme dit la pub, « Heureusement, il y a Findus ! »), avant de repartir vers l'Écosse pour y être cuites.

Soit une escapade de neuf semaines avec un énorme coût énergétique : avec cette « petite délocalisation », Young's Seafood offre à ses langoustines écossaises une croisière de plus de 27 000 kilomètres aller-retour. Ce qui, compte tenu du fuel brûlé dans les chaudières, représente, d'après l'ONG écolo Les Amis de la Terre, 1,5 tonne de CO_2 par tonne de langoustines. Or, ce sont 400 à 600 tonnes de crustacés qui vont effectuer chaque année l'aller-retour Écosse-Bangkok pour se faire décortiquer en Thaïlande. Soit 600 à 900 tonnes de CO_2 (Young's Seafood n'en avoue que 200).

Ajoutez-y 120 emplois supprimés dans la même région de l'ouest de l'Écosse, pour filer le boulot à des ouvriers thaïlandais payés 28 fois moins cher, soit 65 centimes d'euro de l'heure. Ce qui rentabilise largement l'opération malgré les frais de voyage des crustacés. Évidemment, sur l'étiquette, le prix de la langoustine reste le même. Mais le plaisir de déguster des langoustines qui ont vadrouillé tout autour de la planète n'a pas de prix...

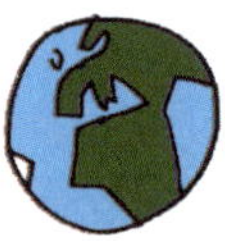

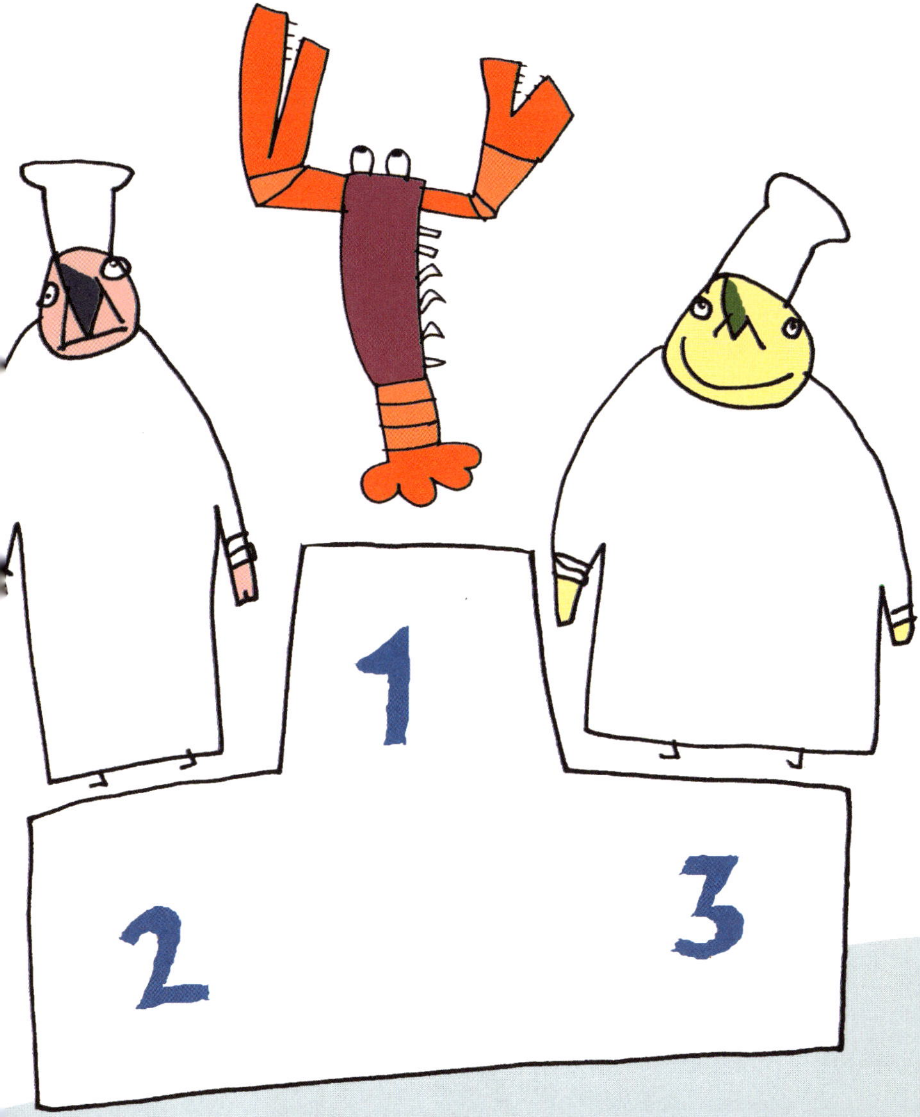
1
2
3

Le cabillaud est bien élevé

Jusqu'ici, le cabillaud était sauvage et goûteux, puisque se régalant de petits poissons cueillis en pleine mer. Depuis 2006, le cabillaud d'élevage a débarqué : les Norvégiens se sont mis en tête d'en faire pousser dans leurs fermes à poissons. Et pas rien qu'un peu, puisqu'ils misent sur 100 000 tonnes par an ! Pour l'instant, ils n'en sont qu'à 18 000 tonnes, mais ça ne cesse d'augmenter, le marché étant très juteux quand on sait que la bestiole est actuellement vendue sur les étals à plus de 20 euros le kilo, et que les cabillauds d'élevage, entre 2 et 5 kg chacun, ont un dos plus charnu que leurs cousins sauvages, idéal pour y tailler des filets plus épais. Bref, c'est bien parti pour qu'on nous refasse le coup du saumon, qui en quinze ans a été transformé en « poisson batterie » gavé de croquettes hyperprotéinées et farci de médicaments pour résister à la densité de 100 kg de poissons par mètre cube. Enfin le cabillaud devient moderne : ça s'arrose !

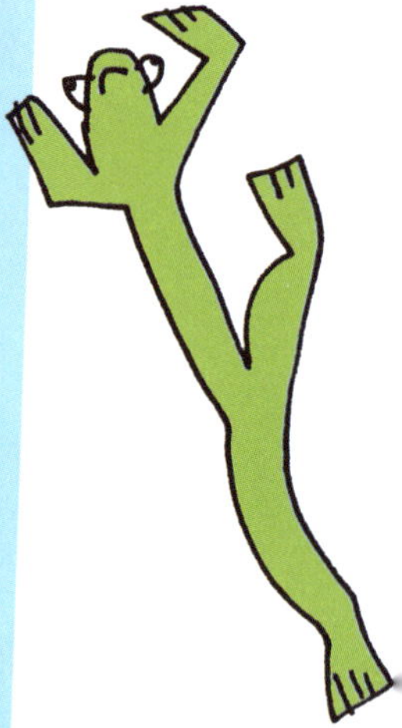

Le poisson bio

Il fallait y penser : dans les piscicultures, la mixité « bio » et non « bio » est autorisée, à condition, bien sûr, que les poissons ne partagent pas les mêmes bassins. Autant dire que pour repérer le margoulin qui aurait eu l'idée de transférer ses poissons d'un bassin à l'autre, c'est pas du gâteau. Mieux : le poisson d'élevage estampillé AB peut s'empiffrer comme ses collègues de farines concoctées avec des résidus de pêche industrielle, et on peut le tremper deux fois par an dans de l'antiparasitaire (genre formol) ou lui refiler des antibiotiques autant de fois qu'il est malade. Du bio de cette classe-là, c'est tous les jours !

Y a le mercure qui monte

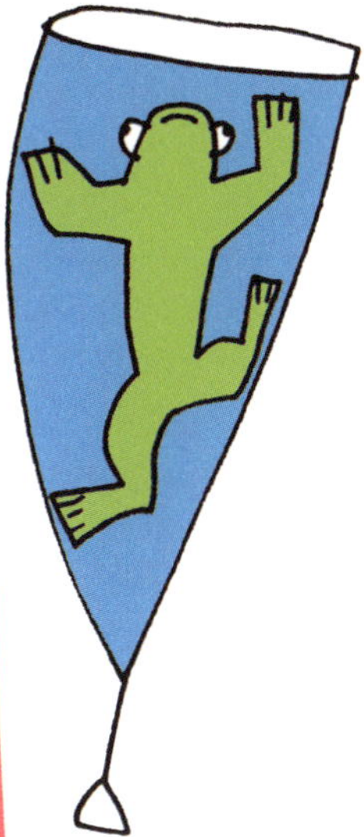

Branle-bas de combat au Canada, où les taux de mercure relevés dans les poissons inquiètent les toxicologues, au point que certains d'entre eux ont demandé que les poissons qui stockent le mercure, comme le thon, l'espadon ou le flétan, soient étiquetés comme les paquets de cigarettes de la mention « Nuit gravement à la santé ». Objectif: protéger les femmes enceintes et les enfants en bas âge particulièrement vulnérables à cette substance toxique pour le rein et le foie. Une inquiétude qui n'a visiblement pas cours chez nous, où 21 espèces de poissons, parmi lesquelles le bar et la lotte, bénéficient d'une dérogation qui leur permet d'afficher deux fois plus de contamination en mercure que le taux autorisé pour les autres poissons (0,5 milligramme par kilo). On n'est pas des mauviettes, nous !

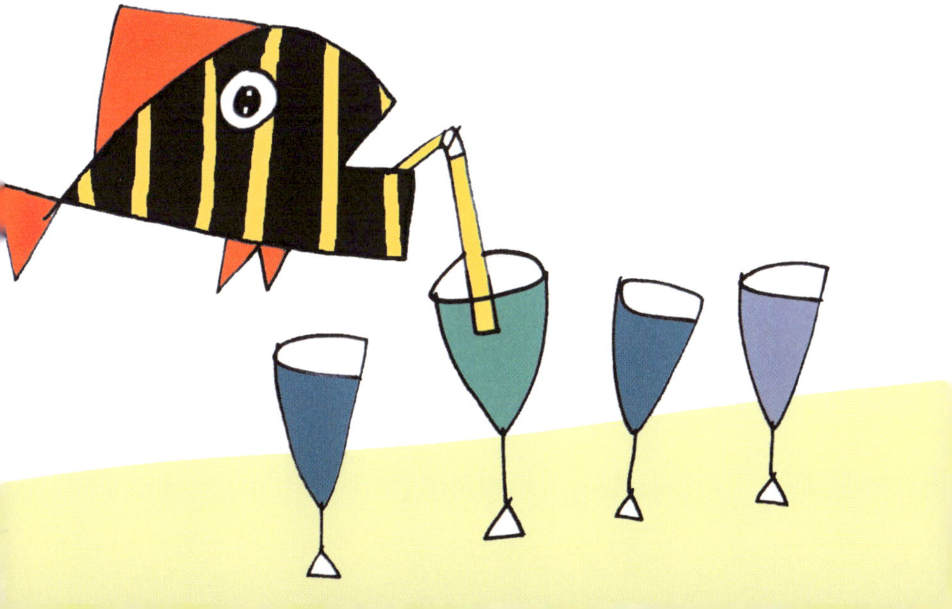

Heureux comme un poisson dans l'eau

Même les poissons (d'eau douce) prennent du Prozac ! C'est du moins ce qu'ont découvert les chercheurs de l'université Baylor au Texas. Le célèbre antidépresseur, repéré dans le foie, les muscles et le cerveau des bestioles, provient tout simplement des résidus médicamenteux rejetés dans les rivières par les chasses d'eau. Selon les toxicologues qui ont mené l'étude, le Prozac, comme les autres antidépresseurs, produit sur le poisson « les mêmes effets que sur l'homme, il les relaxe »...

Et les résidus de médicaments de notre beau pays ? Une enquête menée par la Commission européenne dans sept pays, dont la France, vient de montrer la présence de 36 types de substances médicamenteuses dans l'eau des rivières. Comme l'a fait remarquer l'Institut français de l'environnement, « il n'existe actuellement aucune norme ». D'autant que, de l'aveu même des distributeurs d'eau, les « restes » pharmaceutiques ne sont pas filtrés par les systèmes de traitement des eaux. Du coup, truites, carpes ou brochets font des chimios sans le savoir, gobent des résidus de pilules contraceptives, d'antibiotiques, d'antiépileptiques...

La preuve que la France a le meilleur système de santé du monde, c'est que même les poissons y sont traités gratis !

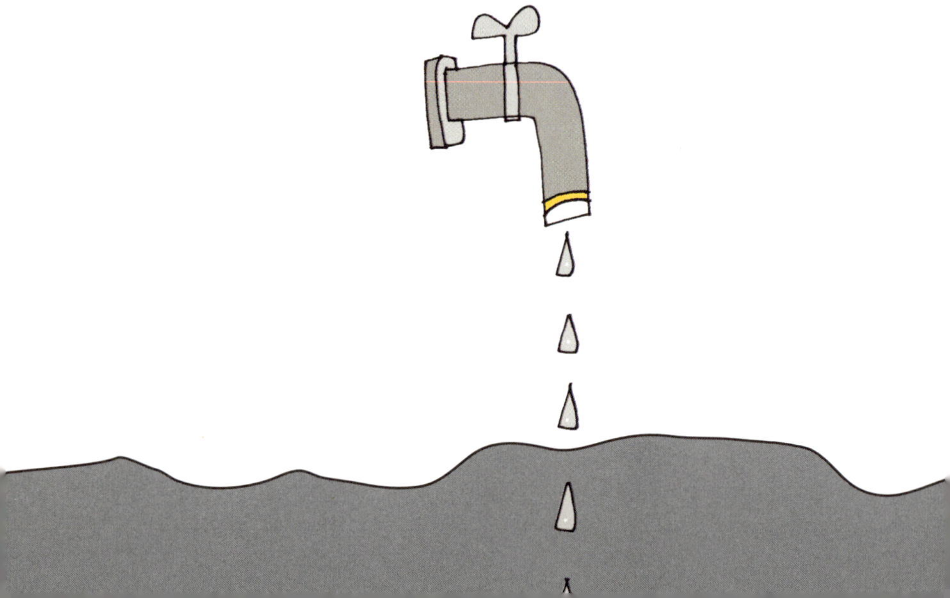

Farci aux PCB, c'est meilleur

Dans la gastronomie lyonnaise, voilà une spécialité qui n'était pas indiquée sur la carte : le poisson farci aux PCB. Les « polychlorobiphényles » sont de sympathiques produits chimiques qui, à long terme, vous dézinguent les neurones, le système hormonal, voire vous occasionnent un cancer des testicules. C'est à cause d'eux que, le 7 août 2007, fut décrétée l'interdiction de pêcher dans le Rhône sur 300 km jusqu'en Méditerranée. Un bel exemple de la manière dont l'État se préoccupe de la qualité de la flotte. Deux ans auparavant déjà, un pêcheur professionnel, qui alimentait en sandres, brèmes, carpes et barbeaux les meilleurs restaus de Lyon, s'était mis en tête de faire analyser une de ses prises par les vétos du coin. Les braves bêtes étaient plombées aux PCB jusqu'à 12 fois la limite fixée par l'OMS. À l'époque, on n'avait pas trouvé urgent d'interdire la pêche. Il faut dire que les transformateurs électriques au pyralène utilisant des PCB sont interdits de fabrication depuis 1987, soit 17 ans après les États-Unis. Sauf que les usines qui retraitent lesdits transformateurs ont gardé le droit, elles, de rejeter des PCB dans l'eau. Aujourd'hui, les communes le long du Rhône portent plainte les unes après les autres. Au lieu de réclamer une AOC pour les poissons aux PCB !

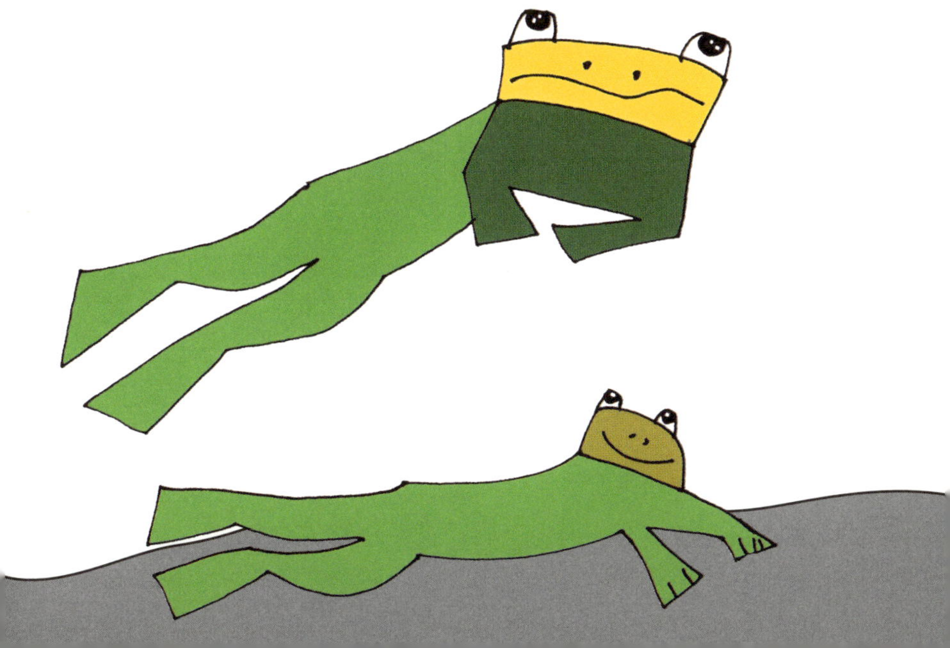

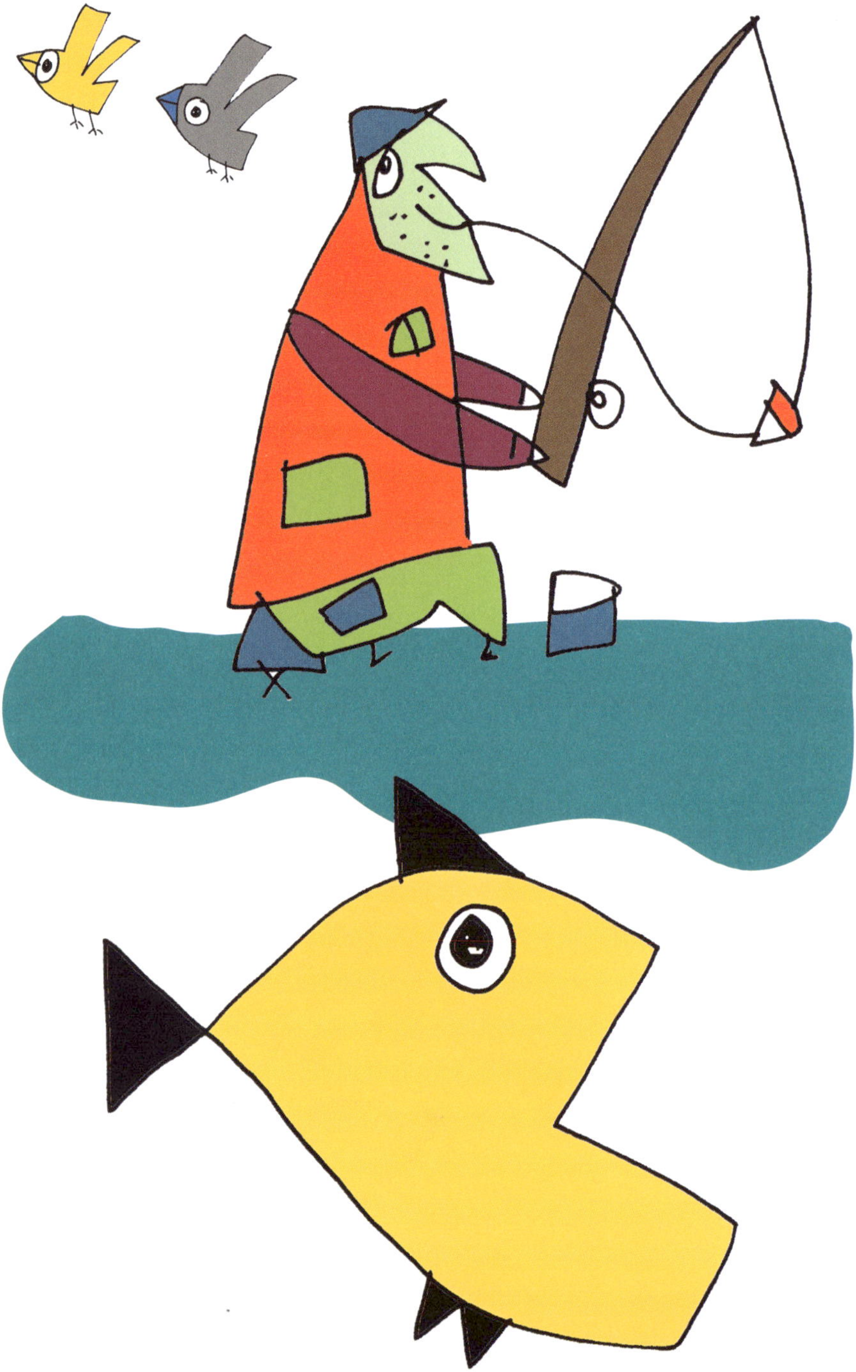

Farci aux PCB, c'est plus drôle

Après les poissons, les pêcheurs. En 2008, l'association écolo WWF a sorti une étude montrant, analyses de sang à l'appui, que les pêcheurs eux aussi sont plombés aux PCB. Il faut dire que dès 1988, le Conseil supérieur d'hygiène publique de France avait conseillé d'y aller mollo sur les poissons du Rhône, compte tenu de leur taux de PCB. Et que, depuis, neuf avis, notes ou expertises scientifiques de l'Agence française de sécurité sanitaire des aliments (Afssa) sont tous allés dans le même sens. Pendant ce temps, les pêcheurs ont eu le temps de faire le plein...

Que ce soit dans le Rhône ou ailleurs : les écolos de Robin des Bois ont recensé pas moins de 360 sites pollués aux PCB en France. Rien d'étonnant, donc, à ce que l'étude Calipso, publiée fin 2006 par l'Afssa et l'Inra (Institut de recherche en agronomie), ait abouti à cet implacable résultat : après avoir suivi au Havre, à Lorient, à La Rochelle et Toulon 1 000 adultes ingurgitant au moins deux fois par semaine poissons et produits de la mer, ils ont constaté que 60 % des plus gros consommateurs dépassaient la dose journalière admissible en PCB. Et ont découvert au passage que 40 % d'entre eux sont aussi dans le rouge pour ce qui est du mercure. S'apercevoir qu'il suffit de manger du poisson pour vivre dangereusement, c'est excitant...

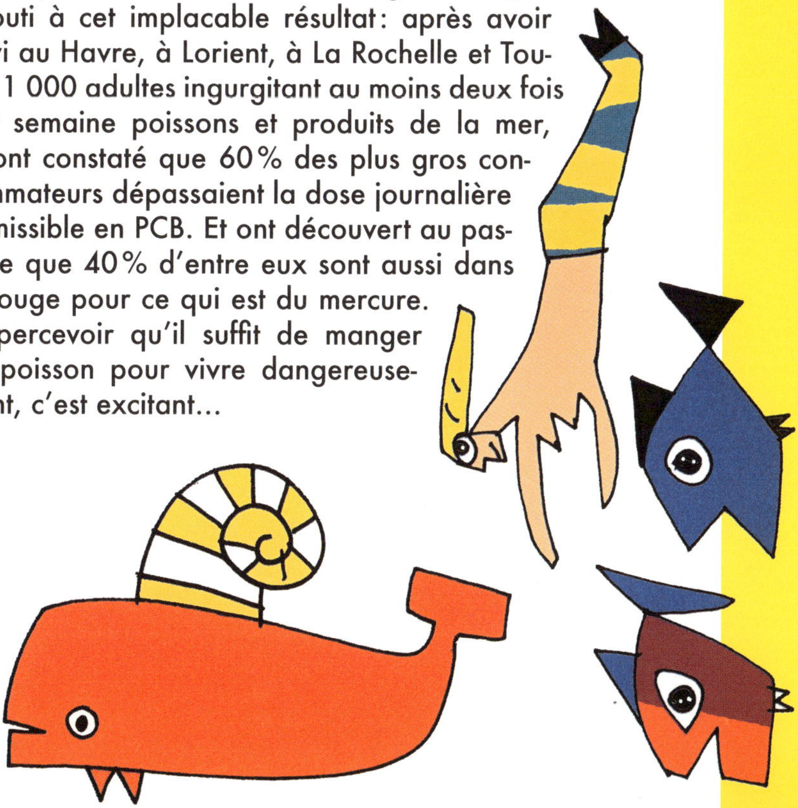

VOLAILLES

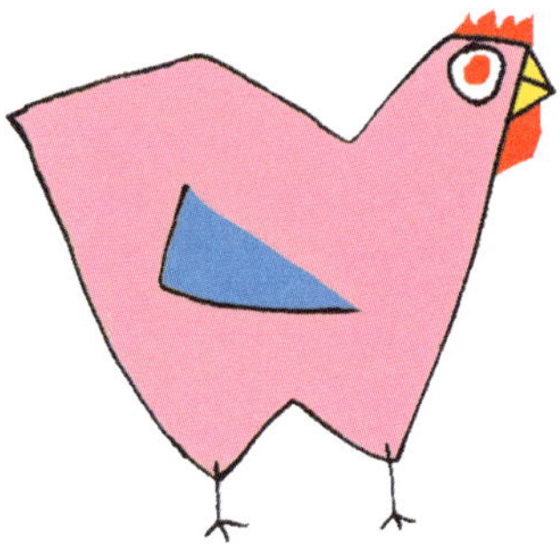

La volaille française a du plomb dans l'aile

Du poulet en veux-tu en voilà ! La France « fabrique » chaque année plus de deux millions de volailles, dont près de la moitié sont des poulets. Cocorico : cela fait de nous le plus grand poulailler d'Europe. Et il est de plus en plus productif : avec le poulet, c'est facile. Il suffit de bourrer un peu plus les poulaillers en y serrant jusqu'à 23 bestioles au mètre carré. Ou encore de rétrécir de quinze à huit jours le « vide sanitaire », c'est-à-dire le délai prévu entre deux fournées de poussins pour désinfecter l'élevage.

Mais on a beau faire, l'aviculture française bat de l'aile, et les poulets industriels s'envolent vers le Brésil. Pourquoi la société Doux, numéro un du poulet français et européen, s'y développe-t-elle de plus en plus ? Et y fait travailler aujourd'hui 3 500 éleveurs et 7 500 salariés d'abattoir ? Parce qu'y faire de la volaille, c'est tout bénef. D'abord, on fait plus facilement suer le burnous : l'éleveur brésilien qui travaille pour Doux touche 111,70 euros net par mois contre 980 euros pour le Français. Et comme le foncier est nettement moins cher au Brésil, le poulet a plus d'espace pour se dégourdir les pattes (pas plus de 14 volatiles au m^2). Du coup, l'animal se porte mieux et le taux de mortalité dans les poulaillers est dérisoire comparé à celui qui sévit dans les hangars bretons. Autre avantage : les OGM ne sont pas interdits au Brésil, ni les antibiotiques utilisés pour booster la croissance, sur lesquels l'Europe a donné un sérieux coup de vis. Mieux : au Brésil, les règles de traitement ou d'épandage des fientes de volailles sont nettement plus souples que chez nous. Enfin, nul besoin d'importer du soja pour remplir les gamelles puisqu'il est produit sur place à bas prix. Résultat : en sortie d'usine, le coût de production du poulet brésilien est de 0,74 euro le kilo, contre 1,45 euro pour le Français. L'avenir du poulet, c'est le Brésil !

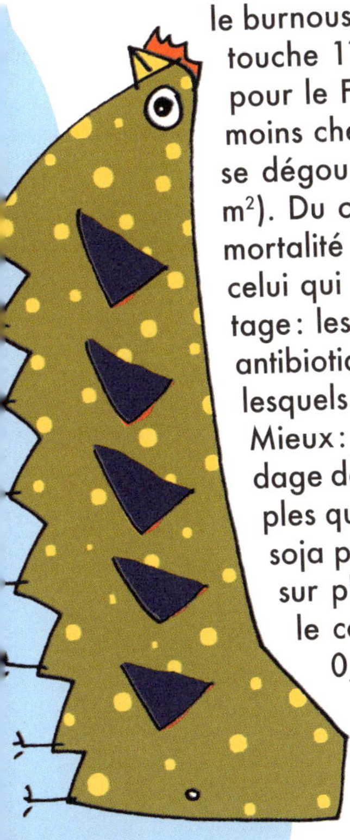

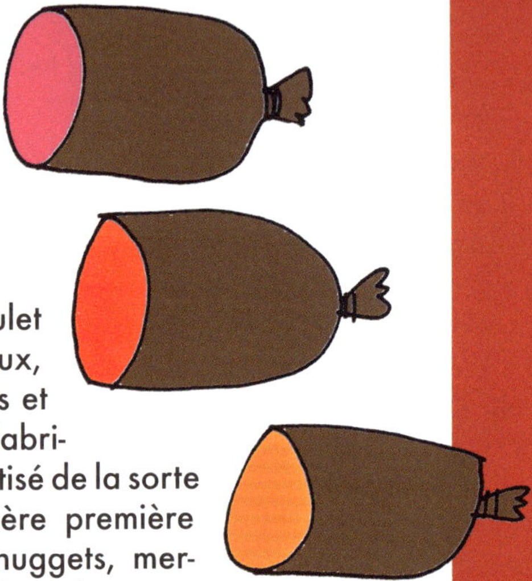

Vive le poulet minerai

Connaissez-vous le « poulet minerai » ? La société Doux, premier fabricant français et européen de poulets, en fabrique un max au Brésil. Baptisé de la sorte parce qu'il sert de matière première pour les plats cuisinés, nuggets, merguez et autres cordons bleus, le « poulet minerai » remplit tous les quinze jours trois cargos battant pavillon Doux et quittant le Brésil pour l'Europe, avec chacun à leur bord 2,4 millions de poulets sous forme de filets congelés auxquels on a rajouté une pincée de sel, ce qui lui a longtemps permis de profiter d'un étrange règlement européen qui taxe 20 % moins cher la volaille saumurée par rapport à la volaille fraîche...
Ce sont ces morceaux de poulet que le consommateur français avale ensuite les yeux fermés, sous les marques Père Dodu (groupe Doux) mais aussi Herta, Carrefour, Fleury-Michon, ou encore dans les nuggets de McDonald's. Il se trouve même certaines grandes coopératives agricoles qui, tout en montrant du doigt le poulet brésilien, achètent chez Doux à tour de bras du minerai, vendu 30 % moins cher, pour faire tourner leurs usines de transformation, et contourner l'interdiction de délocaliser leur production imposée par leur statut de coopératives. N'entendez-vous pas, quand vous mangez des nuggets décongelés, ce réjouissant petit air de samba ?

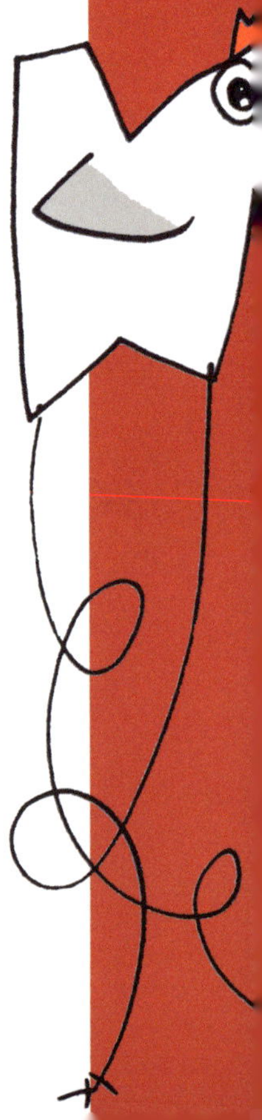

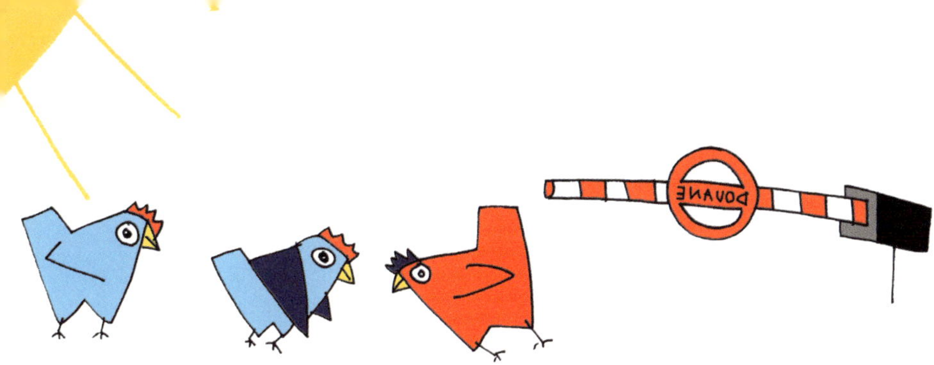

Nos amis les poulets

De meilleures conditions de vie pour les poulets, quelle drôle d'idée ! En 2006, les députés européens se sont mis à exiger pêle-mêle des élevages ventilés, une température qui ne dépasse pas 33 ° C, un éclairage artificiel moins agressif, un taux d'humidité de 70 % maximum, un accès permanent à l'eau et une litière sèche pour les pauvres bêtes. Avec en prime la visite de l'éleveur deux fois par jour, histoire de s'assurer que tout va bien dans le poulailler. Et surtout de l'espace pour battre des ailes avec pas plus d'une vingtaine de poulets au m^2 (contre 23 actuellement). Le tout assorti d'au moins un contrôle surprise par an et par élevage, et de sanctions systématiques pour tout fraudeur. Plus question également de limer le bec des volatiles ni de castrer les poulets afin de les faire pousser plus vite.

Pis, les eurodéputés ont demandé que figurent sur l'étiquette des barquettes de poulet et des produits dérivés non seulement l'origine et le mode de production, mais aussi la densité de l'élevage. La Commission doit pondre avant 2010 un rapport sur la mise en place d'un tel système.

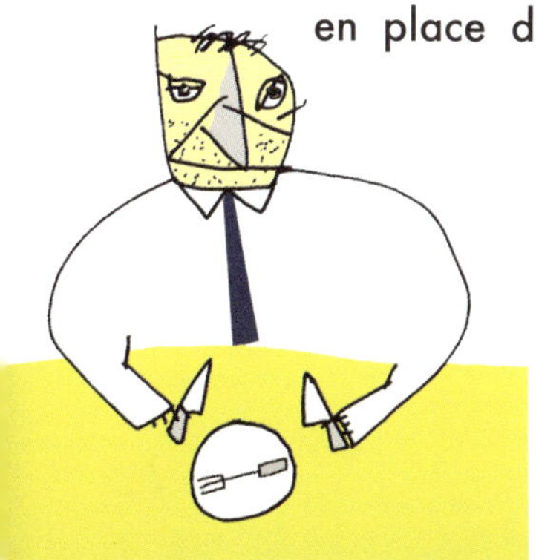

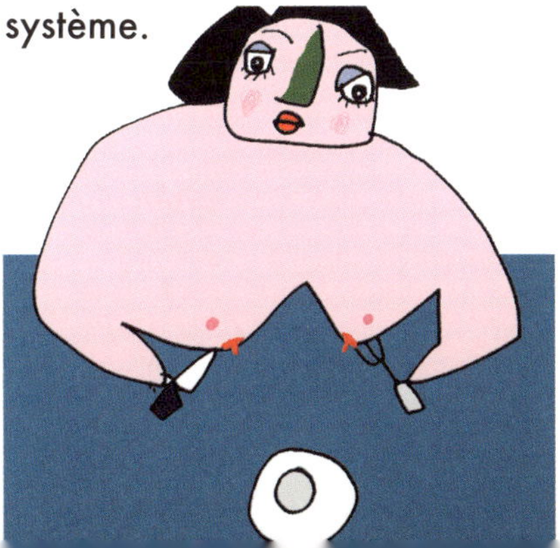

Le poulet fade, c'est meilleur

Il y a trente ans pour faire grossir le poulet d'un gramme, il fallait lui en verser cinq dans la gamelle, alors qu'aujourd'hui deux grammes de nourriture font l'affaire. Un carburant hyper-énergétique qui permet au volatile industriel d'atteindre son poids d'abattage en 40 jours contre 84 pour son cousin élevé en plein air. Du coup, la viande pousse tellement vite qu'elle n'a plus le temps de maturer. Ce qui donne un poulet fade et dur à mâcher. Excellent pour nos muscles maxillaires !

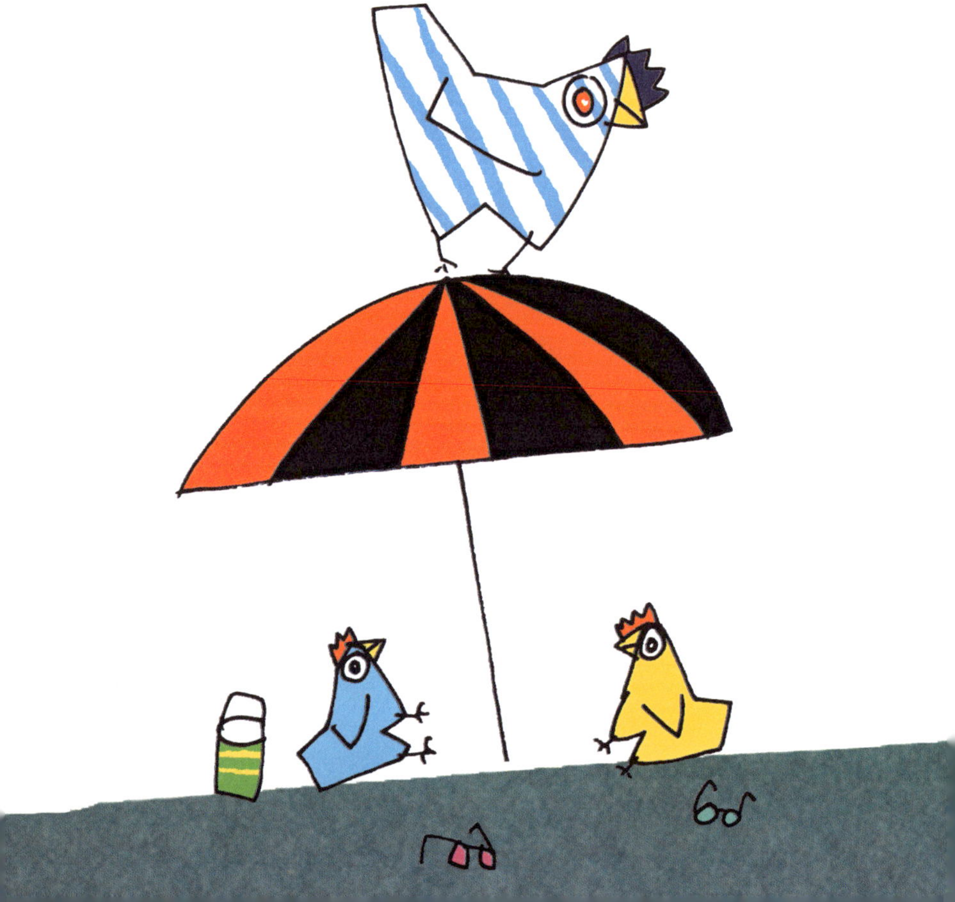

Les fausses céréales bio

C'était le plus gros négociant d'aliments bio de l'époque. Ce fut aussi la plus grosse arnaque. Deux ans durant, la société bretonne Eurograins a écoulé 50 000 tonnes de fausses céréales bio auprès de 200 aviculteurs bio : ceux-ci nourrissaient en toute confiance leurs poules pondeuses estampillées « bio » avec ces céréales boostées aux engrais et autres produits chimiques. Une arnaque particulièrement juteuse qui a duré jusqu'en 2001 et a rapporté 25 millions de francs. Question idiote : pourquoi les aviculteurs qui produisent des volailles biologiques ne nourrissent-ils pas exclusivement leurs bêtes avec des céréales produites à la ferme ? Réponse toute simple : ils n'en ont pas l'obligation, contrairement à tous les autres éleveurs de la filière « bio ». Quelques mois après l'affaire Eurograins, on découvrait une autre affaire, de moindre importance, cette fois à Poitiers, concernant 12 000 tonnes de fausses céréales bio pour volailles. Le record reste à battre.

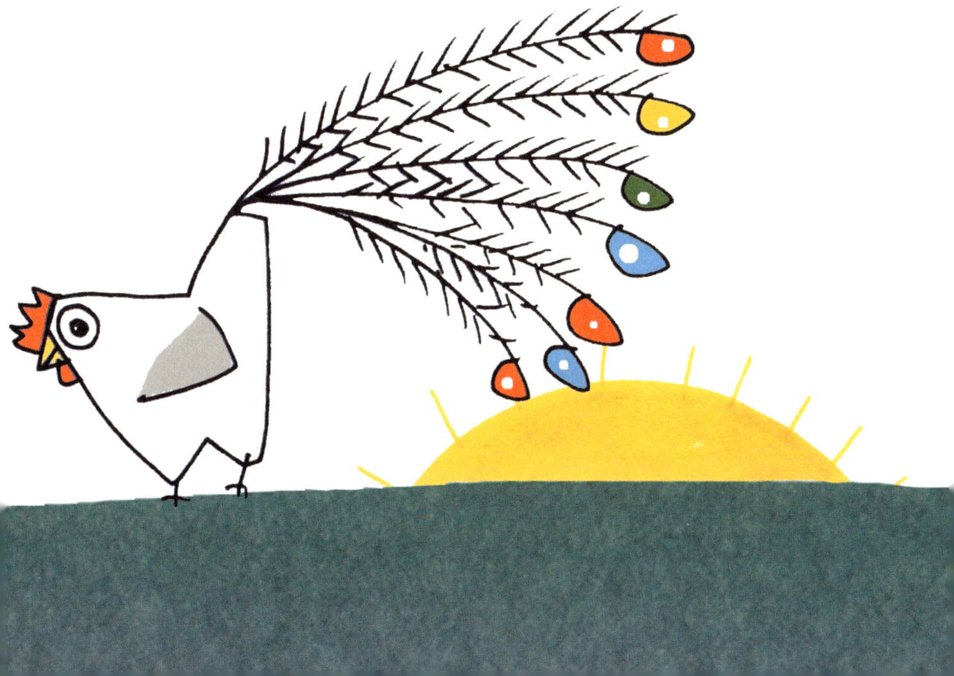

Il est bio, mon poulet

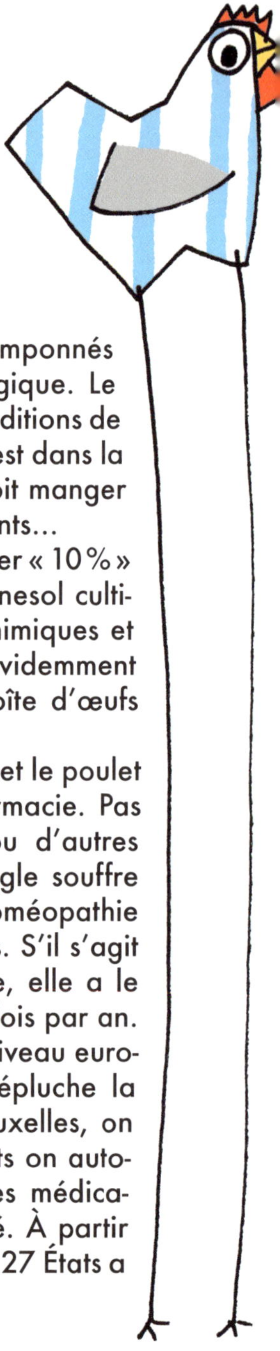

Prenez une cuisse de poulet ou un œuf tamponnés AB, c'est-à-dire certifiés agriculture biologique. Le gallinacé profite à peu près des mêmes conditions de vie qu'un Label Rouge, mais la différence est dans la mangeoire. En théorie, une volaille bio doit manger bio. Mais il y existe quelques aménagements…

Un poulet AB a quand même le droit d'avaler « 10 % » de maïs, de tourteaux de soja ou de tournesol cultivés dans la Beauce, à coups d'engrais chimiques et de pesticides. Un bémol qui ne figurera évidemment pas sur l'étiquette du poulet ou de la boîte d'œufs vendus sous label AB.

L'autre différence entre le poulet industriel et le poulet bio, c'est le contenu de l'armoire à pharmacie. Pas question d'y fourrer des antibiotiques ou d'autres molécules chimiques. Mais là aussi, la règle souffre d'exceptions. Pour le poulet AB, seule l'homéopathie a le droit de cité, avec parfois des vaccins. S'il s'agit d'une poule pondeuse qui tombe malade, elle a le droit de becqueter des antibiotiques, une fois par an. Ça, c'est pour le label AB en France. Au niveau européen, c'est encore mieux : lorsque l'on épluche la réglementation sur le bio pondue par Bruxelles, on s'aperçoit que dans la gamelle des poulets on autorise 15 % de non-bio. Pour ce qui est des médicaments, c'est un traitement de plus autorisé. À partir de ce texte au ras du plancher, chacun des 27 États a touillé pour se concocter un label national à sa propre sauce ou a laissé proliférer les marques privées (en Allemagne, on n'en compte pas moins de huit). Autant de labels bio qui viennent jouer des coudes en France, où la production nationale (avec 12 000 exploitations bio et moins de 2 % de la superficie agricole) peine à satisfaire 70 % de la demande. Du coup, cohabitent dans nos rayons du gallinacé certifié « AB » qui affiche 81 jours d'élevage avec de la volaille bio anglaise de 52 jours, le minimum européen, qui a la texture molle et grasse du poulet industriel (lequel, on le sait, ne vit jamais plus de 45 jours).

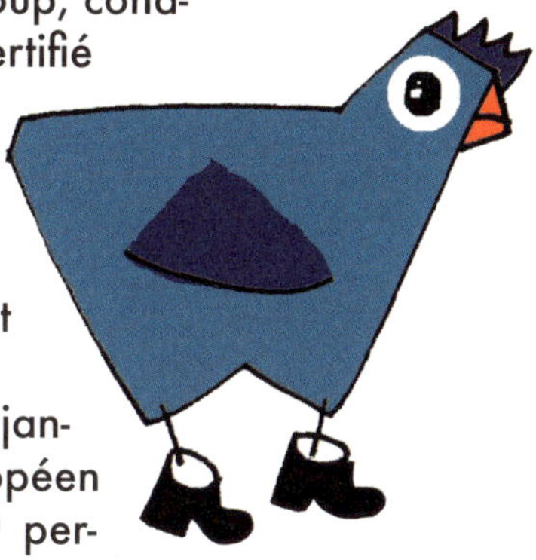

Mais tout ça sera bientôt fini. Depuis janvier 2009, un nouveau règlement européen sur le bio est entré en vigueur. Et il permet à tous les pays d'en faire le minimum. Désormais, l'éleveur peut, par exemple, faire grandir au même endroit et en même temps du poulet bio et du pas bio, se dispenser de cultiver à la ferme les céréales qu'il donne à ses volailles. Quant à l'usage d'additifs dans les rations, à lui d'interpréter ce que limiter aux « besoins technologiques essentiels » veut dire... Mais le meilleur est peut-être à venir : l'Europe a concocté une directive qui pourrait raccourcir l'âge d'abattage des volailles bio et qui autoriserait le producteur à élever ses poules pondeuses bio « en étages », comprenez dans des volières comme le font déjà certains pays européens. Toujours plus bio...

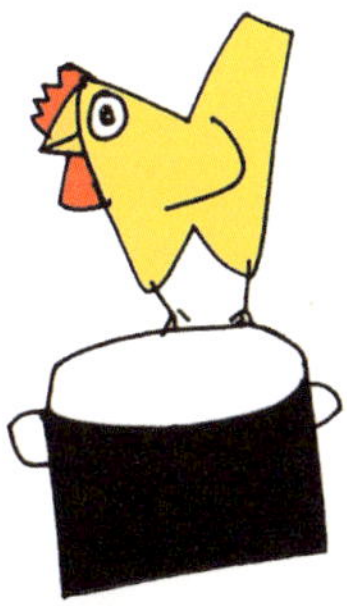

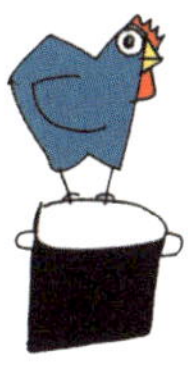

Pas de détail pour le poulet thaï

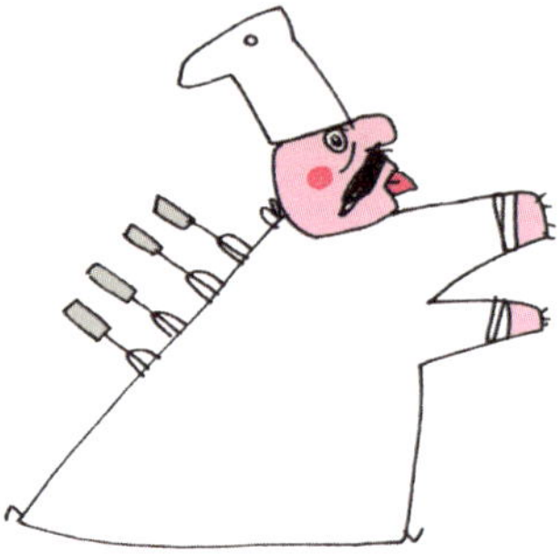

Après la canicule de 2003, il a fallu remplacer presto les cinq millions de volailles françaises ayant tourné de l'œil dans les poulaillers. L'Association des exportateurs de poulets rôtis thaïlandais s'est mise sur les rangs, avec l'espoir d'écouler 500 000 tonnes de volailles dans toute l'Union européenne, soit quatre fois plus que d'ordinaire. Mais comme on trouve parfois de drôles de choses dans le poulet thaïlandais, par exemple des résidus de nitrofurane, un puissant anti-bactérien interdit dans l'Union européenne parce que potentiellement cancérigène pour l'homme, la Commission européenne a décidé de manière opportune d'alléger les contrôles sanitaires sur les volailles thaïlandaises. Jusqu'alors toutes les cargaisons étaient systématiquement contrôlées ? On s'est contenté de jeter un œil sur 20 % d'entre elles. Merci la canicule !

Des poulets au poivre

On connaît les salmonelles, ces bactéries qui pullulent dans les élevages de volailles et provoquent chaque année en France plus de 2 000 gastro-entérites. Pour se débarrasser de ces insistantes bestioles, les éleveurs ont pris l'habitude de gaver leurs poulets d'antibiotiques. Mais voilà que des chercheurs de l'Institut polytechnique de l'université de Virginie ont trouvé une alternative aux antibiotiques : le poivre ! L'étude, menée pendant 42 jours sur 1 530 poussins, a montré qu'une alimentation enrichie au poivre leur permettait de développer une résistance à la salmonelle. Et en plus, ça donne un goût original au poulet industriel...

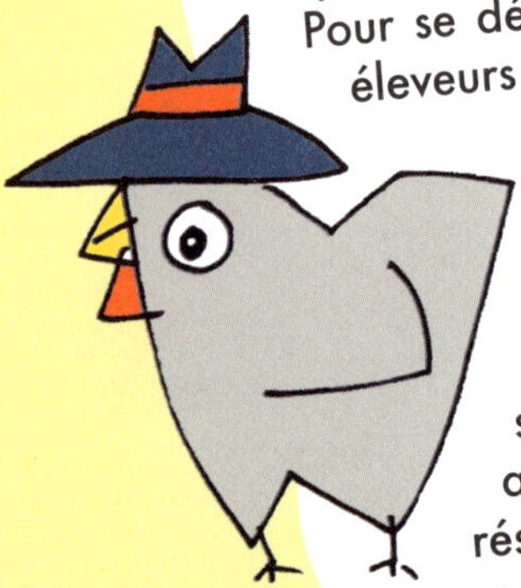

Le syndrome du poulet chinois

Les JO de Pékin ont été l'occasion de s'informer sur les mœurs avicoles de nos amis chinois. Et de s'apercevoir que là-bas les stéroïdes anabolisants figurent souvent au menu des poulets, canards et autres cochons, pour les faire grossir plus vite. C'est ainsi qu'en septembre 2007 à Shanghai, 336 personnes ont été hospitalisées, après s'être régalées de porc farci au Clenbutérol, l'anabolisant favori des bodybuilders. Cette intoxication a filé la chair de poule au Comité olympique : qu'un des 10 500 athlètes ingurgite un bouillon de blanc de poulet ou des boulettes de porc « stéroïdés », et hop, il se retrouvait « positif » au test urinaire suivant. Ce qui, de l'aveu même de l'ancien patron du centre de contrôle antidopage chinois, a donné du mouron à Pékin. Le Comité chinois a convoqué la presse pour l'assurer de la « qualité de la nourriture servie dans le village olympique ». Tout en recommandant aux sportifs de ne pas sortir de l'enceinte pour aller goûter aux spécialités pékinoises, en particulier à base de foie. Les 550 000 visiteurs étrangers auront pu, eux, s'initier à ces exotiques volailles. Blurp.

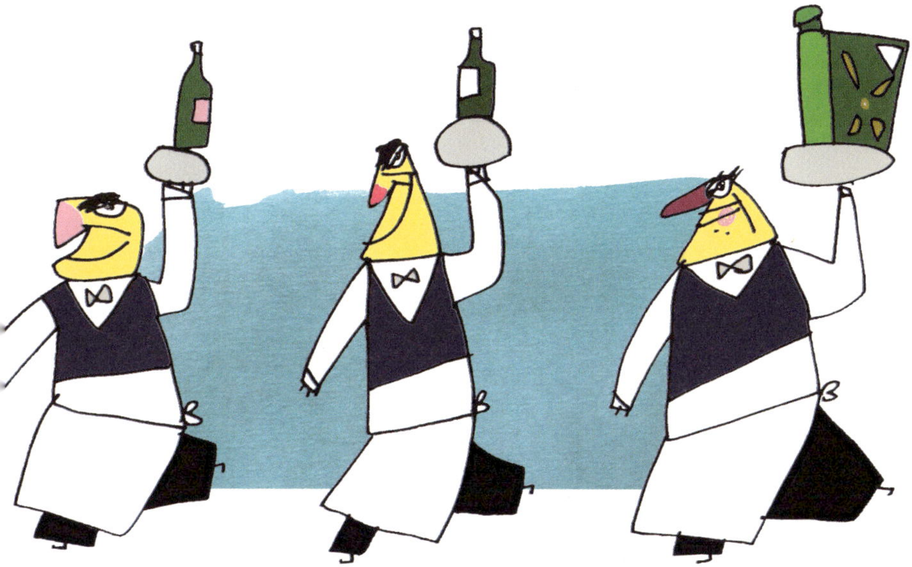

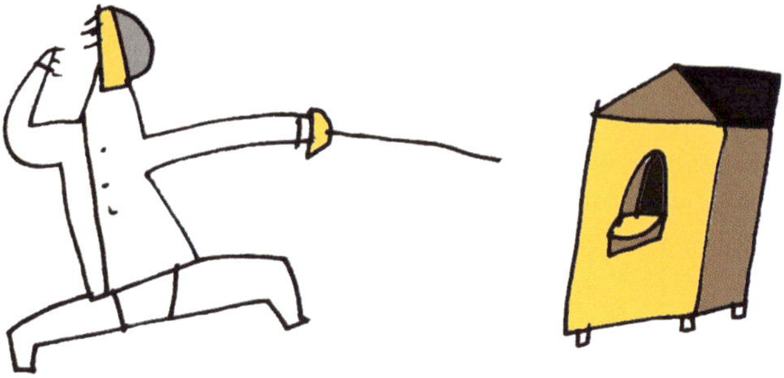

Il est grippé, mon poulet ?

C'est ce qui s'appelle être opportuniste. Courant 2006, le virus de la grippe aviaire H5N1 déclenche une belle crise de parano collective : aussi sec la société française Euro Product & Services, qui d'habitude commercialise des outils de contrôle de la chaîne du froid, dégaine « Cuissonde ». Une petite pique « thermochromique » que vous enfoncez 5 à 10 secondes dans le poulet ou la dinde, et qui vous assure, lorsqu'elle vire au rouge, que le virus de la grippe aviaire a bien disparu de l'aile ou de la cuisse que vous vous apprêtez à déguster (H5N1 décède à partir de 65 °C). En plus, ça met de l'ambiance à table.

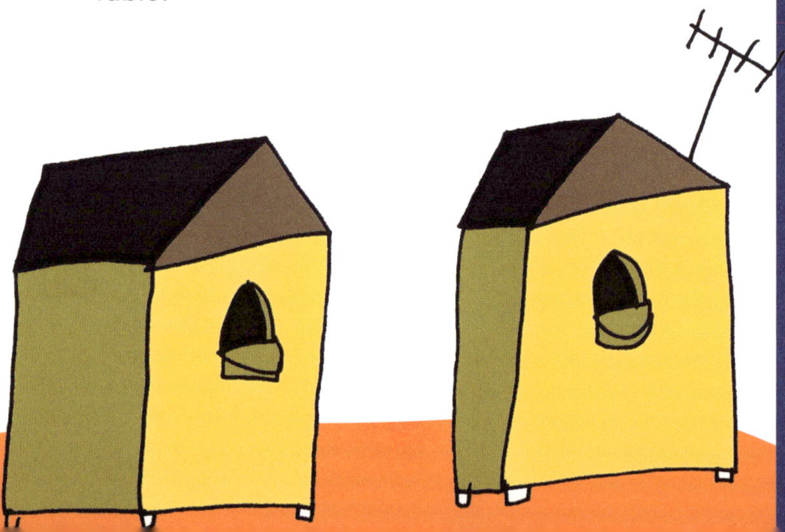

Du poulet à la Javel

Prenez une volaille pleine de salmonelles. Après l'avoir anesthésiée, saignez-la, coupez-lui la tête, éviscérez-la et, une fois plumée, trempez-la entière dans un bain froid à base de chlore. La voilà propre comme un sou neuf. C'est ce procédé magique dont bénéficient tous les poulets abattus sur le sol américain. Jusqu'à présent, l'Europe prohibait la pratique du « blanchiment » à la Javel, ce qui stoppait net à ses frontières les cuisses de poulet *made in USA*. Mais en 2007, le poulet à la Javel s'est retrouvé au menu des discussions commerciales entre Européens et Américains. À la manœuvre : le Conseil économique transatlantique, un machin monté pour gommer les « aspérités commerciales récurrentes » entre l'Union européenne et les États-Unis, avec à sa tête le conseiller économique de Bush *himself*. L'offensive a plutôt réussi puisque la Commission songe sérieusement à autoriser le poulet chloré. Une perspective qui donne la chair de poule aux éleveurs français, soutenus par les écolos, qui craignent de voir les poissons tourner de l'œil si les abattoirs se mettent à relarguer du chlore à gogo. Sans compter tous ceux qui s'inquiètent pour notre santé. Si certaines bactéries passent l'épreuve du bain chloré, ne va-t-on pas en faire des souches hyperrésistantes ? Réunis à Bruxelles en mai 2008, les ministres de l'Agriculture européens ont finalement refusé de lever l'interdiction du poulet à la Javel en vigueur depuis 1997. Mais les États-Unis ne s'avouent pas vaincus, ce n'est que partie remise, un jour peut-être nous pourrons rattraper enfin notre retard sur les Américains...

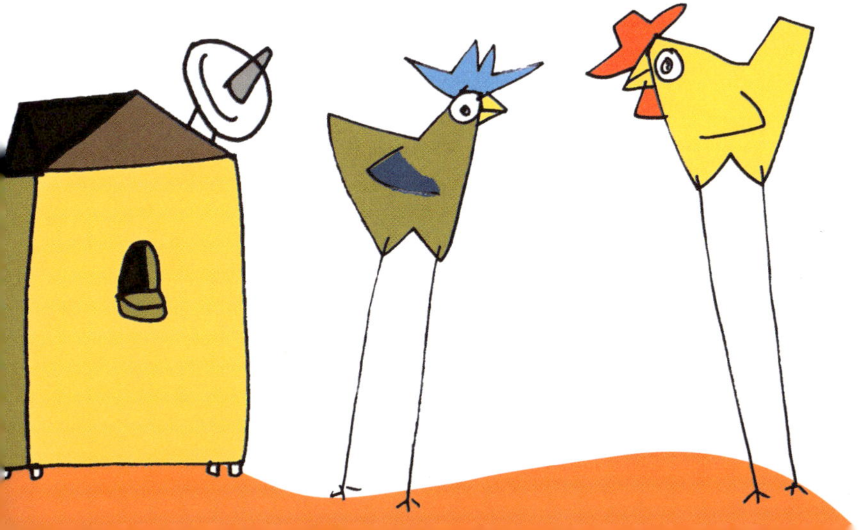

VIANDES

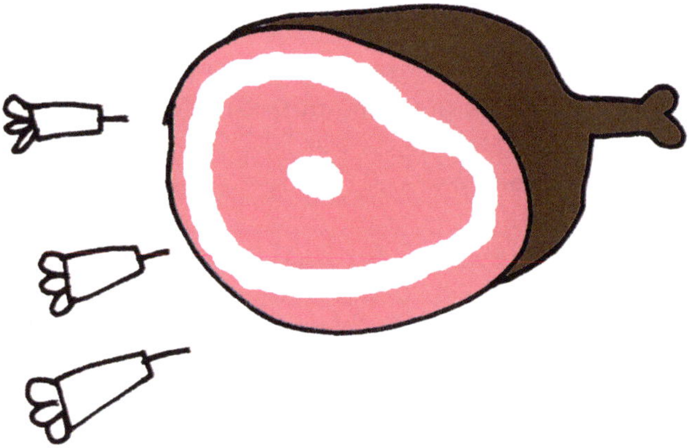

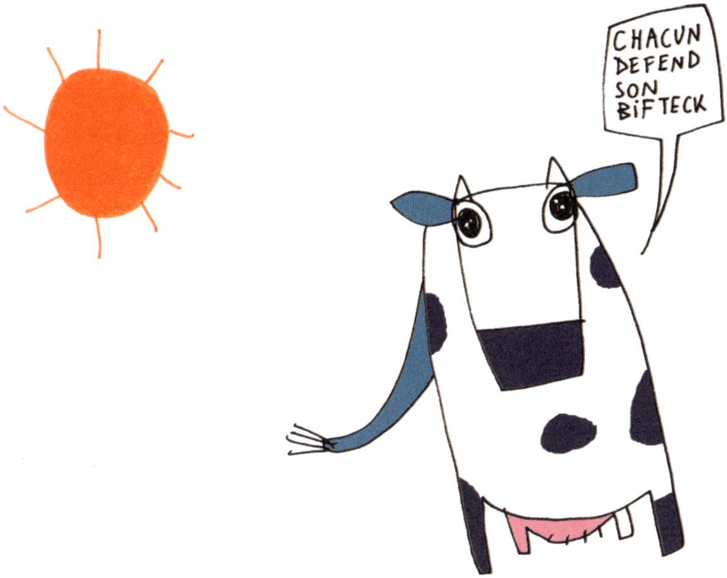

Les saucisses de l'archiduchesse sont-elles sèches ?

Des chercheurs de l'École polytechnique fédérale de Zurich ont découvert que les saucisses sèches hébergeaient une bactérie intestinale devenue résistante à pas moins de douze antibiotiques. Un savoir-faire que ladite bactérie, baptisée *Enterococcus faecalis*, pourrait elle-même transmettre une fois dans notre intestin à d'autres bactéries beaucoup plus pathogènes pour l'homme, comme la listeria. La faute à qui ? Selon les chercheurs suisses, c'est la preuve que l'usage à gogo des antibiotiques en élevage est en train de sélectionner une armée de microbes résistants. Et de réclamer d'urgence une quasi-interdiction de l'utilisation des antibiotiques dans les porcheries, étables et autres poulaillers. Ces Suisses sont de doux rêveurs.

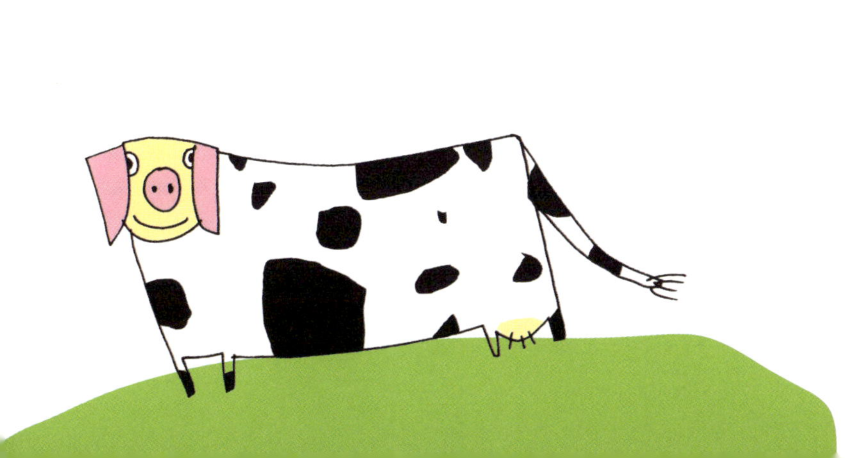

Dans le cochon tout est bon, même le virus

On a appris à connaître H5N1, le virus de la grippe aviaire qui menace les poulaillers, mais qui connaît vraiment PCV2 ? Ce virus sévit en silence et depuis dix ans dans les porcheries françaises. Il provoque la MAP (maladie d'amaigrissement du porcelet), une sorte de sida du cochon qui touche aujourd'hui plus de la moitié des élevages industriels. Les quinze millions de cochons que compte la France n'en mènent pas large face à ce virus qui ne dépasse pas le 1,7 millionième de millimètre, se transmet par simple contact de groin à groin, et vous fiche en l'air et en moins de deux le système immunitaire, avec 30 % de chances de passer l'arme à gauche. Du coup, les hordes de cochons contaminés sont gavées d'antibiotiques, non pas pour les guérir car aucun traitement médicamenteux ne tient la route face au PCV2, mais pour leur éviter d'attraper des cochonneries après avoir perdu leurs défenses immunitaires. Évidemment, la filière porcine cherche à ne pas trop ébruiter l'affaire, histoire de ne pas effrayer l'amateur de charcutaille...
Mieux : comme l'Institut de veille sanitaire l'a justement fait remarquer dans son avis sur la grippe aviaire, le fait d'avoir des centaines de milliers de porcelets immunodéprimés accroît le risque de voir le H5N1 se recombiner chez le cochon et, ce faisant, devenir ainsi transmissible à l'homme. On vit dans un monde au suspense formidable.

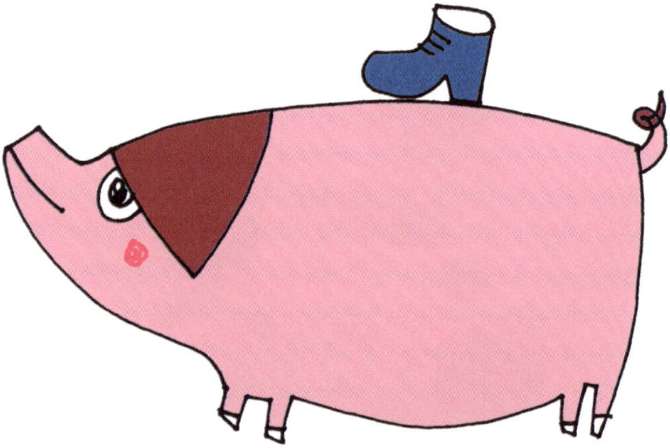

Miam-miam cadmium

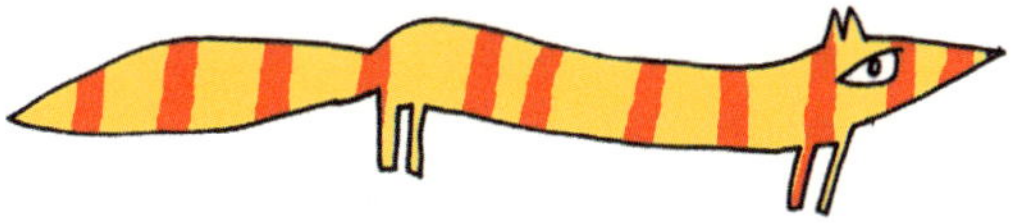

Le genre de gag qu'on oublie tellement vite : pendant plus d'un an, de septembre 2004 à décembre 2005, dans sept départements français, des milliers de veaux, vaches, poules et surtout de cochons se sont goinfrés de cadmium, un redoutable métal lourd plus toxique pour le foie et les reins que le plomb. Les braves bêtes pensaient profiter d'une tambouille enrichie aux oligo-éléments, en l'occurrence du sulfate de zinc. Sauf que ce dernier, importé de Chine par une société des Côtes-d'Armor, était saupoudré de cadmium : jusqu'à 7 600 fois la limite maximale autorisée dans l'alimentation du bétail ! En tout, donc, 68 tonnes de sulfate de zinc contaminé servies à la ferme. Et c'est bien sûr par hasard, en effectuant un contrôle de routine sur des aliments pour bétail, que la Répression des fraudes a fini par repérer le cadmium. Trop tard !

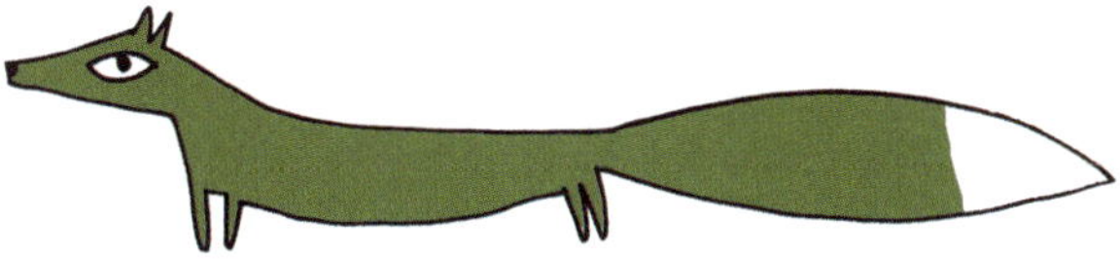

Salmonelle que j'aime

Un beau jour, les experts de l'Autorité européenne de sécurité des aliments (Efsa) eurent l'idée de faire le tour des abattoirs de l'Union pour compter le nombre de cochons contaminés par la salmonelle. Après avoir analysé sang, viandes, glandes lymphatiques... de 19 159 cochons, l'Efsa a pondu en 2008 un joli rapport concluant qu'un porc sur dix était farci de salmonelles. La France, avec ses 14,9 millions de cochons, faisant partie des bonnets d'âne avec presque le double de bêtes infectées que la moyenne européenne. Seuls 5 pays sur 25 font pire que nous. Le pompon revenant à l'Espagne avec 29 % de porcs « salmonellisés ». Pire, l'une des plus méchantes salmonelles s'acharne sur nos cochons. 6,5 % d'entre eux sont contaminés par la Derby. Trois fois plus en moyenne que nos voisins européens ! Et si tout ça était notamment dû au manque d'hygiène lors de l'abattage ? C'est ce que le rapport de l'Efsa pointe du doigt. Mais on sait que trop d'hygiène tue l'hygiène, non ?

C'était il y a près de trente ans. Le scandale du veau aux hormones Le consommateur découvrait que son rôti de veau pouvait être farc d'anabolisants capables de provoquer un cancer. En huit mois, 2, millions de veaux étaient abattus par les services vétérinaires. Et promis juré, toutes les mesures prises pour que l'on ne revoie plu jamais ça. Raté. Fin 2007, en Rhône-Alpes, la cour d'appel de Greno ble a lourdement condamné le responsable d'un « piquouzage » e règle de milliers de veaux de boucherie. Guy Michellier, gérant de l Somotel, plaçait chaque année 26 000 veaux à engraisser auprè d'une soixantaine d'éleveurs, auxquels il fournissait, en sus de aliments, anabolisants et hormones de croissance, sous couvert d « suivi sanitaire ». Une potion magique qui peut faire prendre au pauvres bêtes cinquante kilos en trois mois. C'est en fourrant leu nez dans deux élevages de la Drôme que les services vétérinaire

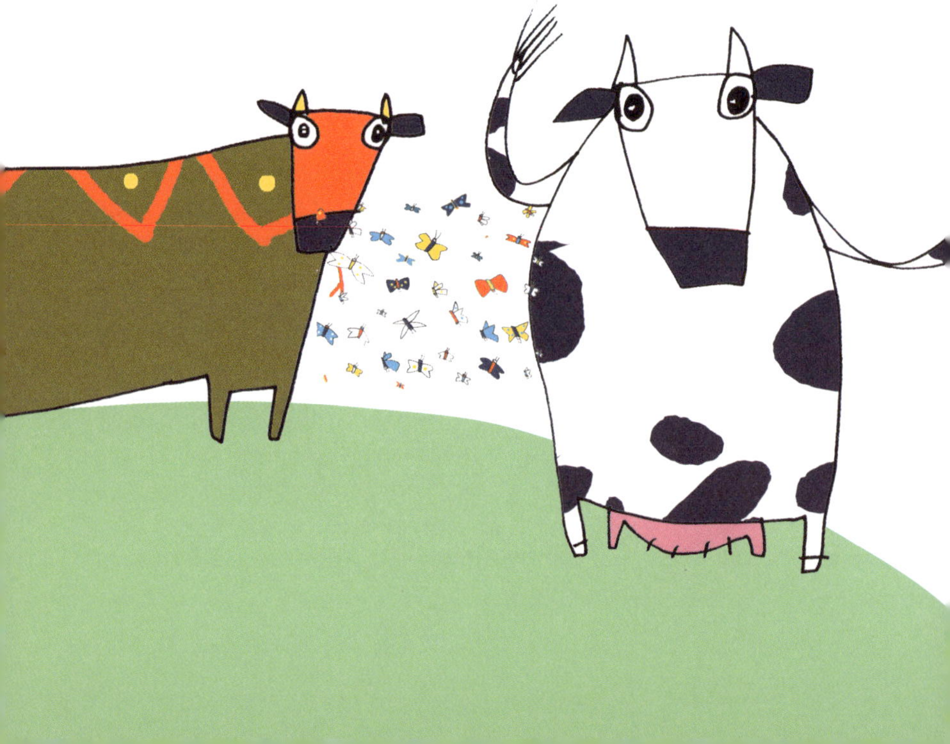

ont levé le lièvre, en avril 1999. Mais on ignore combien de temps a duré le trafic, et combien de milliers de veaux « piquouzés » ont été consommés dans toute la France. Au final, le plus gros intégrateur de la région a écopé de trois ans de prison, dont un avec sursis, et de 50 000 euros d'amende. Une décision de justice passée inaperçue, au grand soulagement de la filière viande. La cour d'appel, elle, n'y est pas allée avec le dos de la cuillère, en évoquant des « faits commis massivement en connaissance de cause, dans l'unique objectif de profit personnel, en exploitant la dépendance des éleveurs et dans le mépris des consommateurs et des animaux ». L'affaire est aujourd'hui en cassation : espérons que l'intégrateur sera blanchi. Puisqu'un jour prochain le veau aux hormones finira bien par débarquer en France, il n'a eu que le tort d'avoir raison trop tôt !

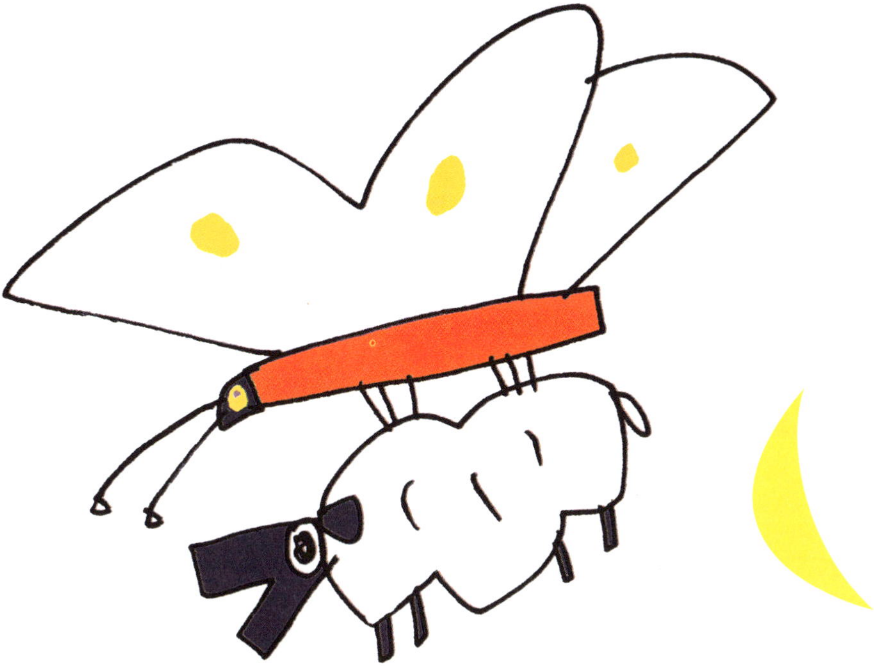

À la remballe au bond

On appelle ça la technique de la « remballe » : lorsque la barquette de viande a dépassé la date limite de consommation (DLC), on change l'emballage et on lui colle, ni vu ni connu, une nouvelle DLC. En 2004, cinq grandes surfaces de la région lyonnaise se sont fait prendre la main dans le sac par les inspecteurs de la Répression des fraudes. Une pratique peu ragoûtante qui a énervé le procureur de Lyon. Des directeurs et chefs de rayon ont écopé d'amendes allant de 1 000 à 15 000 euros, assorties, pour l'un, de deux mois de prison avec sursis. Trois ont fait appel. Ce qui leur a permis d'échapper à la prison avec sursis, mais pas aux amendes, qui ont même été augmentées. De quoi se pourvoir en cassation. Las ! Les dossiers ont été rejetés par la cour.. Pourquoi tant d'acharnement sur ces malheureux, puisque la pratique est généralisée ? Amnistie pour les remballeurs !

Du steak haché qui fond sous la langue

Damned : les Rosbifs ont failli avoir raison du steak haché ! La bataille s'est jouée à Bruxelles en 2004. La Commission européenne s'étant mis en tête de nettoyer la directive qui fixe les règles d'hygiène pour les denrées alimentaires, les

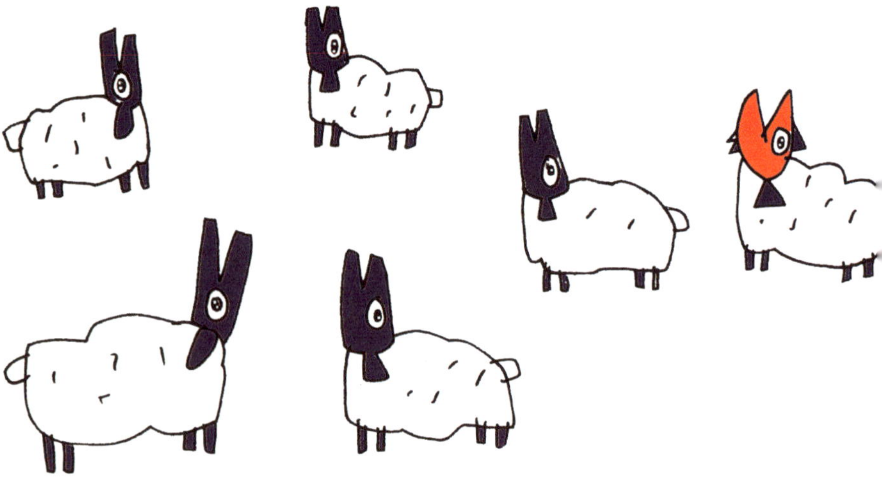

Britanniques avaient sauté sur l'occasion pour demander la suppression d'un paragraphe sur l'étiquetage et la composition du steak haché. Au motif que ledit paragraphe, qui fixe la limite du taux de gras dans la viande (maximum 20 %), n'avait rien à faire dans une directive sur l'hygiène alimentaire. L'objectif était bien sûr de pouvoir rajouter du gras à gogo dans le steak haché, car plus on en met, moins c'est cher à produire. Étonnement : le Centre d'information des viandes, qui défend la filière en France, a sorti les hachoirs pour faire capoter le projet. « Alors que le bœuf est à peine remis de la crise de la vache folle, et que tout le monde déplore l'épidémie d'obésité chez les enfants, c'était pas le moment de transformer le steak haché en symbole de la malbouffe », expliqua alors au *Canard enchaîné* (30/10/2006) un professionnel du secteur. Bruxelles a tranché : la ligne rouge des 20 % est conservée, mais seulement pour quatre ans. C'est donc en 2010 que le steak haché a des chances de devenir bien gras comme on l'aime. Hmmmm...

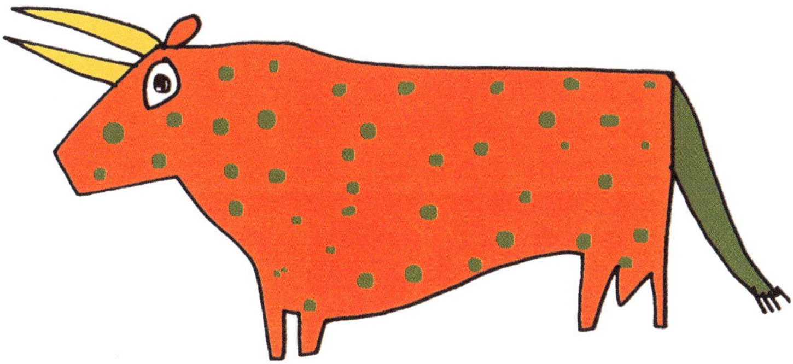

Le coup du lapin

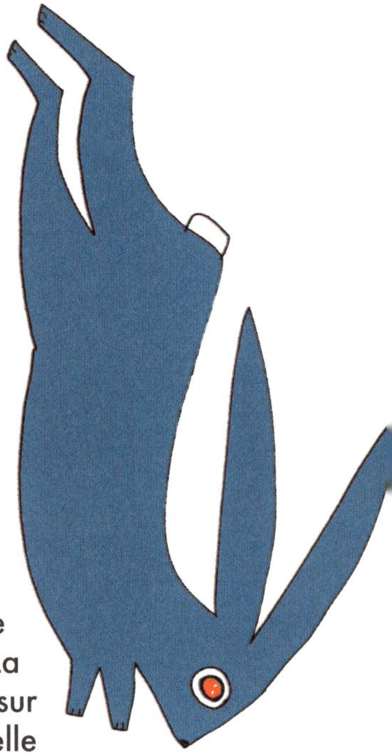

Comment nous faire manger plus de lapin? Au moment où la grippe aviaire s'était abattue sur les poulaillers, la filière lapin avait lancé une grande campagne de promo à la télé sur le thème: « Le lapin, c'est exquis, pensez-y ». Il faut dire que cette filière rame pour nous faire manger du Bugs Bunny: les Français se contentent d'environ 900 grammes par an et par personne d'*Oryctolagus cuniculus* (le nom latin de la bête). Un ménage sur deux n'en achète carrément jamais. Il est vrai que certains d'entre eux ont l'idée saugrenue d'avoir un lapin domestique, ce qui n'encourage pas à en mettre dans son assiette. La filière ferait mieux de nous informer sur ses conditions d'élevage: depuis belle lurette, le lapin vit entassé dans des hangars industriels, avec 20 congénères au mètre carré, et ne croque plus des carottes mais des granulés industriels qui lui filent souvent des infections intestinales traitées à coups d'antibiotiques. Et là, le lapin est champion: d'après l'Agence nationale du médicament vétérinaire, les élevages cunicoles en engloutissent 127,34 tonnes par an, soit 10% de tous les antibios absorbés par l'ensemble des élevages en France. Bref, manger du lapin revient à avaler une pharmacie tout entière : génial!

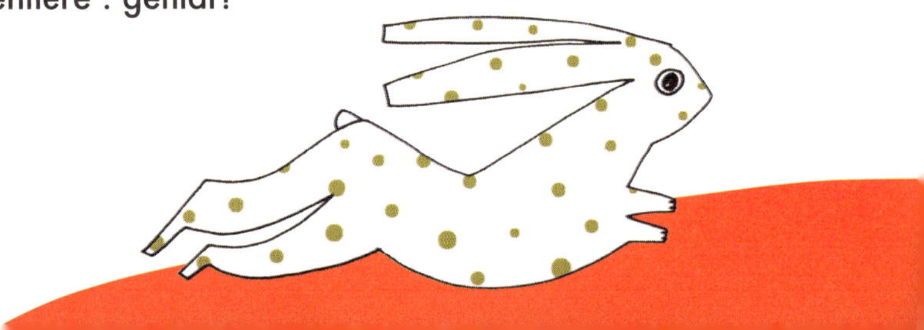

Une viande plastique, c'est bon

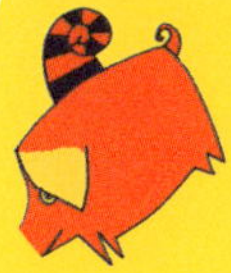

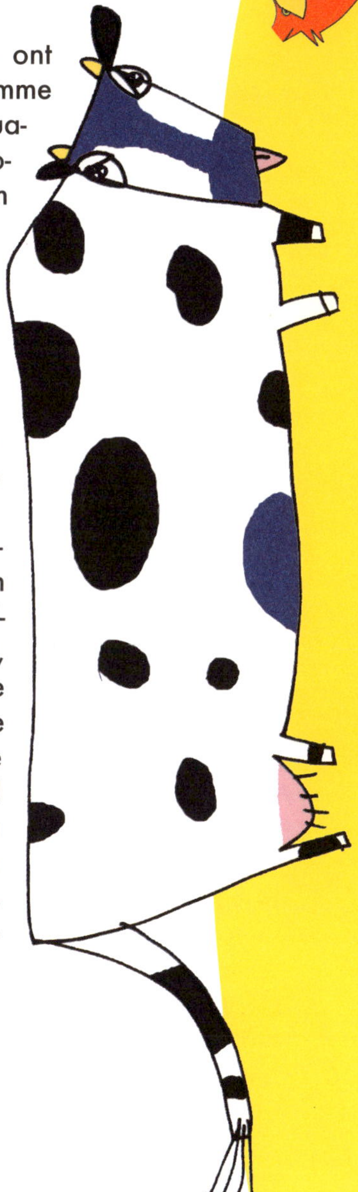

Un jour, les ingénieurs agronomes ont découvert que pour produire un gramme de gras, un cochon devait ingurgiter quatre fois plus d'aliments que pour produire un gramme de muscle. Au nom de la rentabilité donc, *exit* le gras et vive le muscle. Grâce à la sélection génétique, les élevages industriels se sont mis à fabriquer des animaux à « viande maigre » bâtis comme des athlètes. Le porc, par exemple, a gagné en quinze ans 9 % de muscle et perdu dans le même temps onze millimètres de lard sur le dos.
Les ingénieurs ont juste oublié un paramètre : le goût de la viande. C'est en fait le gras constitué à 85 % de lipides qui fixe les arômes et, ce faisant, donne sa saveur à la viande. Comme les muscles contiennent 70 % d'eau, le consommateur écope en prime d'une viande qui s'évapore dans la poêle ! Quand elle arrive dans l'assiette, la côtelette industrielle est plus dure à mâcher, et sa saveur persillée a pris un goût plastique. Ce qui est vachement moderne !

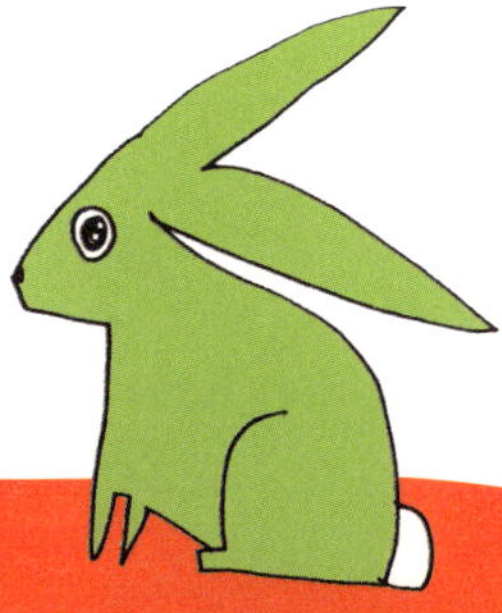

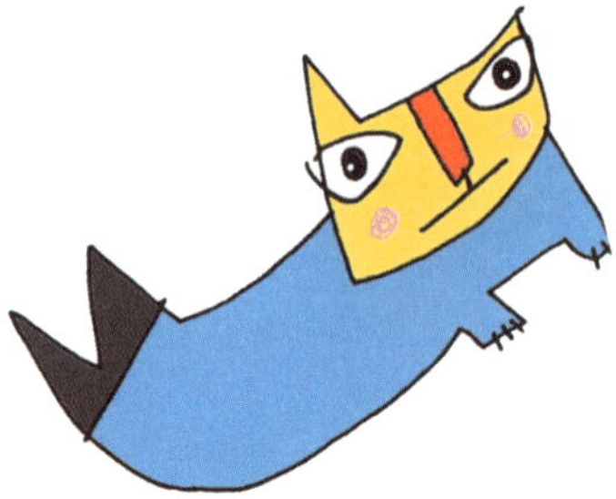

La pâtée, c'est mieux !

On s'en doutait, mais ça fait toujours plaisir d'en avoir confirmation : « 27 % des produits alimentaires premier prix vendus en France sont au-dessous des normes de qualité exigées pour les aliments pour chiens et chats. » Et c'est un spécialiste qui vous le dit ! Le docteur Christian Recchia travaille sur la science des aliments au sein du département de biotechnologie de l'École centrale de Paris. Cet éminent scientifique est par ailleurs expert en « stratégie qualité » pour 27 filières agroalimentaires. C'est lui qui, lors d'une conférence à Toulouse sur le thème de « L'industrie agroalimentaire au service du consommateur », a tenu ces propos particulièrement revigorants (*Midi Libre*, 28/01/2003). Et a ajouté : « On mange beaucoup trop de M.E.R.D.E. » Un exemple ? « Les pizzas surgelées à trois euros qui contiennent trente grammes de jambon, un quart de demi de trois fois rien de tomate, quelques olives. Bravo, les enfants mastiquent du vide pour trois fois plus cher qu'un plat de saucisse-lentilles qui contient, lui, fibres et protéines végétales. » Ou encore ces fast-foods qui farcissent leurs burgers avec « une tranche de fromage qui provient des rebuts de fromage de toute l'Europe et ne leur coûte qu'un centime de franc pièce ». Merci docteur !

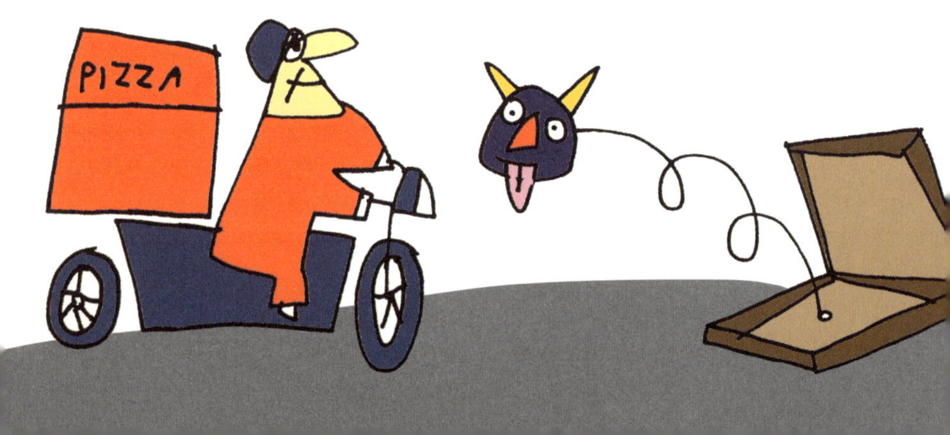

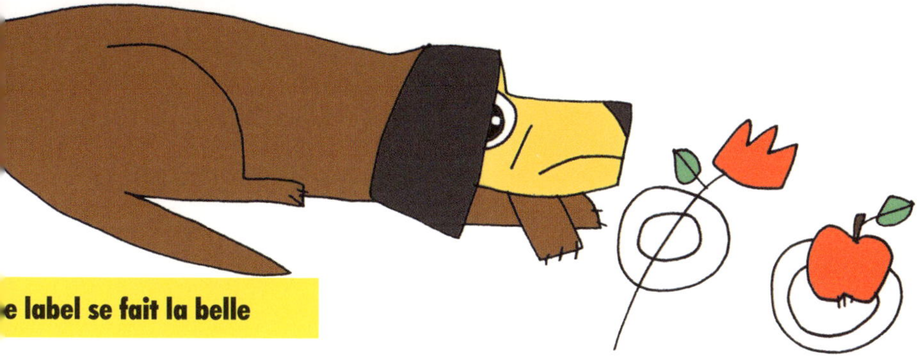

e label se fait la belle

’était une belle idée : lancer un label « Saveurs de l’année ». Les manhons de poulet du père Dodu, certaines soupes Slim fast, des tablettes de chocolat Lindt et tout un tas de charcutailles l’ont tout de suite dopté. Dommage que la cour d’appel de Versailles y ait vu une « publiité trompeuse » et du « parasitisme commercial ». Résultat : la société Aonadia, inventeur en 1997 de ce slogan génial : « Saveurs de l’année, 00 % saveur, 100 % consommateurs », a dû verser 30 000 euros de ommages et intérêts au Cerqua, l’organisme qui gère les labels décerés aux produits alimentaires. Pas trop cher pour cette belle poilade ! t surtout, débarrassée de la fâcheuse mention « label », l’estampille Saveurs de l’année » peut continuer à trôner en paix sur des centaies de produits.

Serons-nous friands des friands ?

Au moment où la multinationale Nestlé claironnait partout qu’il avait fallu un an à ses équipes pour alléger la recette de la barre Lion – c’était en 2006 (pour info, une barre Lion représente encore l’équivalent de 4,5 morceaux de sucre) –, elle lançait en France à grand renfort de pub, sous sa marque Maggi, des « Hot Pockets ». Ces merveilleux friands congelés sont à réchauffer au micro-ondes et se mangent avec les mains. De vraies mini-bombes caloriques qui marchent du tonnerre aux États-Unis, au grand désespoir des nutritionnistes. Pour Nestlé (qui a racheté pour 2,6 milliards d’euros Chef America, le principal fabricant), faire accepter aux Français ces nouveaux produits de snacking aura été un vrai combat. On applaudit.

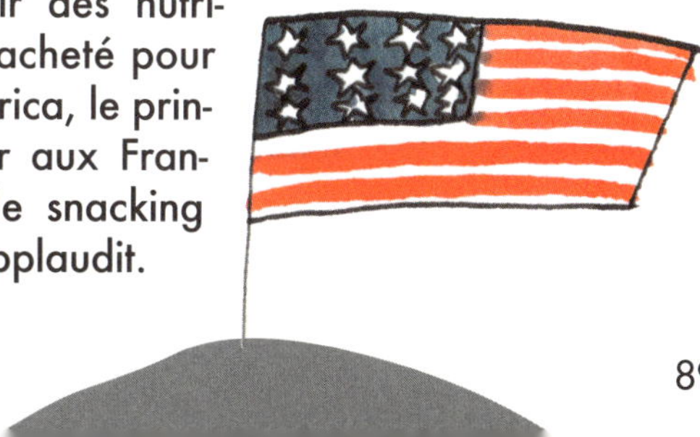

Pas de fumée sans fausse fumée

Ouf, nous voilà rassurés : on croyait bêtement que le poulet, l'andouille ou le saumon prétendument fumés au-dessus d'un feu de bois l'étaient vraiment. Mais non, voyons ! Ils sont, la plupart du temps, baignés de « condensats de fumée » obtenus par un générateur de friction : il s'agit de deux bûches de bois frottées à toute vitesse l'une contre l'autre. Ou par auto-combustion de sciure sur une résistance électrique. Mieux, l'Institut français de recherche pour l'exploitation de la mer, toujours à la pointe de la nouveauté, a inventé un système qui, grâce à des champs électrostatiques, accroche en quinze minutes le condensat de fumée au poisson. Il y a aussi la « fumée liquide », comprenez de l'extrait de fumée, épurée puis condensée avant d'être pulvérisée sous forme liquide sur l'aliment, splatch.
Ingénieux, non ? Certes, toute cette fausse fumée contient des benzopyrènes et autres joyeusetés cancérigènes, mais dans les aliments fumés il en reste dix à cent fois moins que dans un bifteck cuit au barbecue... Bien sûr, la Commission européenne a décidé en 2002 de durcir les règles d'autorisation des condensats de fumée, et de demander aux saurisseurs (les industriels du fumage) de se fendre d'un gros dossier toxicologique à remettre à jour tous les dix ans. Heureusement, même « encadrés », ceux-ci continuent à enfumer sec.

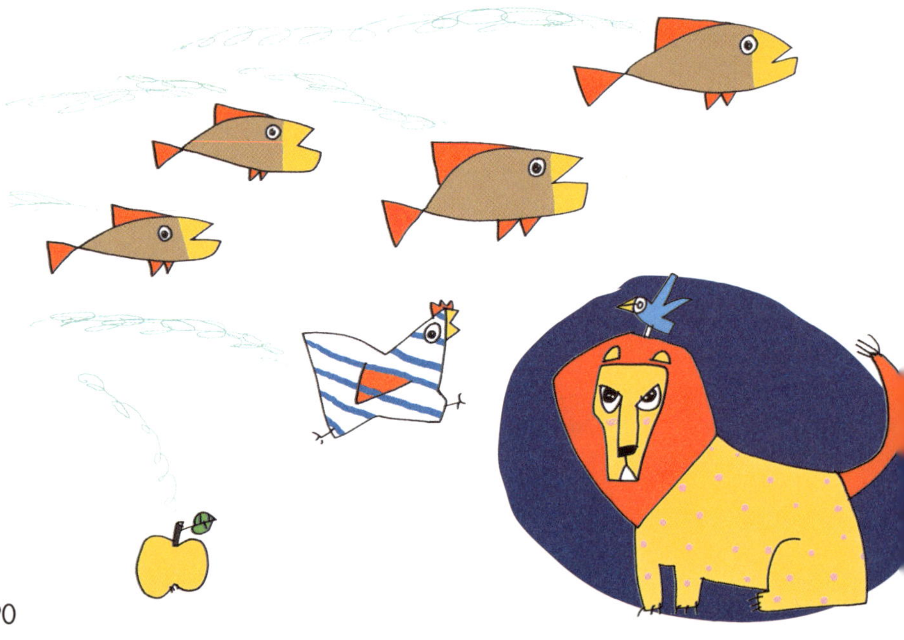

Rajoutons des additifs...

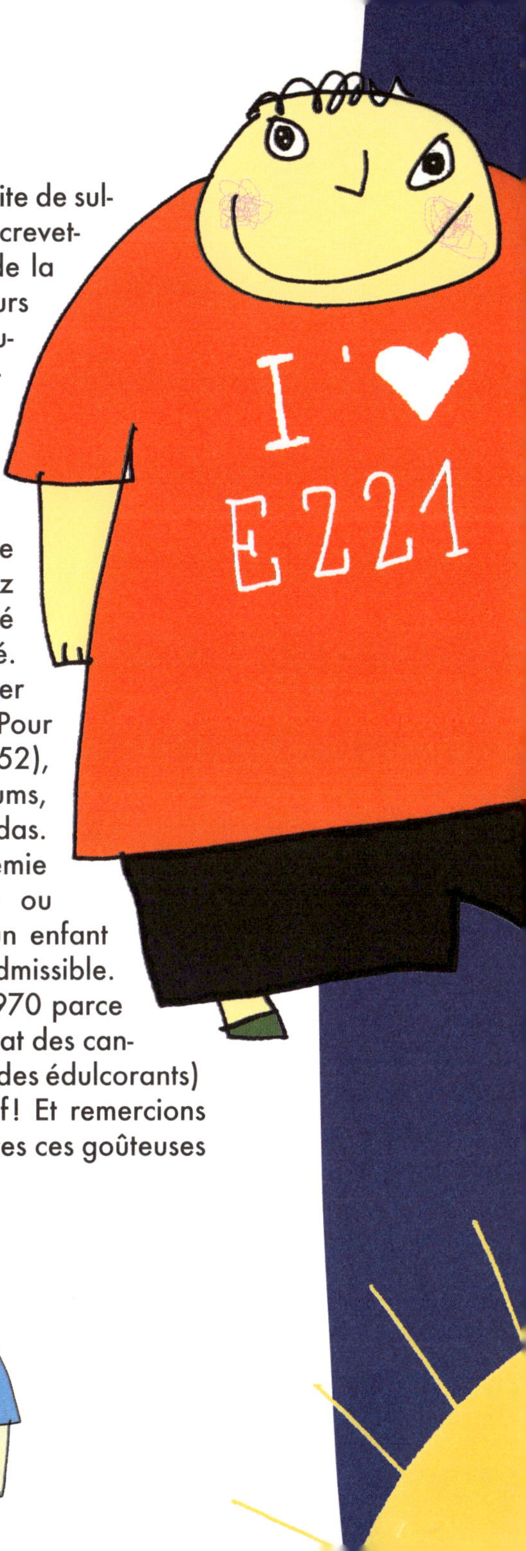

Pour s'enfiler trois fois la dose limite de sulfites, prenez 100 grammes de « crevettes entières cuites réfrigérées » de la marque Adrien. Ces conservateurs (E221 à E228 sur l'étiquette) peuvent vous déclencher des allergies carabinées, de l'urticaire ou des dérangements intestinaux. Pour encaisser 9,83 mg – soit presque 3 mg de plus que la limite journalière –, de nitrites (E249 et 250), avalez 75 g de « lardons nature qualité supérieure » de chez Pouce Levé. Ces nitrites peuvent se transformer en nitrosamines cancérigènes. Pour se bourrer de cyclamates (E952), resservez-vous en chewing-gums, desserts, confiseries et, surtout, sodas. À partir d'une cannette et demie de « Coca-Cola Light Lemon » ou d'« Oasis light aux oranges », un enfant dépasse la dose journalière admissible. Interdits aux États-Unis depuis 1970 parce qu'ils avaient provoqué chez le rat des cancers de la vessie, les cyclamates (des édulcorants) restent autorisés en Europe : ouf ! Et remercions *Que choisir* (09/2003) pour toutes ces goûteuses précisions...

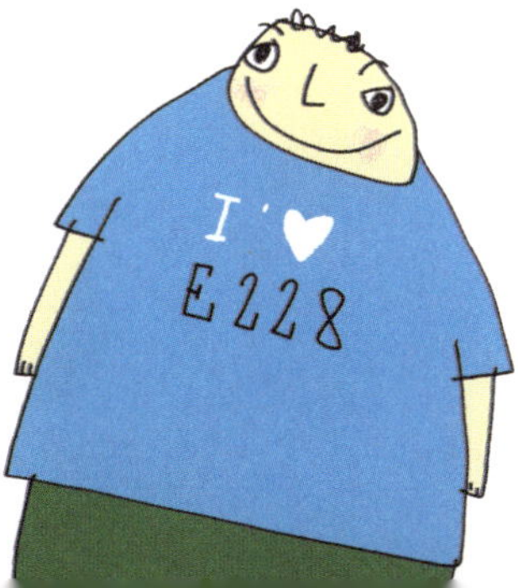

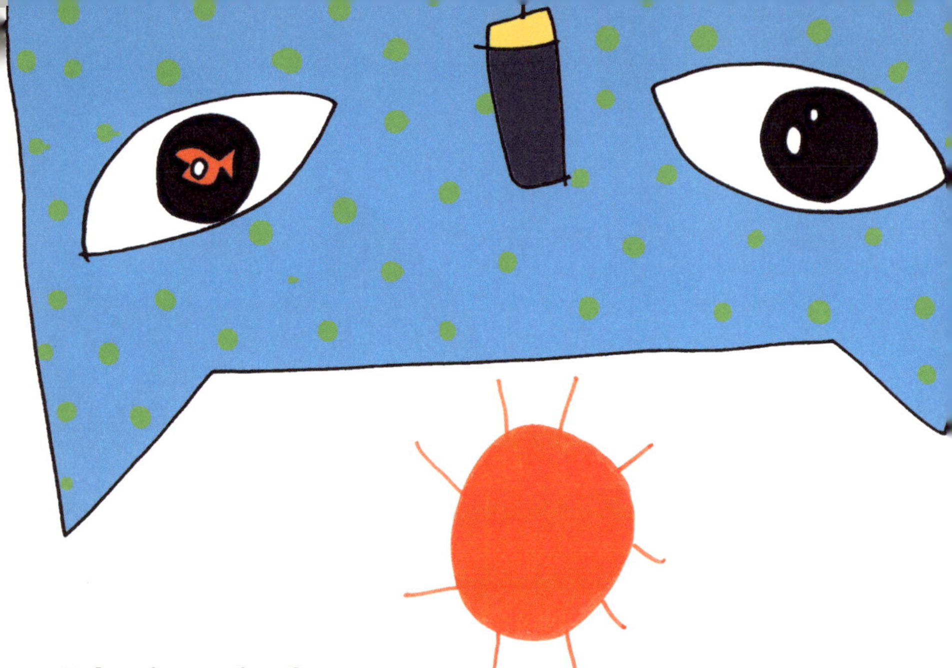

Tu la vois, ma pizza ?

Alors qu'en Italie, une pizza obéit à des règles de fabrication strictes édictées par le lobby napolitain, en France, heureusement, tout le monde et n'importe qui peut s'improviser pizzaïolo. Du coup, ça marche du tonnerre, et les Français ingurgitent 10 kg de produits appelés « pizzas » par an, soit deux fois plus que les Italiens. Les seuls à nous battre sont les Américains avec 13 kg. Nous laisserons-nous distancer plus longtemps ? Que nos industriels produisent encore plus de ces « pizzas » bourrées de calories, à la pâte ultra-raffinée bourrée de graisses hydrogénées qui vous flinguent les artères ! Et que l'Association des pizzerias françaises cesse d'ouvrir des écoles de pizzaïolos pour apprendre à faire des pizzas dans les règles de l'art ! Car cela va à l'encontre de la règle du lard !

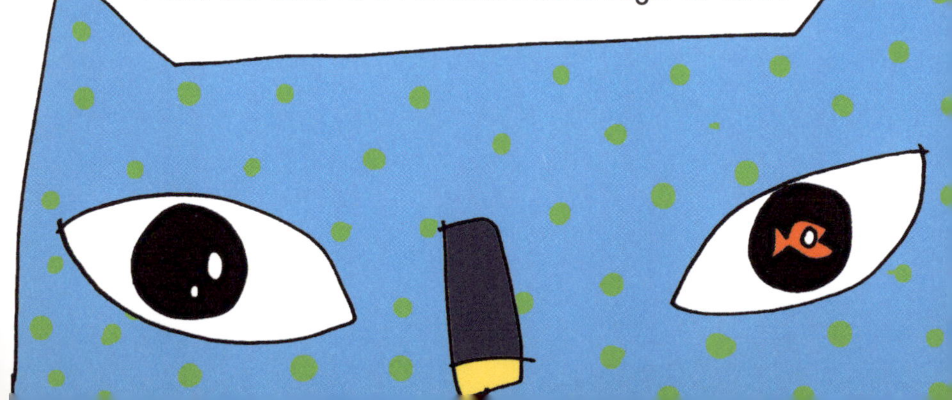

LÉGUMES

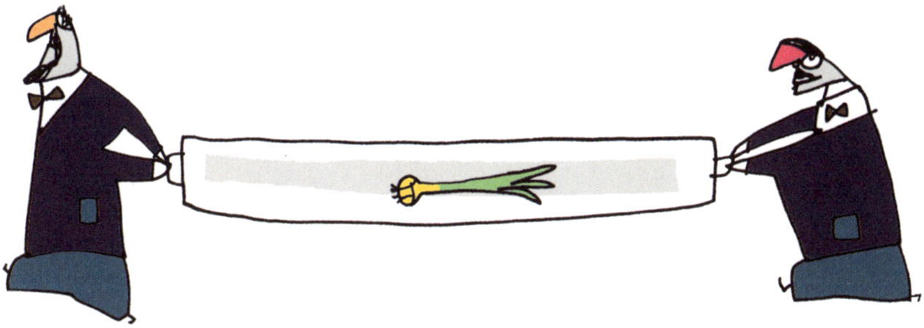

Le goût, c'est dégoûtant

Malgré tout ce que l'on nous rabâche sur les vertus des fruits et des légumes, les Français en mangent de moins en moins. Et c'est encore plus vrai quand on n'a pas un radis: les plus pauvres en avalent trois fois moins que les riches. Est-ce uniquement une question de prix ? Dans un rapport pondu en 2007, l'Inra a fait son mea-culpa, reconnaissant en termes fleuris que « la qualité nutritionnelle n'a été que rarement un critère de sélection direct, sauf pour contre-sélectionner des aspects défavorables » ou des « caractéristiques gustatives défavorables ». En clair, pendant des années, la quantité de vitamines et autres antioxydants a été le cadet des soucis l'Inra. *Idem* pour le goût. Ses ingénieurs étaient sans doute trop occupés à mettre au point, pour l'agroalimentaire et la grande distribution, des variétés tape-à-l'œil, à haut rendement, longue conservation, parfaitement calibrées, avec une peau bien épaisse pour résister aux chocs. Prenez la fraise des bois: son pouvoir anti-oxydant est trois fois plus élevé que celui de sa cousine industrielle. Et la pêche sauvage ? Elle a plus

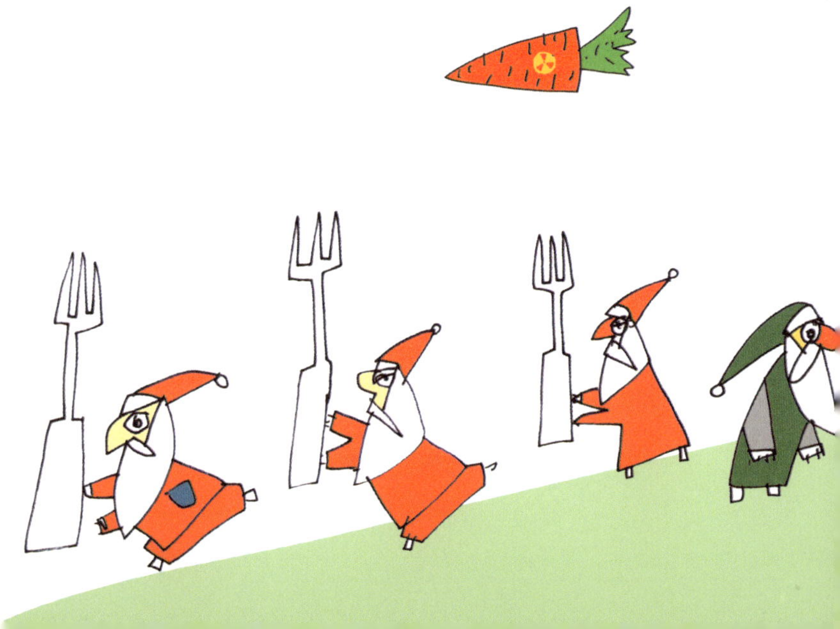

de polyphénols (une molécule anti-maladies cardiovasculaires) que la pêche sélectionnée de nos supermarchés. Et que dire de la tomate ? Dans les années 1990, on l'a dotée d'un gène qui lui a permis d'allonger de trois semaines sa durée de vie après cueillette. Sauf que plus une tomate squatte les étals, plus sa vitamine C fiche le camp. Cerise sur le gâteau, ce gène « longue vie » dépouille la tomate de ses arômes et lui donne une chair farineuse. Tout l'inverse des petites tomates bannies des rayons pendant des années parce que leur cueillette coûte 2,5 fois plus cher en main-d'œuvre. Sans compter qu'avec tout ça, la biodiversité en a pris un sacré coup. Alors qu'il existe en France plus de 300 variétés de tomates, le choix en grande surface tourne autour d'une dizaine de modèles standardisés. À l'Inra, on jure avoir fait marche arrière toute. Exemple : on trouve en rayon des tomates « cœur de bœuf », du nom d'une ancienne et goûteuse variété ; mais comme elles sont industrielles, elles sont presque aussi fades que les autres, ouf !

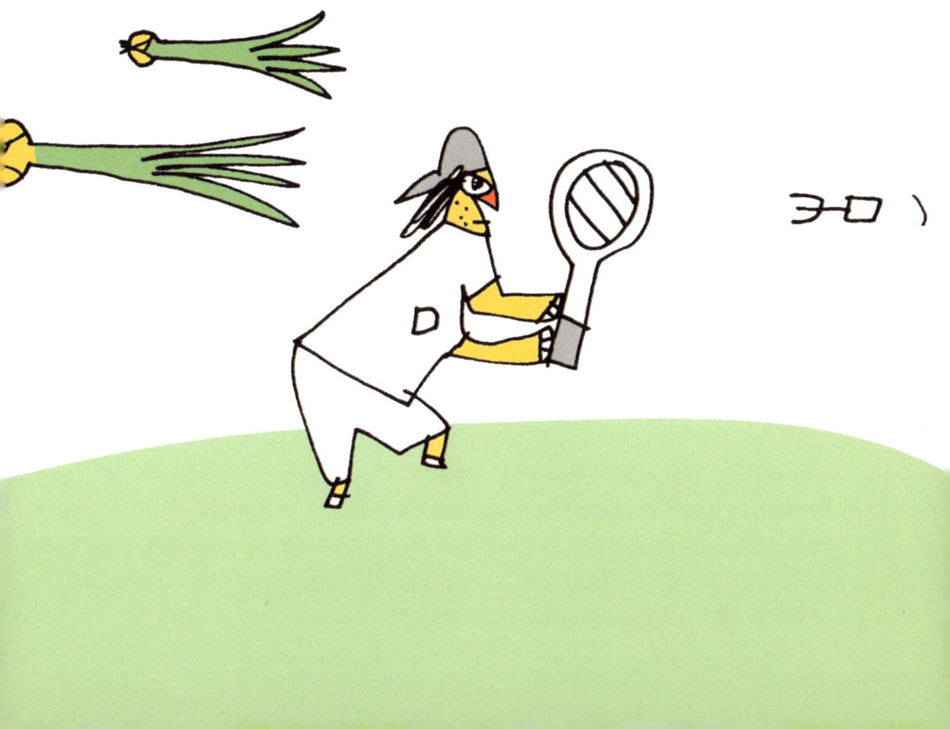

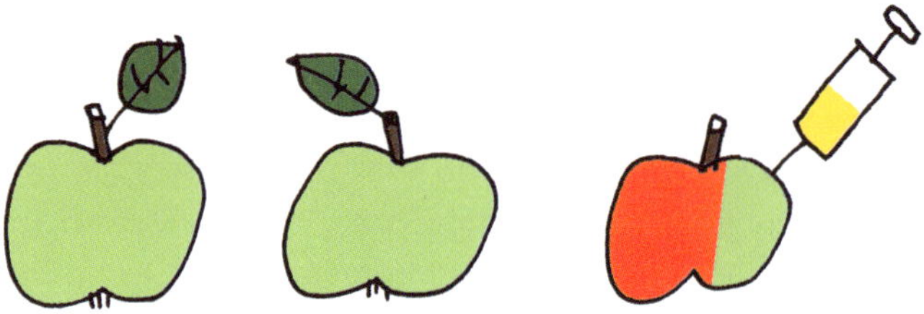

Mélanger les pesticides, c'est bien pratique

On le sait, fruits et légumes de saison sont abondamment aspergés de pesticides, et la France, avec plus de 77 000 tonnes par an, est le troisième plus gros consommateur au monde. Le pêcher, par exemple, peut additionner vingt traitements différents dans l'année, le pommier trente, la vigne quarante, etc. Pour gagner du temps, les agriculteurs ont pris l'habitude de verser plusieurs produits dans le même bidon, puis de répandre le cocktail en une seule fois. Le plus drôle est que personne ne connaît la toxicité de ces mélanges. Actuellement, 68 000 molécules sont répertoriées par le ministère de l'Agriculture. Il était prévu que la Commission des toxiques, la « ComTox », donne son avis sur chacun d'entre eux. Grâce à Dominique Bussereau, ministre de l'Agriculture dans l'équipe de Dominique de Villepin, seuls 5 % des mélanges de pesticides (les plus inquiétants) passent entre les mains de la ComTox. Comme il l'avait dit lors d'un congrès de la FNSEA, poids lourd du syndicalisme agricole, « cette simplification était attendue par les agriculteurs, qui auront désormais à respecter des règles beaucoup plus claires ». Sauf que, depuis le Grenelle de l'environnement, l'objectif officiel est de réduire de moitié l'usage des pesticides d'ici 2012. Ajoutez-y le fait qu'un nouveau règlement européen oblige les producteurs à faire réévaluer tous leurs produits (à partir de 2011). Heureusement, notre ministre de l'Agriculture, Michel Barnier, a revolé au secours du lobby agricole et phytosanitaire, et monté dare-dare une commission chargée d'inventorier les pesticides à sauver. Il y en a une bonne cinquantaine, pour lesquels la France a toutes les chances d'obtenir un délai de grâce. Du moment que les agriculteurs sont contents...

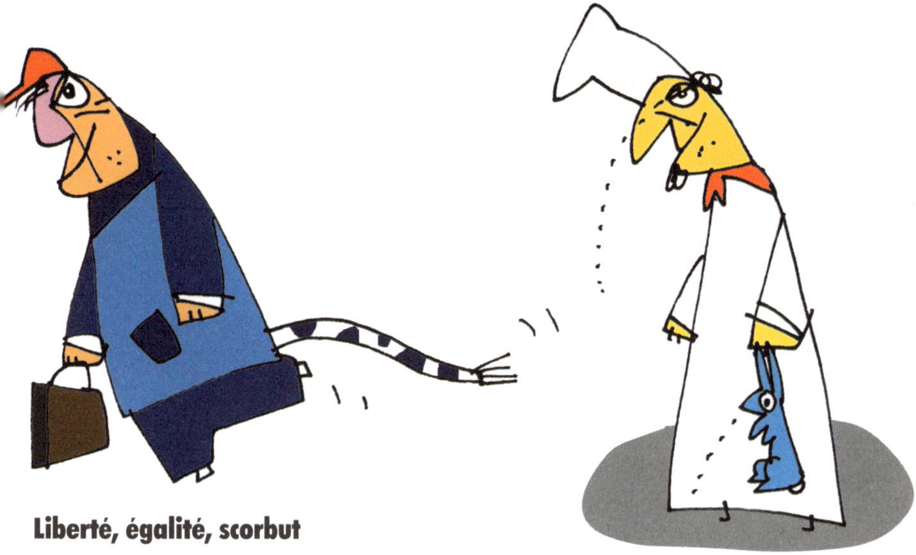

Liberté, égalité, scorbut

C'était la maladie des marins. Celle qui vous décimait un équipage au temps des bateaux à voiles. Le scorbut a disparu de la surface des mers, il y a deux cents ans, quand on a compris qu'il suffisait de servir aux matelots une rasade de jus de citron bourré de vitamine C. Sauf que le revoilà en France, chez les pauvres. 10 % des bénéficiaires de l'aide alimentaire affichent une carence en vitamine C suffisamment importante pour que certains d'entre eux développent un scorbut, montre une étude publiée en 2007 par l'Institut de veille sanitaire. Un chiffre obtenu en mesurant la quantité de vitamine dans le sang d'un millier d'« abonnés » aux colis-repas. Si on l'extrapole aux 2,5 millions de démunis qui se sustentent grâce à l'aide alimentaire, cela donne 250000 Français menacés par le scorbut. Et le topo n'est guère plus brillant pour les autres vitamines. Prenez la B9, indispensable au renouvellement des cellules sanguines. 79 % des « grands précaires », comme on les appelle, affichent un compte débiteur. « On a affaire à une population dénutrie comme dans certains pays en voie de développement », reconnaît une huile du ministère de la Santé.
Le problème, c'est qu'en France les pauvres (moins de 1 393 euros par mois pour un couple avec un enfant) sont de plus en plus nombreux. Sans compter les sans-papiers qui échappent aux statistiques de l'Insee, on en est à 7 millions. Z'ont qu'à travailler plus pour manger plus !

Pas d'oseille pour les pauvres

Les pauvres mangent mal. Les pauvres sont gros. Les pauvres souffrent de maladies cardio-vasculaires, de diabète, de problèmes bucco-dentaires. Les plus pauvres des pauvres, c'est-à-dire les millions d'entre eux qui vivent grâce aux colis de l'aide alimentaire, sont, comme disent les spécialistes, « dénutris » : c'est un vrai problème de santé publique. Justement, une structure au nom barbare, le PNNS (Programme national nutrition santé), sorte de navire de guerre armé en 2001 par le ministère de la Santé pour combattre l'épidémie d'obésité liée à la malbouffe, avec à son bord une vingtaine de spécialistes et un petit budget (16 à 18 millions d'euros par an), a pris la mesure du problème. Après avoir tiré plusieurs salves contre le « manger trop gras, trop sucré, trop salé », battu le tambour sur la nécessité d'avaler « cinq fruits et légumes par jour », pesé dans l'interdiction des distributeurs de boissons sucrées et de friandises à l'école, le PNNS a voulu venir en aide aux plus pauvres. Son projet : faire bénéficier les cinq millions de Français inscrits à la CMU, de chèques-repas fruits et légumes, lesquels seraient financés par une taxe réglée par les industriels de l'agroalimentaire et de la grande distribution, estimée à 500 millions d'euros par an (soit 0,1% du chiffre d'affaires de l'agroalimentaire, quand Nestlé et Danone dépensent à eux deux 700 millions d'euros par an en pub). Aussitôt, hauts cris des industriels, qui ont tout de suite rameuté Bercy afin de protéger leurs intérêts. Et qui l'ont emporté : lorsqu'en 2006, le ministre de la Santé d'alors, Xavier Bertrand, présenta le PNNS2 pour les cinq années à venir, on l'entendit se féliciter de mettre 47 millions d'euros

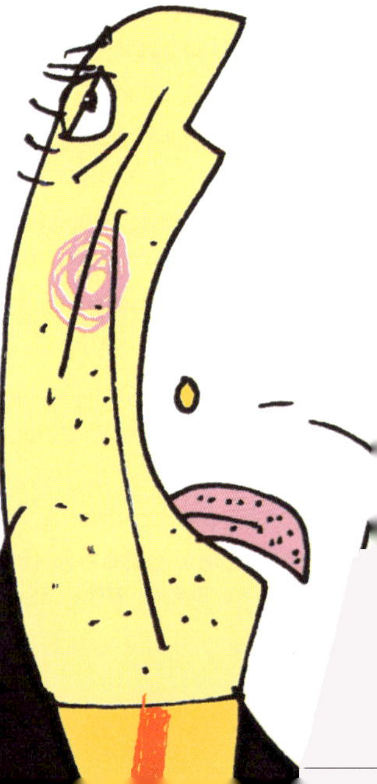

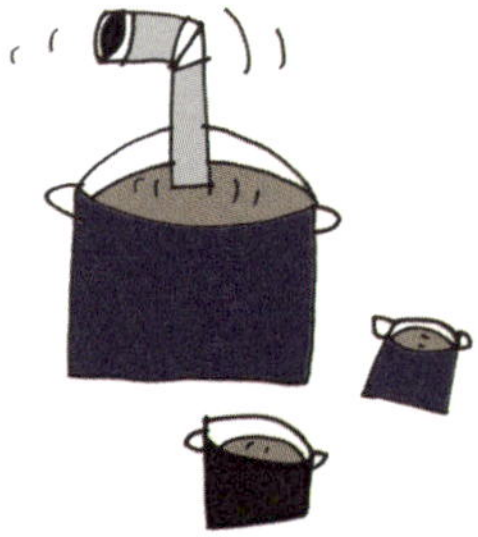

chaque année sur la table pour réduire le contenu en sel, en sucre et en gras des aliments industriels, et porter, au passage, la bonne parole sur le bien-se-nourrir. Mais rien sur la mesure phare du PNNS : le projet d'offrir des coupons-repas aux cinq millions de Français les plus pauvres, pour qu'ils s'achètent des fruits et légumes, est tout simplement passé à la trappe. Les pauvres pourront toujours aller manger des salades au McDo.

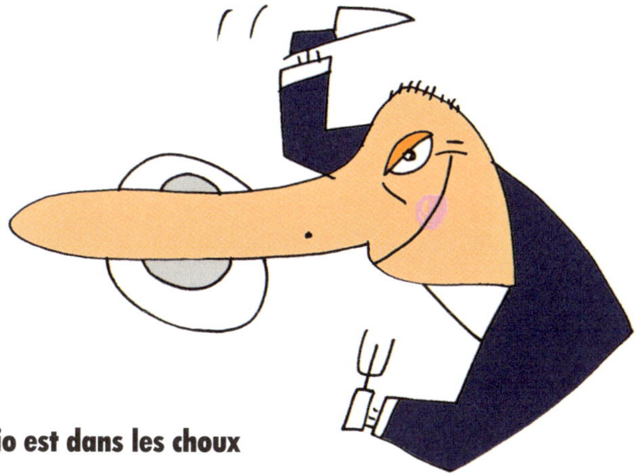

Pourquoi le bio est dans les choux

Tout le monde adore l'agriculture bio, et pourtant elle ne couvre en France que 2 % des surfaces cultivées. Pourquoi ? En Italie, pays latin et laxiste, on en est à 17 %. En Allemagne à 13 %. Au début des années 1980, nous étions pourtant les champions d'Europe, avec 40 % des surfaces agricoles bio de toute l'Union européenne ! En 1982, une grande enquête commandée par Édith Cresson, ministre de l'Agriculture, estimait à 10 000 le nombre de producteurs bio chez nous. Aujourd'hui, vingt ans plus tard, c'est à peine s'il a grimpé, nous en sommes à 12 000. Oui, question naïve : que s'est-il passé ?
En fait, tous les gouvernements, de gauche comme de droite, ont privilégié l'agriculture intensive. Un modèle qui a pour seul objectif de produire toujours plus. Et d'exporter le plus possible. Prenez les aides directes de la Politique agricole commune, la fameuse PAC. Elles sont calibrées en fonction des rendements. Un éleveur bio de vaches laitières touche donc moitié moins que son

voisin qui fait dans l'élevage conventionnel. Le céréalier de la Beauce, lui, rafle 5 à 10 % de plus que son homologue qui fait tout pousser sans pesticides. Voilà qui suffit à décourager les vocations bio…
Pourquoi diable un agriculteur aurait-il envie de se convertir au bio ? D'abord, il voit ses rendements chuter de 50 %, tout en se donnant un mal de chien. Il doit alterner ses cultures en fonction des saisons, se contenter de substances minérales ou à base de plantes pour combattre les doryphores et autres nuisibles qui s'en prennent aux récoltes. Voire élever des coccinelles contre les pucerons ! Galère assurée. Comme si cela ne suffisait pas, celui qui opte pour le bio a l'interdiction pendant deux ans minimum de vendre ses produits sous l'étiquette « agriculture biologique », le temps que les champs enchimiqués se refassent une santé.
Pour qu'il reste cependant des candidats, l'Europe a prévu une aide à la conversion. Mais chez nous, elle est faiblarde. En Autriche, un cultivateur qui se met aux légumes bio plein champ, empoche chaque année 450 euros par hectare d'aide à la conversion. En France, 350 euros. Et pendant cinq ans seulement. Ensuite, c'est au bon vouloir des préfets de région. Résultat : en 2008, trois régions seulement (sur 22) ont budgété une « aide au maintien » (150 euros par hectare pour les légumes bio plein champ).
« Du coup, nous importons massivement, surtout des pays voisins », note Guy Kastler, de Nature et Progrès. Remarquable, en effet : d'un côté l'agriculture industrielle exporte, de l'autre l'agriculture bio importe. Elle ne couvre même pas la moitié des besoins !

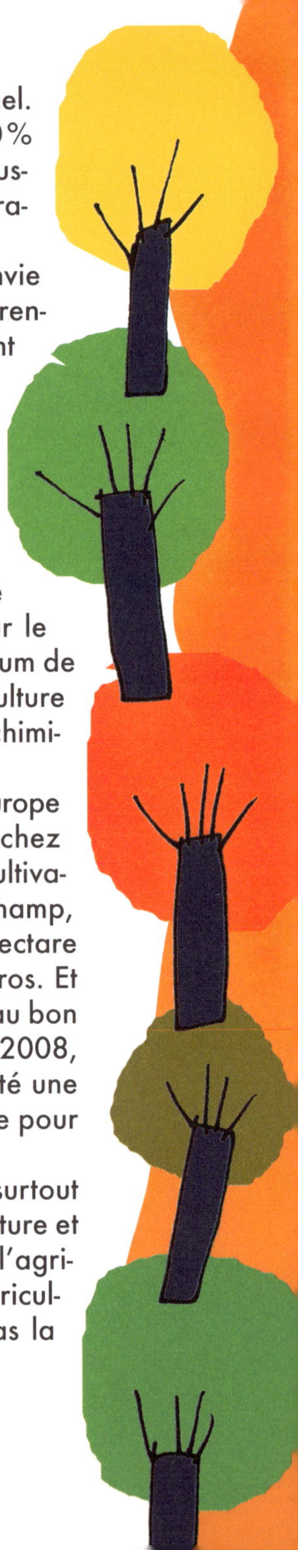

Qui donc a intérêt à ce que le bio végète? « En France, la politique agricole est décidée par la FNSEA, qui est chez elle au ministère de l'Agriculture, rue de Varenne. Et le syndicat officiel ne veut pas entendre parler du bio. Point barre », s'agace un pionnier de l'agriculture biologique. Pour la productiviste FNSEA, en effet, un agriculteur bio, c'est presque à coup sûr un adhérent en moins. On comprend pourquoi, en privé, Nicolas Hulot répète inlassablement qu'à l'Elysée, « il y a toujours deux bastilles à prendre: le nucléaire et la FNSEA ».

Les industriels de l'agroalimentaire voient eux aussi le bio d'un mauvais œil. Quand vous fabriquez du ketchup, les tomates de saison, vous n'en avez rien à faire. Ce qu'il vous faut, c'est des tomates tout au long de l'année et en grosses quantités. « L'agro-industrie est une puissance colossale, qui investit maintenant dans les OGM ou les biocarburants, remarque notre pionnier. Le bio représente tout ce qu'ils détestent. Elle ne fait pas assez tourner la machine, et rend les paysans plus autonomes. » Dans la grande distribution, on ne se roule pas non plus par terre pour l'agriculture biologique. On lui préfère des fruits parfaitement calibrés, aux couleurs pétantes pour attirer le chaland, et qui repoussent toujours plus loin les dates

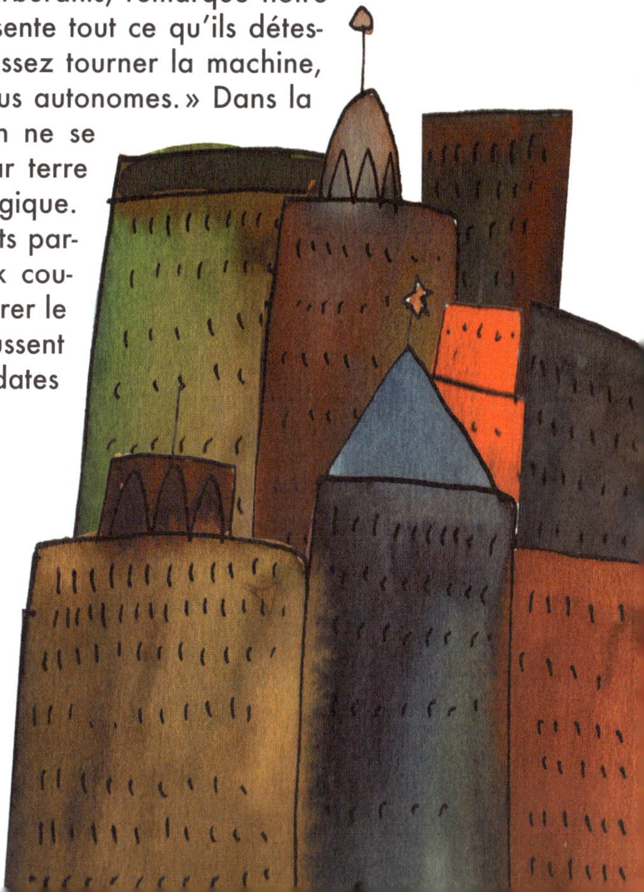

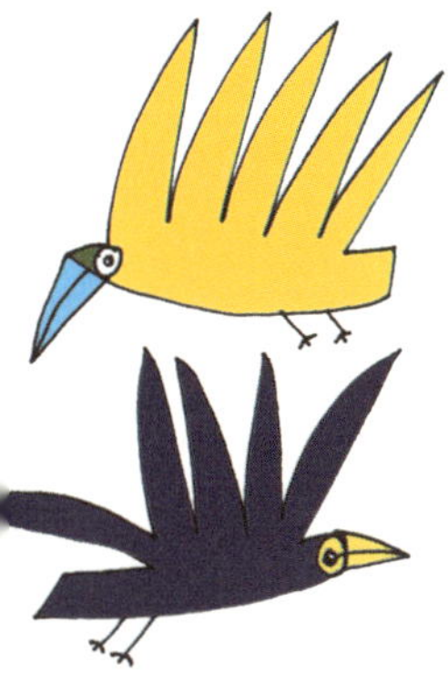

de péremption. « Pendant plusieurs années, témoigne ce responsable d'une grande chaîne d'hypermarchés, nous avons joué le jeu bio loyalement, mais avec de grosses pertes. Il nous arrivait de jeter jusqu'aux trois quarts de nos produits, qui ne trouvaient pas de clients avant la date de péremption. »

Enfin, et surtout, il y a l'industrie chimique. Le pire ennemi du bio. Celle qui fourgue chaque année aux agriculteurs des montagnes de pesticides et d'engrais. « Le groupe chimique Rhône-Poulenc a longtemps fait la pluie et le beau temps dans les ministères, même à l'Environnement, confie un responsable de la filière. Je me souviens encore de ce déjeuner au cours duquel le conseiller d'un ministre socialiste de l'Agriculture nous a proposé de débloquer des aides si le cahier des charges du bio était "assoupli". J'ai su plus tard qu'il avait commencé sa carrière chez Rhône-Poulenc... »

Une production de niche pour une consommation de classe : voilà comment les tenants de l'agriculture intensive, celle qui remplit nos assiettes à bas prix, à coups d'engrais et de pesticides, enterrent le bio. L'attaque fait d'autant plus mal qu'elle tape là où l'agriculture biologique prête le flanc. Les Français qui profitent plus de cinq fois par semaine de tomates goûteuses, de poulet qui fond dans la bouche, de raisin non chimiqué ou de lait donné par des vaches épanouies ne sont pas plus de 5 %. Manger entièrement bio, en avalant ses 700 grammes de viande par semaine et ses cinq fruits et légumes par jour, revient 50 % plus cher.

Comment faire pour que le bio ne soit plus un privilège de bobos ? « On pourrait multiplier par cinq ou six le poids de l'agriculture biologique en France. » C'est Bertil Sylvander,

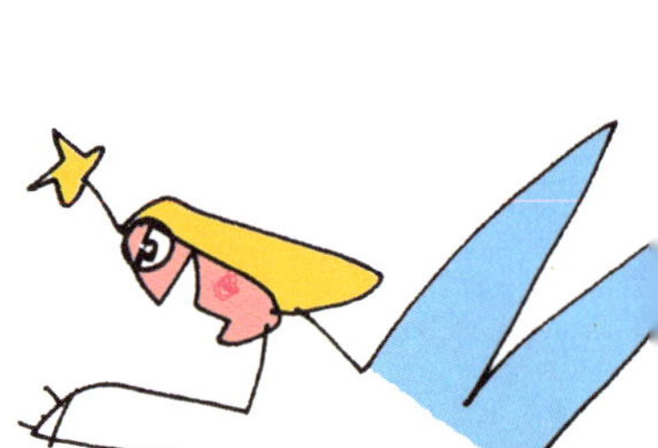

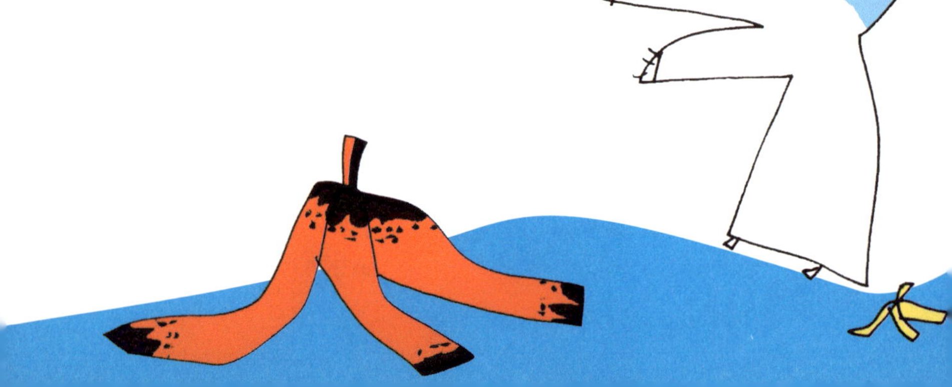

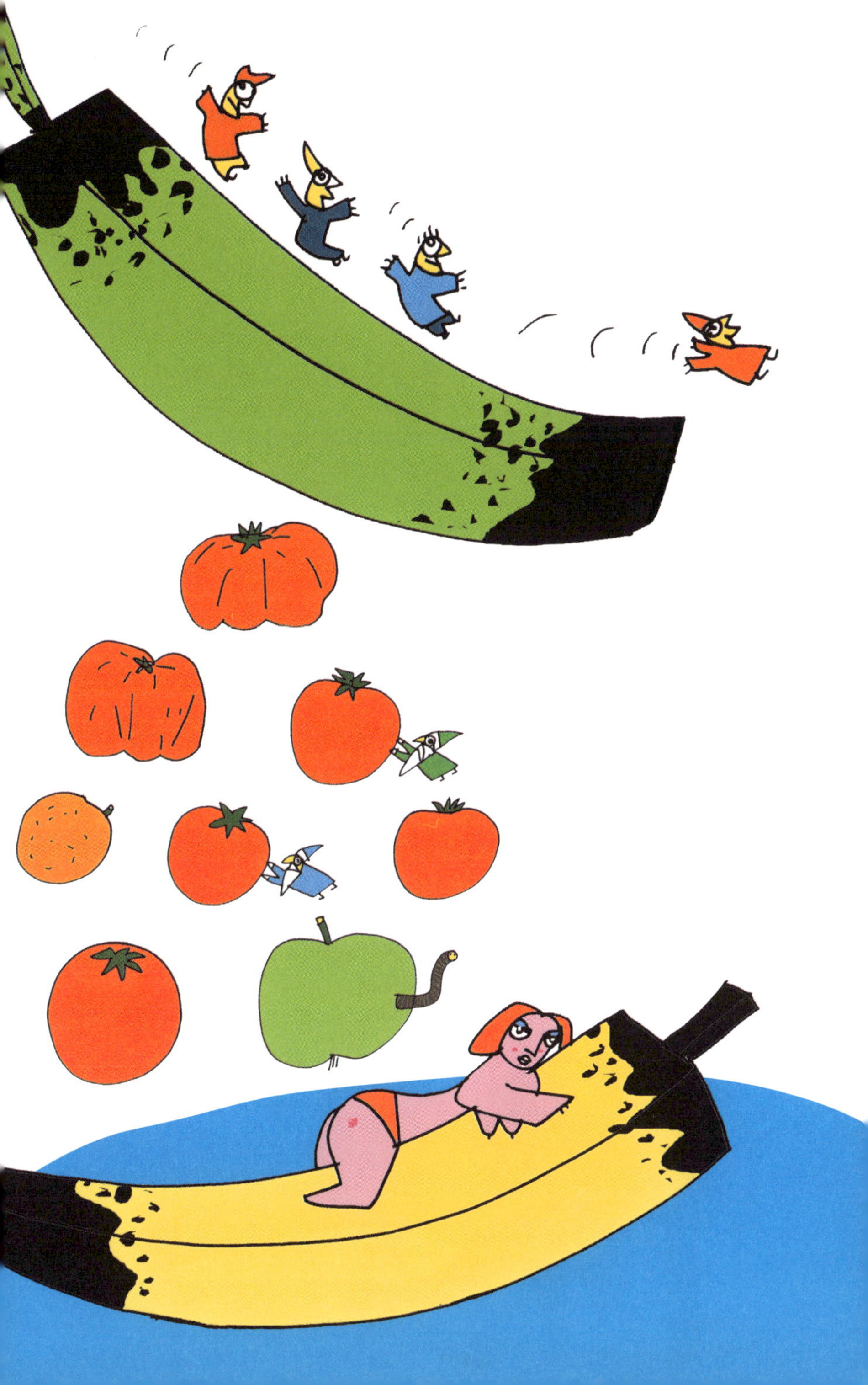

l'ancien patron de la recherche sur le bio à l'Inra, qui le dit. À condition de ne pas se cantonner à un modèle artisanal : « Aujourd'hui, le bio, c'est trop souvent des petits producteurs ou des entreprises artisanales qui travaillent chacun dans leur coin. Cela donne une noria de petits camions qui transportent de petits volumes, vers de petites unités de triage qui ne tournent pas à temps plein. » Au final, la facture de la cueillette, du conditionnement et du transport des aliments bio revient 15 à 20 fois plus cher que dans l'agriculture intensive. « En mettant leurs forces dans le même panier, les producteurs certifiés "AB" pourraient baisser leurs coûts logistiques de moitié. » Et ratiboiser en conséquence le prix sur l'étiquette ! Mais cela suppose de grosses coopératives, qui pour le moment se comptent sur les doigts d'une main. Parce que les puristes s'accrochent à la vente directe. « Si l'agriculture biologique veut être une alternative à la conventionnelle, ce sera au prix d'une certaine industrialisation. La bio artisanale, c'est l'équivalent de la F1. Il faut qu'à côté, le consommateur ait accès à de la voiture de série, insiste le chercheur de l'Inra. Mais cette idée fait peur. Beaucoup pensent que ce serait dénaturer le bio. »

L'autre façon de démocratiser le bio, bien sûr, c'est d'appuyer sur le champignon de la production en encourageant de manière sonnante et trébuchante agriculteurs et éleveurs à se reconvertir dans le bio.

Et puis aussi, en faisant en sorte que la recherche agronomique se bouge un peu pour augmenter les rendements et garantir la régularité des récoltes. Prenez l'Inra, premier institut de recherche agronomique européen. Sur 3 500 chercheurs et ingénieurs, une vingtaine seulement travaillent actuellement sur le bio à temps plein. 110 papillonnent autour. Et encore les premiers programmes n'ont démarré qu'en 2000. Jusqu'à cette date, la recherche sur l'agriculture biologique, c'était du volontariat. « On était une dizaine de pionniers, plus ou moins marginalisés, sans soutien financier, et l'on devait se débrouiller

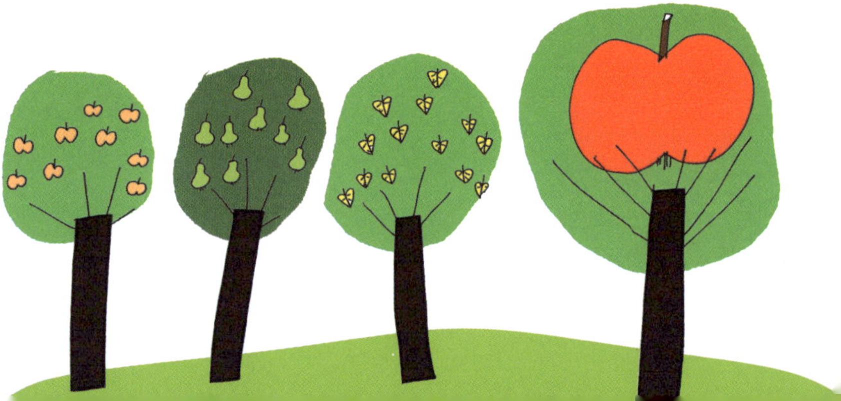

en dénichant des contrats à l'extérieur », se souvient Bertil Sylvander. La Suisse, elle, dispose depuis 1973 d'un institut de recherche dédié à l'agriculture biologique, avec 90 chercheurs à temps plein.
En « optimisant », comme on dit, la culture bio, il est possible de récolter 80 % de ce que donne un champ voisin nourri aux engrais et aspergé de pesticides. Techniques de fertilisation naturelle, rotation pertinente des cultures, guerre non chimique contre les insectes et les parasites sont des voies pas suffisamment explorées. L'Inra planche, par exemple, sur des substances naturelles capables de stimuler le système immunitaire des plantes, ou sur des films microbiens (sortes de boucliers qui empêchent les pathogènes d'attaquer les semences). De quoi faire le bonheur de l'agroalimentaire en lui garantissant des productions régulières d'une année sur l'autre, ce qui fait défaut aux produits bio.
« On pourrait aller encore plus loin si, au lieu de se contenter trop souvent de semences classiques, on créait de nouvelles variétés spécialement adaptées à l'agriculture biologique », constate notre directeur de recherches. Des espèces régionales concoctées en fonction du sol et du climat permettraient non seulement de réintroduire de la diversité, mais aussi du goût dans l'assiette. Jusqu'à présent, les ingénieurs agronomes ont les yeux rivés sur la sélection génétique, laquelle permet d'améliorer le rendement et l'apparence. Ce qui donne, comme le veut la grande distribution, de grosses fraises bien rouges, bien calibrées et gorgées d'eau. Mais insipides... Le Grenelle de l'environnement va-t-il permettre au bio de repartir du bon pied ? La filière en espérait plus d'oseille pour la reconversion et la recherche, ou encore (un doux rêve !) une TVA zéro pour les produits bio. Elle s'est retrouvée avec quelques mesures d'affichage : 3 millions alloués à l'Agence bio pour sa com' et un crédit d'impôt doublé, mais uniquement pour les nouvelles exploitations en agriculture biologique. Normal, c'est du Grenelle « bio » dégradable !

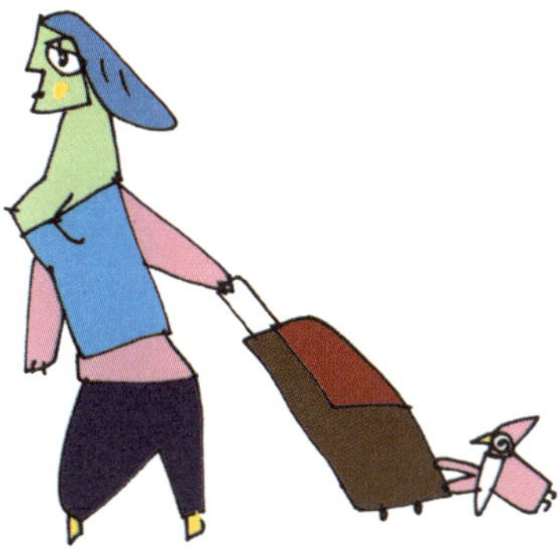

Une dose de pesticides raisonnable

Ça s'appelle « l'agriculture raisonnée » : l'idée est de mettre une pincée d'engrais en moins et de continuer à asperger les cultures de pesticides, mais attention, en res-pec-tant les doses ! Et de faire passer cela pour une révolution écolo. Inventé par le syndicat des fabricants français de pesticides, ce concept destiné à couper l'herbe sous le pied des producteurs bio est défendu, question marketing, par une association baptisée FARRE, Forum de l'agriculture raisonnée respectueuse de l'environnement. Aujourd'hui, 2 000 agriculteurs « raisonnés » (sur 380 000) bénéficient de cette certification. Laquelle leur permet de toucher des aides... Comme le dit Christiane Lambert, l'ancienne présidente du FARRE, « l'agriculture biologique est aujourd'hui encore trop élitiste. La philosophie de l'agriculture raisonnée est de s'adresser aux masses. » Une sorte de faux bio à mettre dans l'assiette de ceux qui ne peuvent pas s'offrir le vrai : généreux, non ?

C'est bio, mais c'est cher

Puisqu'ils se passent d'engrais et de pesticides si coûteux, les produits bio devraient être moins chers que les autres, non ? Non. « D'abord parce que nous respectons les saisons, dit Jean-Pierre Bourven, maraîcher bio dans le 95. Nous faisons des tomates quatre mois dans l'année. Pas onze comme l'agriculture intensive ! Et aussi, parce que nos rendements sont moindres : les engrais de synthèse permettent un rendement deux fois plus élevé. Si on a 100 quintaux à l'hectare avec le chimique, on en aura 80 avec le raisonné, et de 30 à 40 avec le bio. » Mais le principal problème du bio, c'est qu'il exige beaucoup plus de main d'œuvre : « Avec la chimie, on désherbe un champ de carottes pour 1 euro. En bio, il me faut 4 h de main d'œuvre, soit, charges et congés compris, 60 euros ! » Sans compter que, paradoxalement, l'agriculteur bio traite plus souvent ses cultures que l'autre : « Contre les pucerons par exemple, l'agriculture chimique traite avec un produit de contact rémanent, qui pénètre dans la plante, et reste très longtemps efficace. Alors que nous traitons à bon escient, avec des produits répulsifs à base de plantes comme le purin d'orties : il faut renouveler l'opération deux ou trois fois. » Ah, ces agriculteurs rétrogrades qui font compliqué quand on peut faire simple...

Un peu de moisi de-ci de-là

« Il y a plus de mycotoxines dans le bio ! » : voilà l'un des arguments favoris des opposants à l'agriculture biologique. Et d'expliquer que les champignons qui libèrent ces toxines cancérigènes auraient le champ libre pour s'attaquer aux céréales ou aux pommes bio, privées de pesticides et de fongicides. Mais l'Afssa (dans un rapport pondu en 2003) est formelle : au final dans l'assiette, on retrouve tout autant de mycotoxines en agriculture conventionnelle qu'en bio, la durée et les conditions de stockage étant déterminantes. Dommage : pour une fois qu'on croyait tenir un bon argument contre le bio...

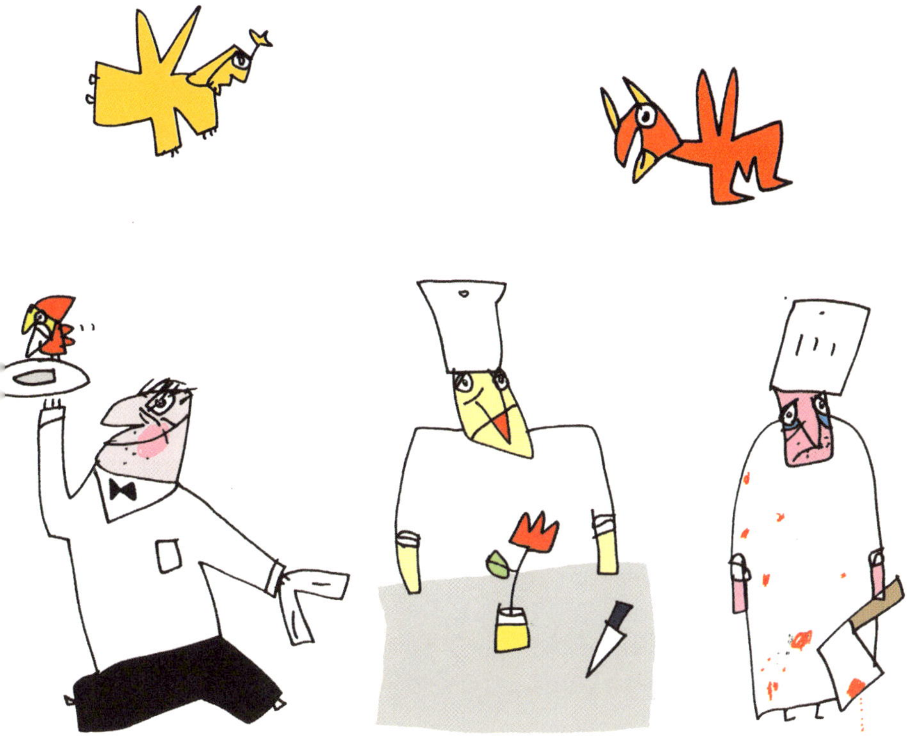

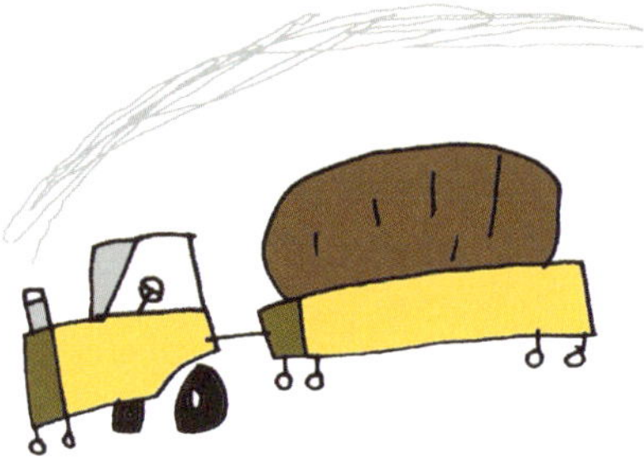

Gros sur la patate

À chaque coup de chaud, les patates souffrent dans les champs. Le mildiou, un champignon parasite, en profite pour passer à l'attaque. Il s'acharne de préférence sur les « gros calibres », comme on appelle les pommes de terre « XXL » dans lesquelles on taille les frites de sept centimètres que l'on sert du côté de chez McDonald's. Les voilà tout juste bonnes à faire des chips ou à finir en flocons pour la purée en sachet ! Heureusement, bientôt va débouler la pomme de terre transgénique. En 2007, la Commission du génie biomoléculaire (qui dépend à la fois du ministère de l'Agriculture et de celui de l'Environnement) a donné son feu vert au géant allemand de l'agrochimie BASF pour expérimenter dans les champs picards sa patate transgénique invincible au mildiou. Vivement la patate OGM grosse comme une pastèque qui nous fera des frites de 14 centimètres malgré le réchauffement climatique !

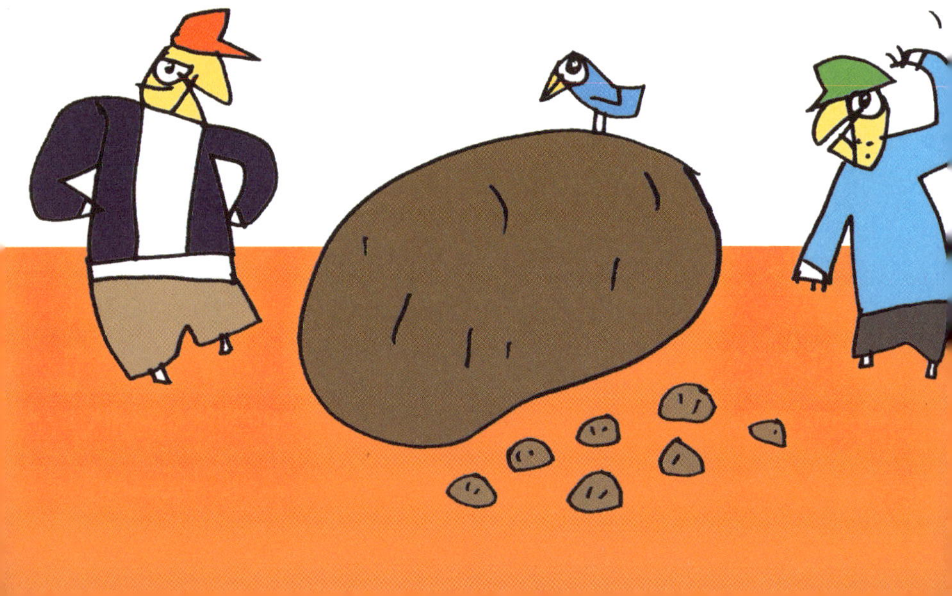

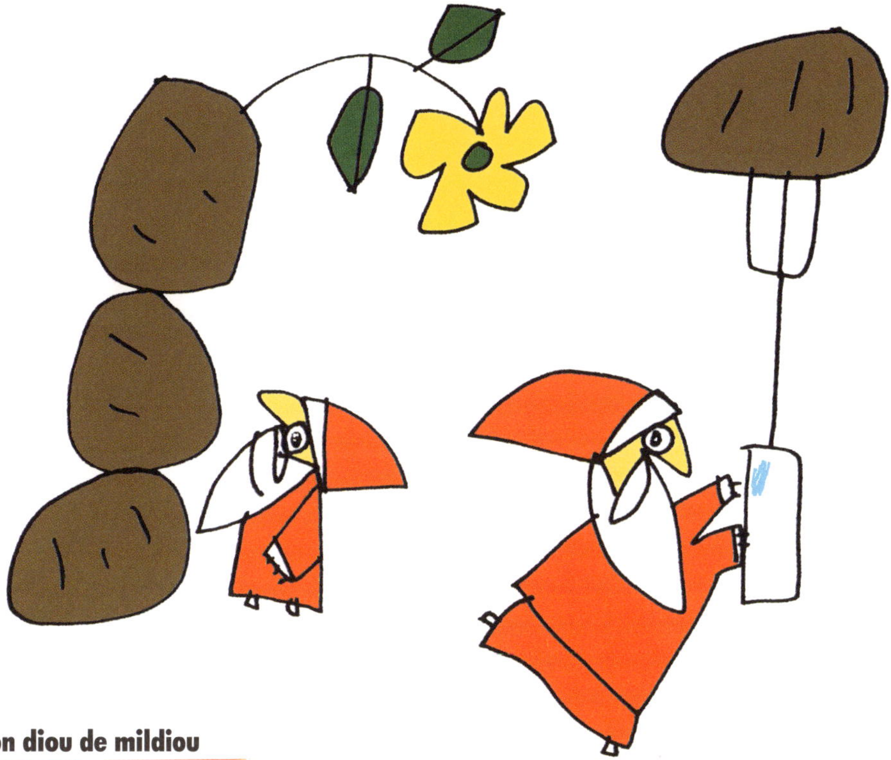

Bon diou de mildiou

Un été pourri, du mildiou partout, les patates qui piquent du nez, les producteurs qui les aspergent de pesticides à tout va... Et qui dès la mi-juin, soit un mois avant la date prévue, voient leurs stocks épuisés. Ce drame inaperçu s'est déroulé en 2007. Et a connu une issue très heureuse : le ministère de l'Agriculture s'est dépêché de faire venir des Pays-Bas et de Belgique des produits non encore homologués en France. Et aussi d'autoriser les patatiers à utiliser des pesticides normalement réservés à la vigne. Environ 200 tonnes ont été ainsi joyeusement répandues sur les pommes de terre avant que le méchant champignon ne fasse des ravages. Et voilà le côté réjouissant de l'affaire : la cinquantaine de produits homologués d'un coup de tampon pour la patate en danger est beaucoup plus concentrée. Et l'on a oublié de prévenir les agriculteurs, lesquels ont traité leurs champs trois fois par semaine, avec la même générosité qu'avant. Résultat : les 4,3 millions de tonnes de pommes de terre récoltées cette année-là auront été deux à trois fois plus arrosées de pesticides que d'habitude. La direction générale de l'Alimentation

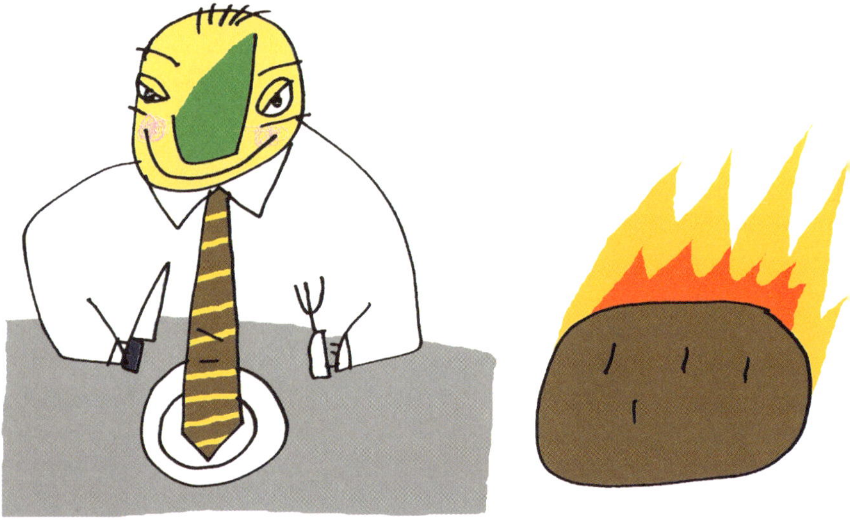

s'est gratté la tête : n'en resterait-il pas un chouïa de trop dans l'assiette ? Elle s'est fendue dare-dare d'une note de service aux fonctionnaires de la protection des végétaux dans les sept régions les plus infestées par le mildiou (Nord-Pas-de-Calais, Picardie, Champagne-Ardenne, Centre, Haute-Normandie, Bretagne et Alsace), afin de lancer un grand plan de surveillance de nature à écarter « tout risque sanitaire pour les consommateurs ». Quel plan ? Prélever 80 échantillons, pas un de plus, de patates dans les champs et dans les rayons (frites, chips, purées, et autres gratins sous vide ou en conserve). Ah, ah, ah !

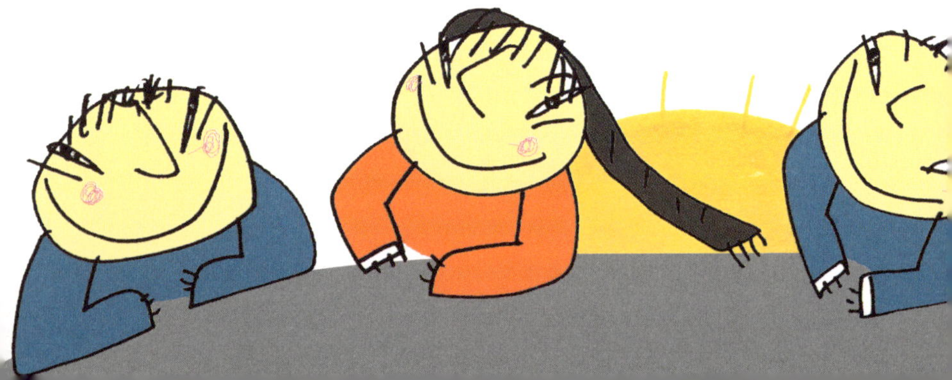

/ous adorerez le riz doré

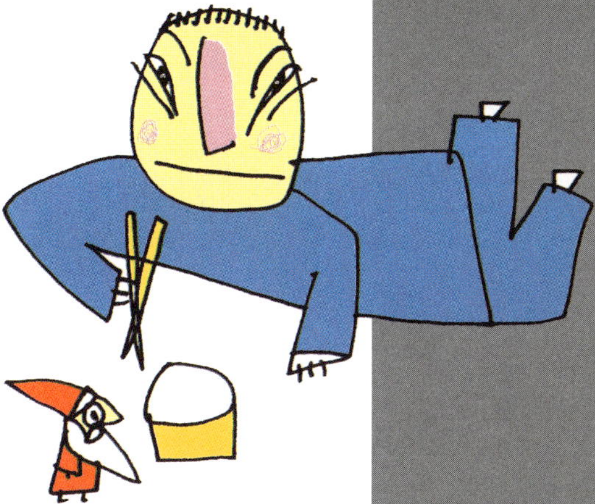

;e riz a fait pschitt et c'est lommage. En 2001, Zeneca, ın des géants mondiaux de 'agropharmacie, se prend un nauvais coup de pub en refuant de céder à l'Afrique du ;ud le droit de fabriquer des nédicaments génériques antiida. Il essaie de redorer son mage avec le riz doré. Sa filiale Syngenta détient en ffet (avec Monsanto) les brevets sur ce riz transgéique enrichi en vitamine A. Elle va clamant partout u'elle est prête à en faire cadeau au tiers-monde. C'est ûr, « le riz doré peut aider les enfants qui manquent le vitamine A à lutter contre la cécité ». Faisons vite : Un mois de retard dans la commercialisation, c'est i0 000 enfants qui deviennent aveugles » ! Mais voilà ue les chercheurs des pays concernés, à commencer ar le porte-parole pour l'Afrique du groupe de travail sur la biosécurité dans le cadre du Programme des Nations unies pour l'environnement, font remarquer ue pour couvrir ses besoins en vitamine A, un enfant levrait avaler chaque jour neuf kilos de riz doré. Du oup, l'affaire a capoté. On a bien riz.

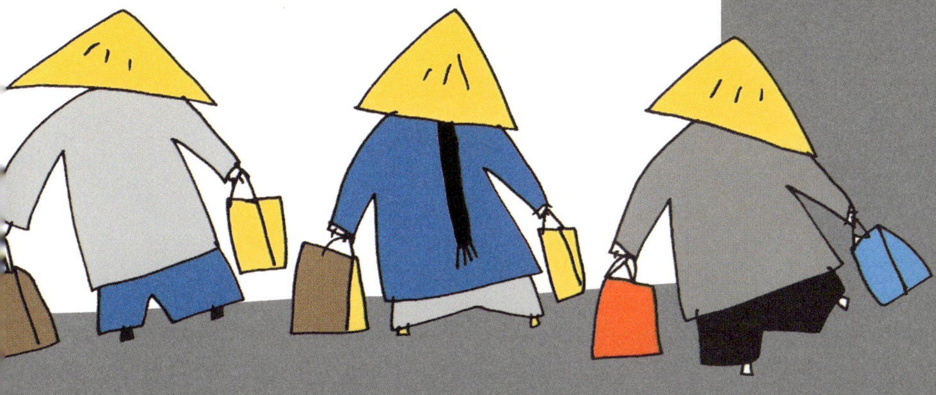

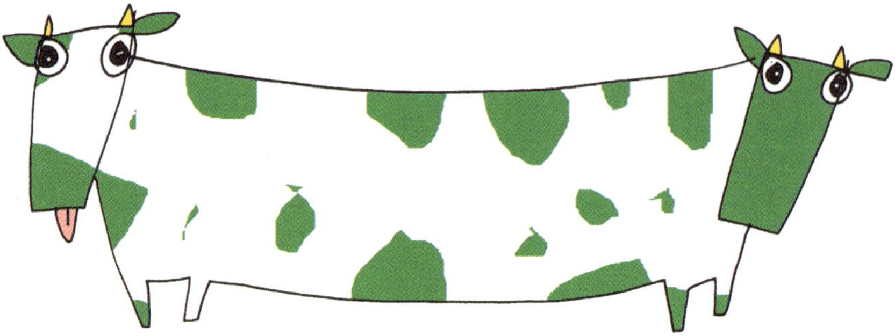

Irradiés

Pourquoi irradie-t-on certains aliments ? Pour inhiber la germination, des bulbes d'oignons par exemple. Pour ralentir le mûrissement de légumes ou fruits frais : très pratique quand on importe des fruits exotiques dont on cherche à éviter qu'ils arrivent trop mûrs à destination (c'est ainsi que la plupart des avocats en provenance d'Israël sont irradiés). Pour éliminer les micro-organismes et les insectes, par exemple dans les plantes aromatiques : c'est ainsi que le poivre est systématiquement irradié. Pour éliminer les micro-organismes et les parasites qui contaminent les aliments lors des processus industriels, par exemple la viande découpée mécaniquement et dégoulinante de matières fécales, comme les cuisses de grenouille. Et pour prolonger la durée de conservation des aliments.

En France, on irradie dans six installations, dont quatre fonctionnent au cobalt et deux à l'accélérateur de particules. L'irradiation au cobalt consiste à irradier avec des photons gamma émis par du cobalt 60 ou du césium 137 : la méthode est tellement efficace et pénétrante qu'on peut irradier des aliments par palettes entières, et sous emballage. Génial !

Les doses doivent être réglementairement inférieures à 10 kGy, soit dix mille gray. Le gray, symbole Gy, est l'unité de dose absorbée. Il correspond à 100 rads, l'ancienne unité qu'il a remplacée en 1986.

Voici les merveilleux effets de l'irradiation :

- 0,1 kGy : blocage de la germination ;
- 1 kGy : destruction des insectes ;
- 1 à 3 kGy : ralentissement du mûrissement ;
- 3 à 6 kGy : destruction de parasites (trichinose, toxoplasmose) ;
- au-dessus de 10 kGy : destruction de bactéries non sporulées.

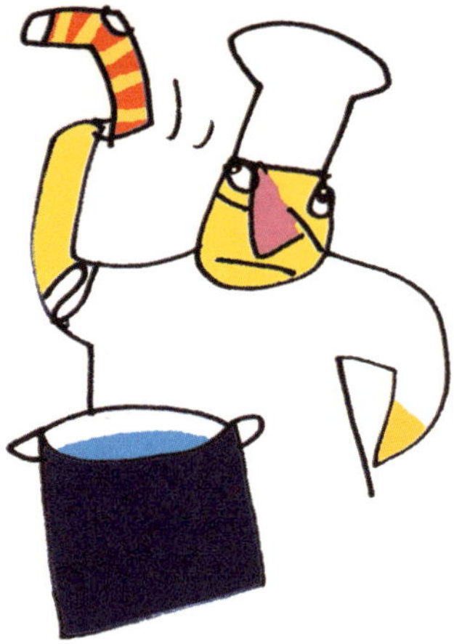

Bien sûr, les aliments ne deviennent pas radioactifs pour autant. Mais, comme le rappelle le Collectif français contre l'irradiation des aliments, ils subissent de profondes altérations : non seulement la plupart de leurs vitamines (surtout E, C, A, K et groupe B) et de leurs enzymes sont détruits, mais aussi les noyaux cellulaires et les protéines sont altérés « irréversiblement par la formation d'une grande diversité de produits de radiolyse, dont certains sont reconnus comme toxiques ». En prime, l'irradiation altère les textures, les saveurs et les arômes. Heureusement, l'ingéniosité humaine étant sans limite, ces défauts sont masqués par l'utilisation d'arômes artificiels et d'antioxydants. Si l'irradiation est présentée comme étant d'une parfaite innocuité, aucune étude à long terme n'a été entreprise sur l'être humain, rappelle le collectif antiradiation. Mais comme le disait le joyeux économiste Keynes, à long terme nous serons tous morts !

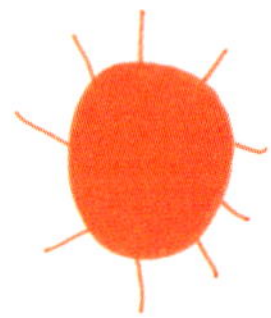

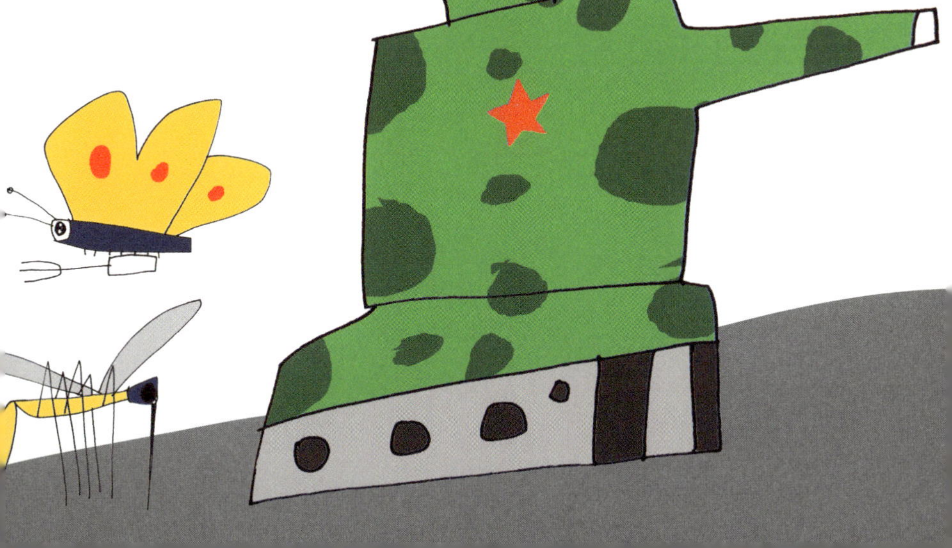

Les produits qui crépitent

Deux directives européennes dressent la liste des produits dont l'irradiation est autorisée. Ce sont : les herbes aromatiques séchées, les épices, les condiments végétaux. La France, comme sept autres pays européens, a obtenu des dérogations lui permettant d'irradier aussi :

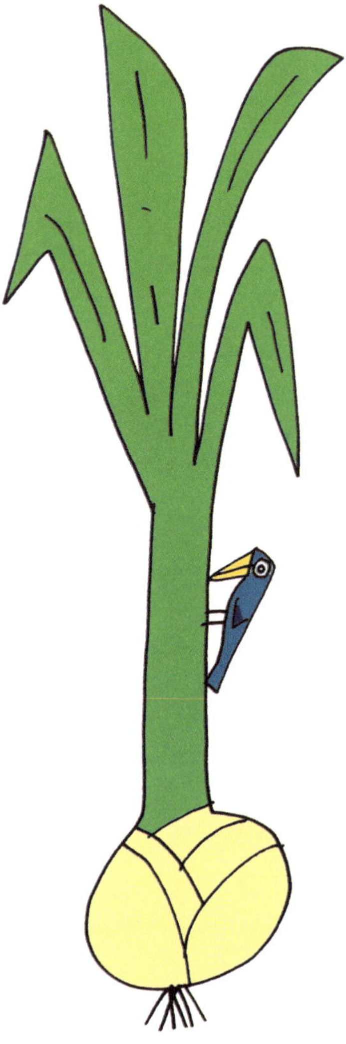

- les herbes aromatiques surgelées ;
- les oignons ;
- l'ail ;
- les échalotes ;
- les légumes et fruits secs ;
- les flocons et germes de céréales pour produits laitiers ;
- la farine de riz, la gomme arabique ;
- la viande de volaille ;
- les cuisses de grenouille congelées ;
- le sang animal, le plasma déshydraté ;
- les crevettes surgelées ou congelées, décortiquées ou étêtées ;
- le blanc d'œuf liquide, déshydraté ou congelé ;
- la caséine et les caséinates (additifs alimentaires).

Normalement, les fruits et légumes frais ne sont pas irradiés, mais les contrôles sont rares : pendant que l'Allemagne effectue 4000 contrôles en une année, notre Répression des fraudes n'en fait qu'une centaine (ce qui lui a tout de même permis d'épingler 10 % de tricheurs). Et comme nous sommes le troisième « ionisateur » de l'Union européenne, avec environ 18000 tonnes d'aliments irradiés...

Bref, si vous tombez un jour sur des fraises qui refusent de mûrir et de pourrir, c'est qu'elles ont été irradiées, les veinardes !

Les grenouilles sautent de joie

Chaque année en France, on se régale de pas moins de 3 000 tonnes de cuisses de grenouille. Ce qui fait saliver, c'est de savoir qu'elles sont toutes préalablement « dorées » aux rayons bêta ou gamma. En effet, dans les ateliers (délocalisés) de découpe, ces joyeuses cuisses se retrouvent maculées d'éclaboussures fécales. En les irradiant, voilà ces méchantes bactéries rendues tout ce qu'il y a de plus inoffensives. Le même sort est réservé à un tas d'aliments (voir la liste ci-contre). Un réflexe de l'industrie agroalimentaire somme toute naturel dans un pays où les centrales nucléaires ont poussé comme des champignons...
Pour que le consommateur ne fasse pas la fine bouche, les industriels ont prévu une étiquette mentionnant pudiquement « traité par ionisation » ou « par rayonnement ionisant ». Et, comme on n'est jamais assez discret, seuls sont soumis à l'obligation d'étiquetage « les aliments directement proposés au consommateur final », *dixit* la Répression des fraudes. En clair, les produits irradiés qui sont utilisés comme simples ingrédients ne sont pas signalés au consommateur. Lequel ne sait donc pas que sa pizza ou son fromage sont saupoudrés de fines herbes aromatiques irradiées. Lorsque la Commission européenne a voulu savoir comment l'étiquetage était respecté, seuls huit pays ont pris la peine de faire des contrôles pour la renseigner, et la France faisait bien sûr partie des abonnés absents. Sans doute un manque d'atomes crochus avec Bruxelles.

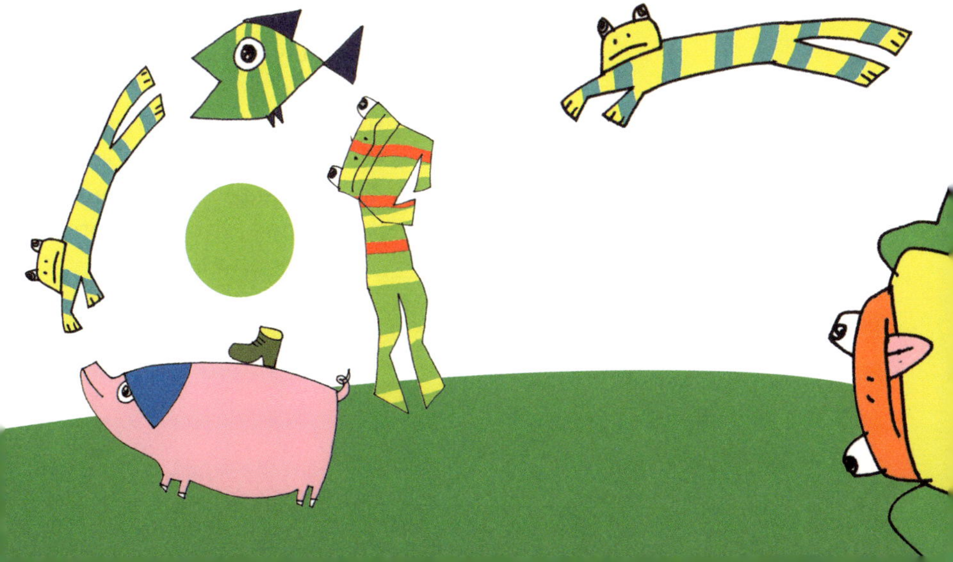

FROMAGES et DESSERTS

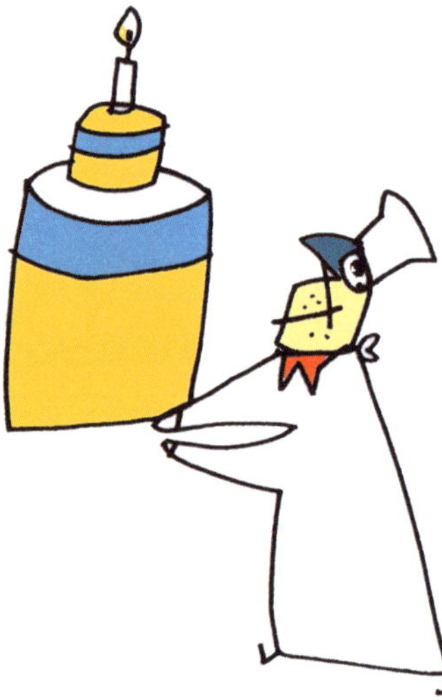

fter-chèvre

:a s'appelle « Le Chavroux » et c'est fabriqué en .njou. Lorsque l'on se penche sur l'étiquette de ette « spécialité fromagère au lait de chè- re » commercialisée par Fromarsac, du roupe Bongrain, et qui fabrique aussi artare, Saint Môret, P'tit Louis, Caprice es Dieux, on relève, en plus des ingré- ients classiques, tels que le lait, la rème de chèvre, l'émulsifiant E471, présure (enzyme du suc gastrique), s ferments ou la farine de froment, un trange ingrédient : « l'arôme naturel de hèvre ». Kesaco ? Sous cette dénomination trouve de la crème de chèvre maturée, utrement dit de la crème qu'on a laissée ieillir avant de la mettre dans le Chavroux fin de bien lui donner le goût et l'odeur du omage de chèvre. La prochaine étape, 'est l'after-chèvre ?

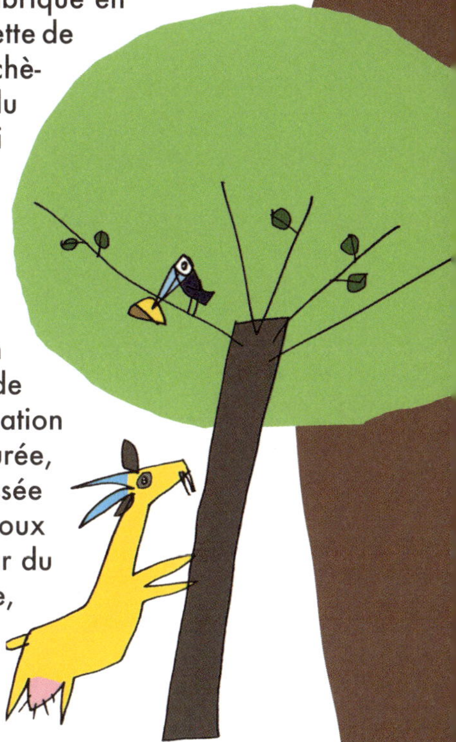

ui l'eut cru ?

naginez une usine où deux personnes fabriquent à elles seules 50 000 camemberts par jour, et où ce sont des robots qui se argent du « moulage à la louche ». C'est l'une des scènes choc e « ces fromages qu'on assassine », un documentaire de France diffusé en décembre 2007, qui a fait bouillir Lactalis. Le pre- ier fromager européen a mal digéré, en effet, que l'on raconte omment sont fabriqués à la chaîne ses camemberts « Président » u « Lepetit », et surtout la façon dont on nous bourre le mou sur s dangers du lait cru. Rappelons que le camembert au lait cru fait avec du lait chauffé à pas plus de 35 °C pour conserver s ferments naturels et le goût et le bouquet qui vont avec. Le c est que la grande distribution voit d'un mauvais œil ce fro- age qui périclite au bout de dix jours.

Alors qu'avec du lait pasteurisé (72 °C), miracle, il résiste un mois en rayon! On comprend pourquoi les industriels militent pour le frometon « pasteurisé » sur le modèle du camembert « Président ». Et tant pis si à 72 °C vous tuez tous les ferments naturels au point de devoir réensemencer avec des ferments industriels. C'est d'ailleurs en fonction du type de ferments injectés que vous sortez, sur la même chaîne, du Président ou du Coulommiers. Son Lepetit vendu comme un « Camembert de Normandie, au lait cru, moulé à la louche AOC », Lactalis aurait tellement aimé le pasteuriser qu'il a fini par procéder à sa « thermisation » avec du lait chauffé à 60 °C. Certes, l'opération lui a fait perdre son AOC, mais du moment qu'il reste moulé à la louche par de gentils robots...

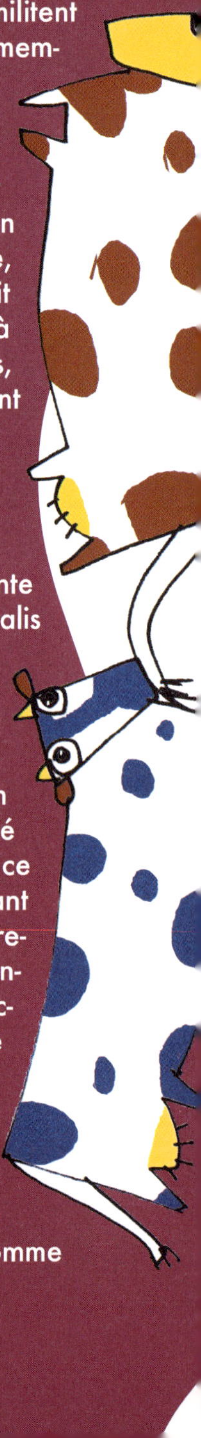

Une étude bien coulante

« Bonne nouvelle, le camembert Président n'augmente pas votre taux de cholestérol. » Le groupe Lactalis a tartiné cette info sur de pleines pages de pub agrémentées d'un coup de tampon rassurant pour le consommateur : « Prouvé par une étude scientifique ». *Le Canard enchaîné* (25/10/2006) est allé voir ce qu'il en était. En fait, ladite étude « qui remet tout en question », *dixit* l'agence de com' de Lactalis, n'a été publiée dans aucune grande revue scientifique. Si ce n'est dans une brochure distribuée gratuitement pendant la table ronde organisée par le fromager lors des Entretiens de Bichat, le grand raout annuel des blouses blanches. Il faut dire que l'étude a été menée sur un effectif pour le moins réduit : 65 personnes qui ont avalé 60 grammes de camembert par jour pendant 4 semaines. Le « comité d'experts », constitué pour l'occasion par Lactalis (qui a commandé et financé l'étude), n'a constaté aucun effet négatif. Mieux : la consommation de camembert Président aurait même tendance à diminuer le taux de mauvais cholestérol. Des études comme ça, on en mangerait tous les jours !

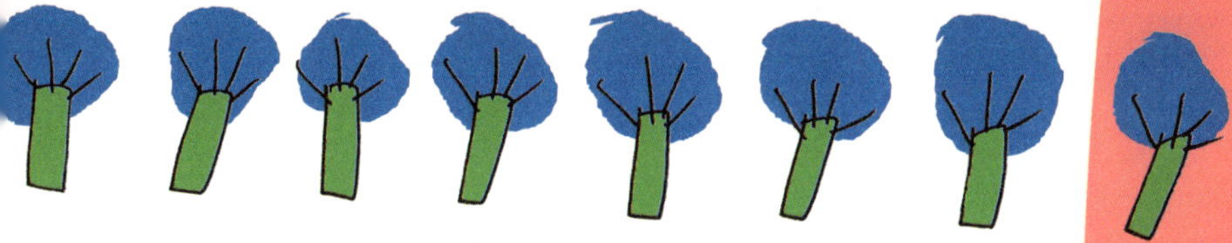

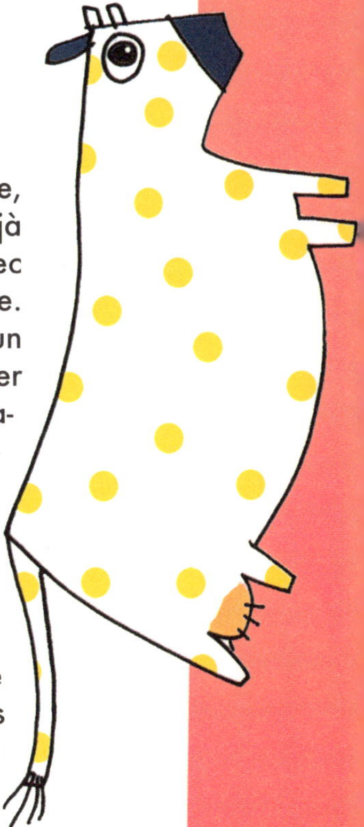

Comme à la ferme

Quoi de plus charmant, sur une boîte de fromage, que l'estampille « fermier » ? On s'imagine déjà le paysan dans sa petite ferme, façonnant avec amour tomme de chèvre ou bleu d'Auvergne. Ce n'est pas tout à fait ça. Rien n'empêche un producteur de fromages dit « fermiers » de gaver sa vache d'aliments concentrés pour qu'elle crache ses 8 000 litres de lait par an, contre moitié moins pour une vache « tradi » qui se contente de brouter de l'herbe. Et contrairement à leurs collègues du bio qui doivent nourrir leurs bêtes avec ce qui pousse sur la ferme, les producteurs fermiers peuvent faire dans l'élevage hors-sol ! Cela fait des années que de doux rêveurs réclament que tous les produits fermiers, du jambon au frometon, obéissent à une même réglementation. En vain. Les choses vont même exactement dans le sens contraire : depuis un décret pondu en avril 2007, les fromages « fermiers » n'ont plus besoin d'être fabriqués de A à Z à la ferme. Un industriel peut faire la tournée des éleveurs pour acheter le fromage en blanc (c'est-à-dire caillé, égoutté et moulé), l'affiner dans son usine, puis coller dessus l'étiquette « fermier », et le prix qui va avec (jusqu'à 20 % plus cher en épicerie fine). C'est, dit-on, la façon d'affiner qui donne au fromage ses arômes et son caractère ? Non, Monsieur, c'est l'étiquette !

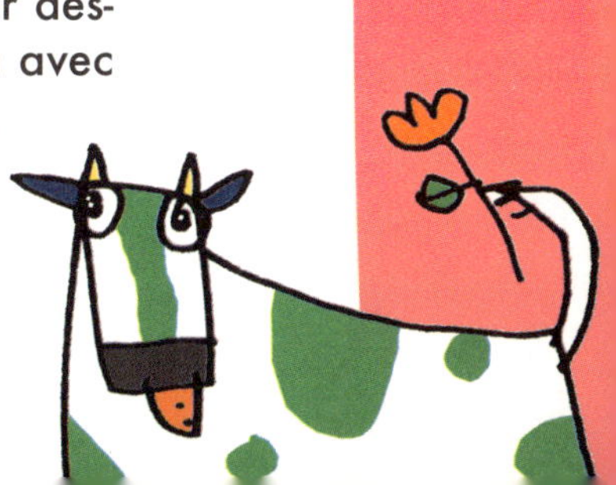

Fondu du fromage fondu

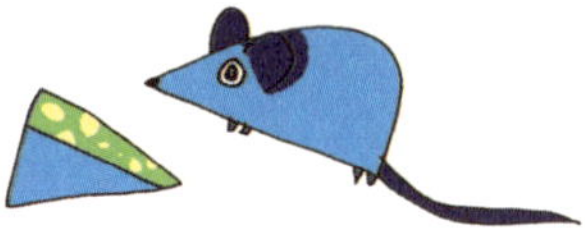

Comment transformer une citrouille en carrosse ? Prenez de la vieille mozzarella, du beurre périmé, du gorgonzola ou du fromage à tartiner hors d'âge, laissez les crottes de souris et autres vers qui s'y trouvent, chauffez le tout, et vous avez un magnifique fromage fondu tout neuf prêt à être vendu en lamelles, en dés ou râpé. Le quotidien italien *La Repubblica* a révélé l'affaire en juillet 2008. Deux ans durant, 11 000 tonnes de fromages pourris ont ainsi été « retapées » par un entrepreneur sicilien pour être revendues à de gros fromagers européens. Parmi lesquels Galbani, numéro 1 du fromage en Italie, avalé en mai 2006 par le Français Lactalis. Une bonne affaire pour le deuxième groupe laitier mondial, jusqu'à ce qu'en novembre 2006, suite à un banal contrôle routier, un camion rempli de fromages en putréfaction amène la justice italienne à s'intéresser à cette « gorgonzola connexion ». *Illico presto*, Lactalis ordonne à sa filiale Galbani de ne plus mettre dans son fromage fondu les frometons recyclés par le margoulin sicilien. Le ministère français de l'Agriculture, qui voulait s'assurer que du fromage pourri

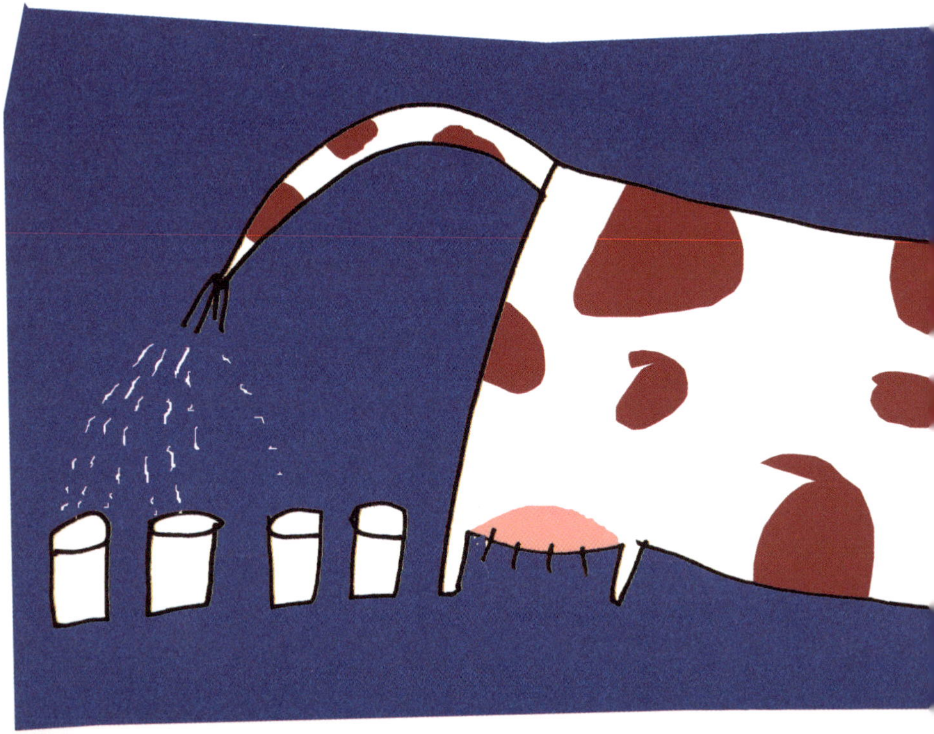

n'avait pas traversé la frontière, s'est fait claquer la porte au nez par les Italiens soudain très à cheval sur le secret de l'instruction. Et c'est sans doute pour le protéger qu'ils n'ont prévenu aucun de leurs voisins lorsqu'ils ont découvert le pot aux roses.

Mais au fait, comment ça se fabrique, du fromage fondu (chaque Français en mange quand même 1,2 kg par an) ? Le texte qui encadre le fromage fondu est mince comme une croûte de comté. Chez Lactalis, où l'on fabrique 30 000 tonnes de fondu par an, à l'usine de Lons-le-Saunier, on mélange du lait en poudre (un tiers), du beurre italien (un tiers) et du cheddar lituanien (un tiers). Agrémenté à l'occasion de fromages invendus. Pour l'essentiel de la mozzarella *made in Lactalis* que le groupe récupère sur les points de vente, dès qu'elle flirte avec la date de péremption. Interrogé sur cette façon de faire, le syndicat des fondeurs de fromages se pince le nez, en ajoutant que Lactalis ne fait pas partie de ses adhérents. Pourtant, pareil recyclage est tout à fait grenello-compatible...

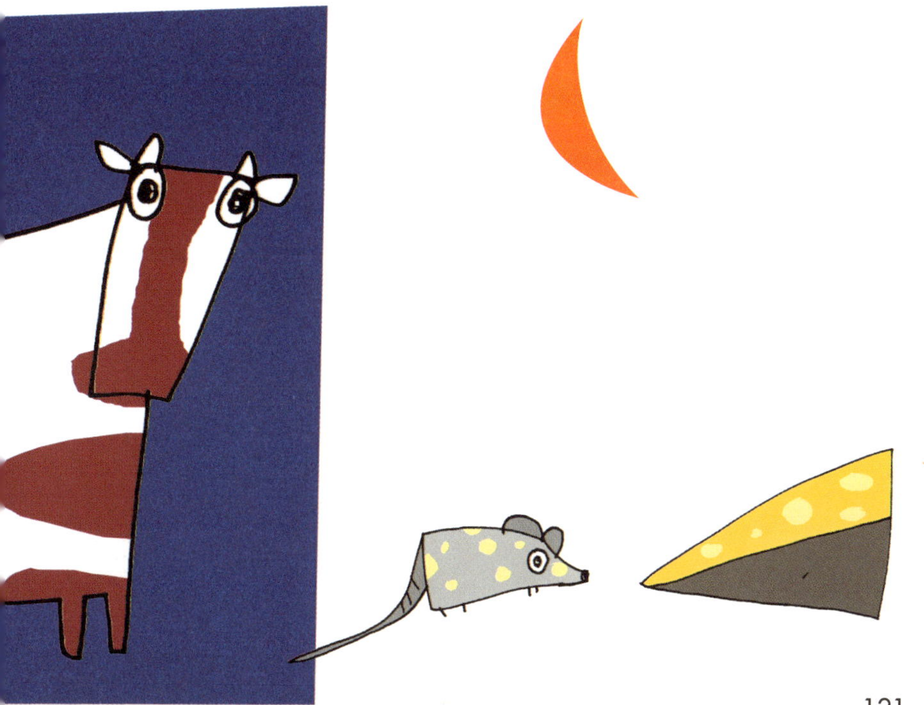

Mange ton yaourt !

Prenez des poussins d'une semaine. Donnez-leur chaque jour du *Lactobacillus fermentum* , vous savez le genre de bactéries probiotiques dont Danone saupoudre certains de ses produits. Quatre semaines plus tard, vous avez des poulets XXL. Des volailles dont la taille dépasse de 30 % celle d'un poulet normal, avec un poids en conséquence. C'est l'expérience menée par le professeur Didier Raoult, le patron du labo de bactério-virologie de La Timone à Marseille (*Marianne*, 30/08/2008). Ce qui n'est pas raconté dans l'étude publiée par la suite, c'est que les volailles – effet du *Lactobacillus* ou pas – ont développé un fichu caractère. Un coq récupéré par l'un des chercheurs s'est avéré être un Terminator sur ergots, capable de transpercer d'un seul coup de bec un arrosoir en aluminium. Et le professeur Raoult de s'interroger, dans la prestigieuse revue scientifique *Nature* : les probiotiques qui sont massivement utilisés comme facteurs de croissance chez les volailles et les cochons n'auraient-ils pas le même effet bœuf chez les humains ? En clair, tous ces produits laitiers boostés aux probiotiques pourraient avoir leur part de responsabilité dans l'épidémie d'obésité. Aujourd'hui, chaque Français ingurgite plus de 20 kg par an de yaourts et autres laits fermentés au *Bifidobacterium* (Activia) ou au *Lactobacillus casei* (Actimel). Deux fois plus qu'il y a dix ans. Que pense-t-on de tout ça chez Danone ? Interrogé par *Le Canard enchaîné* (17/9/2008), le

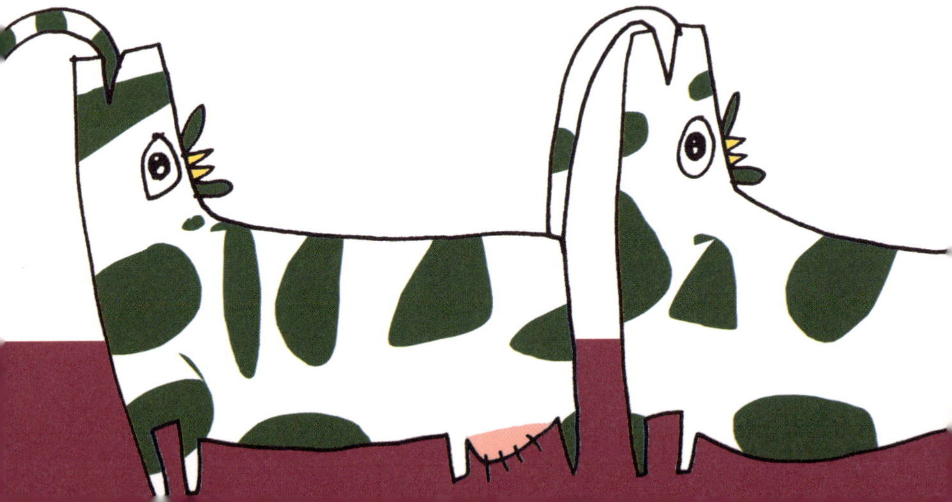

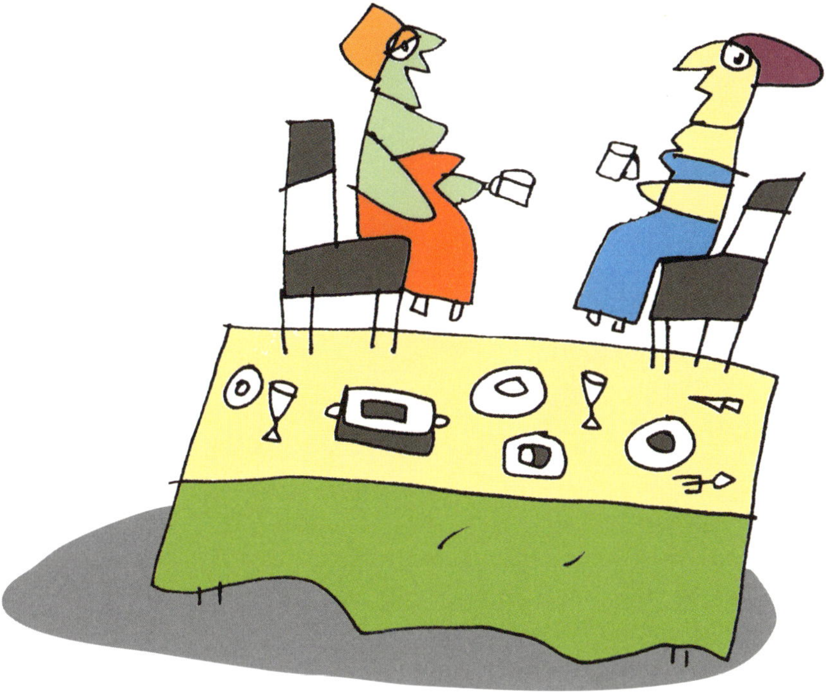

patron du département de probiotique-microbiologie du troisième groupe laitier mondial prévient tout de suite : « L'étude du professeur Raoult est intéressante, mais elle n'est pas extrapolable à l'homme. » N'empêche, le roi du yaourt s'est associé avec l'Inra dans un programme européen de 20 millions d'euros, pour savoir si certaines de ces bactéries ne nous transformaient pas en Bibendum une fois dans notre flore intestinale. Ça serait marrant si c'était les yaourts qui nous faisaient grossir !

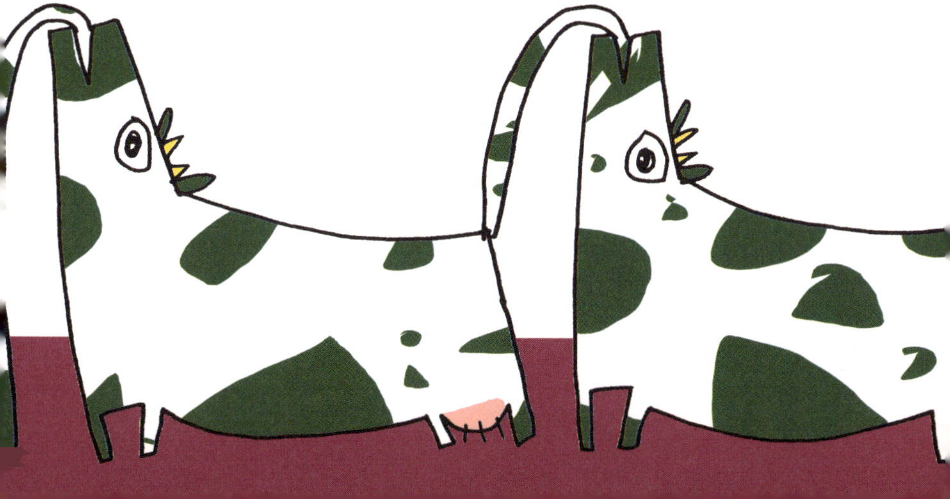

Le yaourt, qu'il est magique !

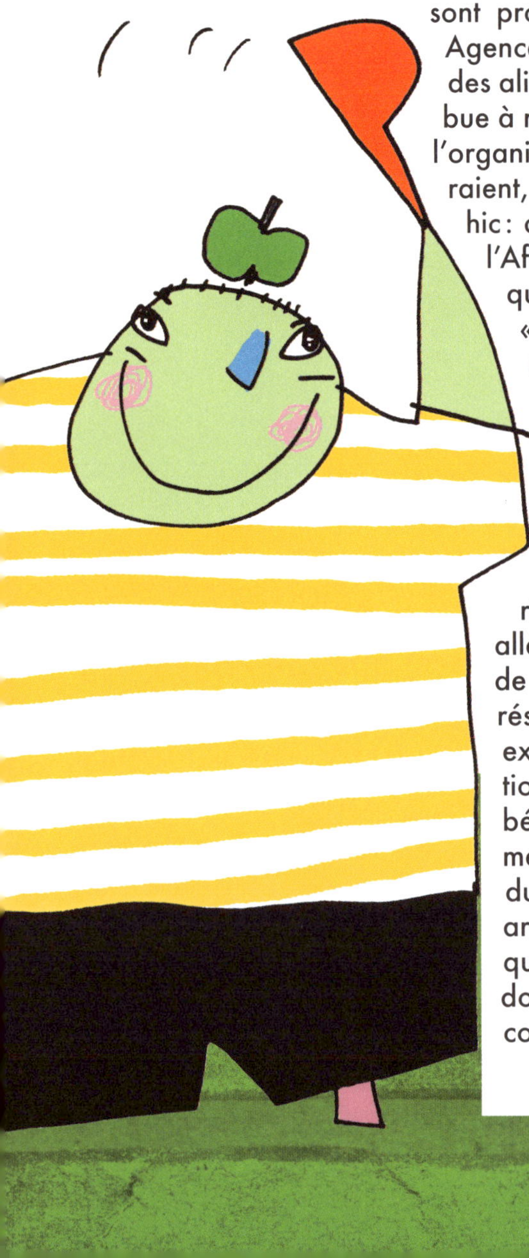

Pour nous vendre son yaourt santé trois fo plus cher qu'un yaourt nature, Danone n'y v pas avec le dos de la cuillère. Dans une pu intitulée : « Les bienfaits d'Actimel sur la san sont prouvés », on peut lire que l'Afss Agence française de sécurité sanitai des aliments, a estimé qu'« Actimel cont bue à renforcer les défenses naturelles d l'organisme ». Et pour ceux qui en dout raient, figure la référence de l'avis. Lég hic : dans cet avis, on constate : 1° qu l'Afssa ne mentionne nulle part la ma que « Actimel », préférant parler d'u « lait fermenté contenant du *Lact bacillus casei* » ; 2° que Danon voulait accrocher à son yaou dix allégations santé et que ne ont été retoquées, dont : « cont bue à rendre votre corps pl résistant », ou « aide votre inte tin à repousser certaines bact ries indésirables » ; 3° que la seu allégation qui a survécu à l'experti de l'Afssa était assortie de quelqu réserves passées à la trappe, p exemple : « Il conviendrait de me tionner sur l'étiquetage que l'eff bénéfique attendu n'est scientifiqu ment prouvé que pendant la pri du produit et cesse très vite dès s arrêt. » Et l'agence de soulign que ledit effet a été étudié avec d doses 2 à 5 fois supérieures à ce q contient un pot d'Actimel (100 m

Au passage, on remarque que les « cobayes » utilisés pour les tests (99 sportifs et 75 étudiants) ne correspondent pas vraiment au cœur de cible d'Actimel : les enfants et les vieux. Dommage que l'Afssa n'ait pas pu dire son mot sur la quantité de sucre contenu dans ce yaourt, puisqu'elle n'était pas saisie de la question. Pourtant, avec 10,5 grammes de sucre par flacon, l'équivalent de deux morceaux, Actimel n'a rien à envier à certains sodas. C'est d'ailleurs ce qui risque d'être fatal à la poule aux œufs d'or de Danone (Actimel rapporte 1 milliard d'euros par an). L'Europe, qui a décidé de faire le ménage dans les allégations santé, exige désormais que les produits ne soient pas bourrés de sel, de gras... ou de sucre. Chez Danone, on indique pudiquement ne pas souhaiter évoquer le sujet. Le plus drôle dans tout ça, c'est que si les Fraudes n'avaient pas consulté l'Afssa pour vérifier la validité des allégations avancées par Danone, l'Agence n'aurait jamais sorti cet avis, et le roi du yaourt n'aurait pas pu s'en servir pour attirer le chaland. Comme quoi les contrôles ont parfois du bon !

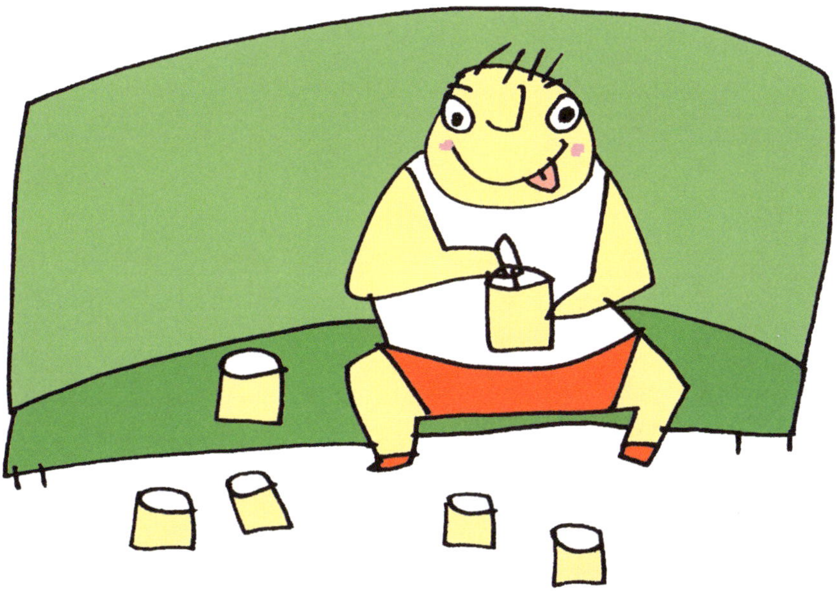

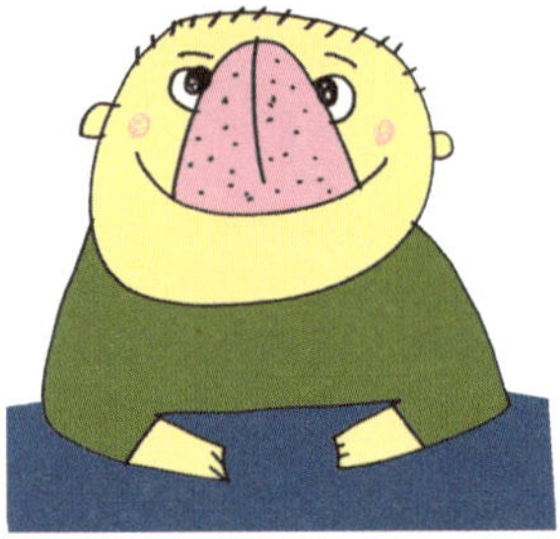

Gla-gla

Rien de tel qu'une bonne glace pour se rafraîchir les idées, non ? Surtout quand on sait que la glace, c'est souvent du vent, comme l'a montré un test réalisé par *Que choisir* (07/03/2008) sur onze sorbets à la framboise. Première astuce utilisée par les fabricants : insuffler de l'air dans les sorbets. La plupart des sorbets industriels vendus en grandes surfaces sont gonflés comme des baudruches. Le sorbet de chez Picard n'affiche ainsi sur la balance que 561 grammes de matière par litre. Soit deux fois moins qu'un sorbet traditionnel n'ayant pas pratiqué la gonflette ! Et pour ce qui est des fruits, c'est Leader Price qui décroche le pompon avec seulement 28 % de framboises contre 61 % pour le haut du panier. Bah, du moment que c'est froid...

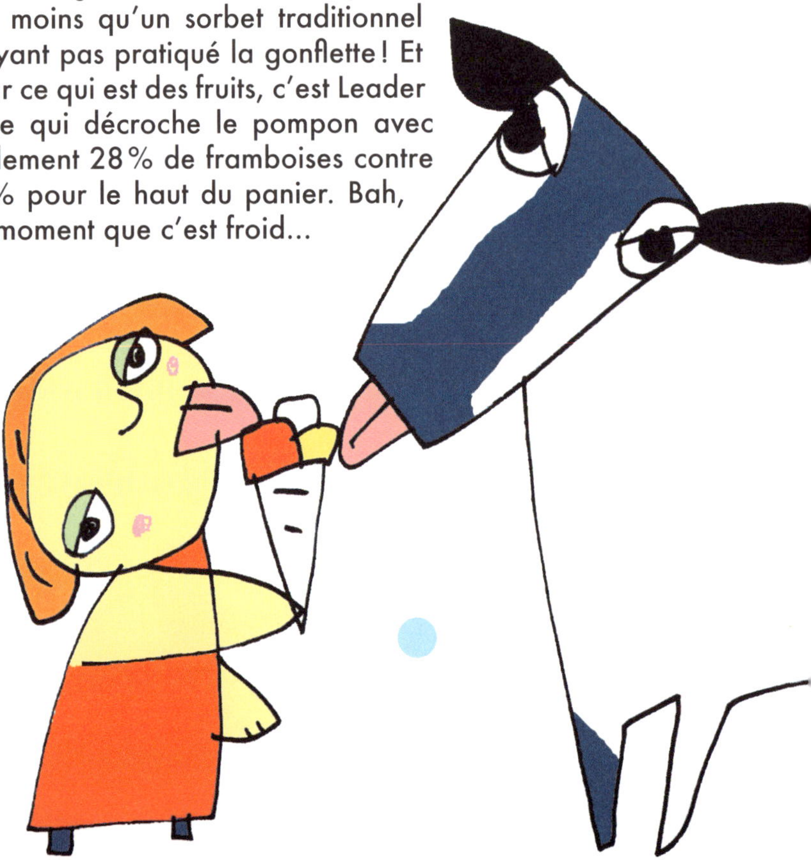

Les glaces, c'est vache !

De plus en plus, les fabricants de glaces s'ingénient à nous régaler avec des sous-produits. À la place du beurre, ils emploient en guise de matière grasse de la crème de lait. En guise de sucre blanc, ils mettent du sirop de maïs (bonjour les OGM). Et les arômes remplacent les vrais fruits (en dix ans, la part de ces derniers a diminué de moitié). Le service central des Enquêtes et Études statistiques qui dépend du ministère de l'Agriculture (*Agreste*, juin 2003), qui a étudié la question, s'est notamment ému de cette formidable trouvaille : remplacer le lait écrémé en poudre par du lactosérum déshydraté. Il faut dire que l'industrie fromagère ne sait plus quoi faire de ce liquide translucide et verdâtre : à chaque fois qu'elle utilise dix litres de lait pour fabriquer un kilo de fromage, il lui reste sur les bras neuf litres de lactosérum. L'astuce jusqu'à présent, c'était de le refourguer comme complément alimentaire pour l'allaitement des bovins. Mais comme c'est pas cher, l'agroalimentaire s'est dit que ce serait une bonne idée de faire des glaces fourrées au lactosérum. C'est ainsi qu'il y en a deux fois plus dans les cornets qu'il y a dix ans. Toujours ça que les vaches n'auront pas !

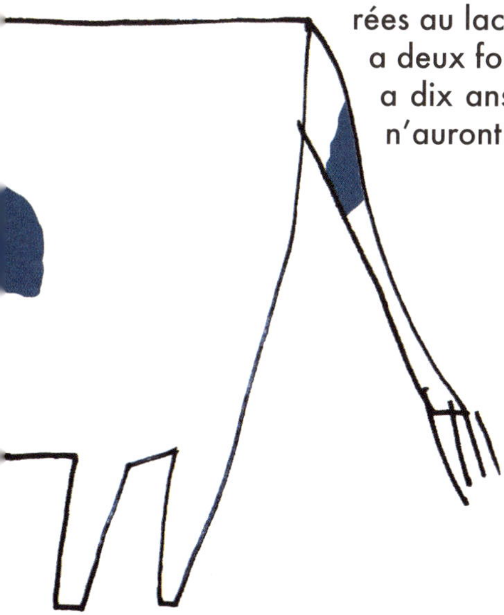

C'est pour notre fraise

Vous n'avez pas pu la rater. La fraise d'Espagne tient la vedette dans les rayons primeurs des grandes surfaces. Bien rouge, bien ronde, bien calibrée, elle colle à tous les canons édictés par la grande distribution pour attirer le chaland. Et tant pis si ce *top model* alimentaire a autant de goût qu'un fruit en plâtre. Ce qui est logique, puisque la camarosa, comme on l'appelle, est une fraise industrielle. Elle se « fabrique » dans le sud de l'Espagne, sur 5000 hectares, où s'affairent des centaines d'ouvriers agricoles sous-payés venus du Maghreb et d'Europe de l'Est. Pour accélérer la pousse de cette variété américaine, on l'enferme sous des kilomètres de tunnels en plastique, on la bourre d'engrais et on l'asperge d'insecticides et de fongicides. Tous les jours, 400 tonnes de fraises espagnoles prennent la route des supermarchés français. Une juteuse affaire pour les centrales d'achat qui déboursent 1,50 euro le kilo contre 2 pour la fraise française.

Moderne en diable, la camarosa est aussi un fléau écologique. Ce que dénonce dans un rapport la branche espagnole du Fonds mondial pour la nature (WWF). Tout autour du parc national de Doñana (patrimoine mondial de l'Unesco), où pousse 95 % des fraises ibériques, l'irrigation intensive a pompé la moitié des nappes phréatiques, dont l'eau, comme en Bretagne, est désormais bourrée de nitrates. Qui plus est, 110 hectares sur 2000 cultivés illégalement empiètent sur le parc naturel. Autre joyeuseté : chaque année, 4 500 tonnes de résidus plastiques sont éparpillées dans la nature. Fraise sur le gâteau : le WWF a détecté dans le coin du bromure de méthyle, un pesticide interdit par l'Union européenne notamment parce qu'il détruit la couche d'ozone.

Et dans l'assiette, qu'est-ce que ça donne ? On ne le saura pas : en 2005, la Répression des fraudes s'est contentée, toutes origines confondues, d'analyser 112 échantillons de fraises, et en a trouvé 16 % au-dessus des limites autorisées. Seulement ?

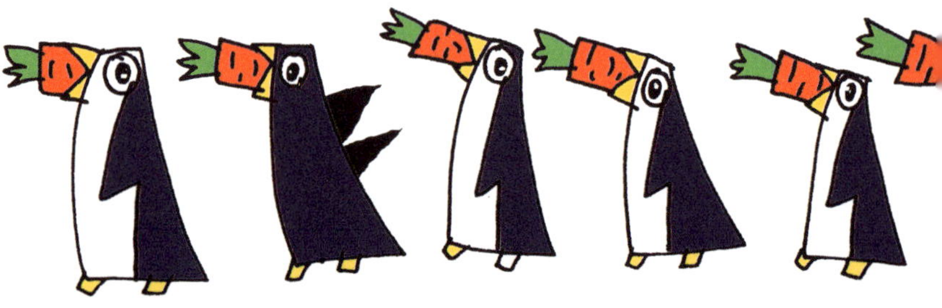

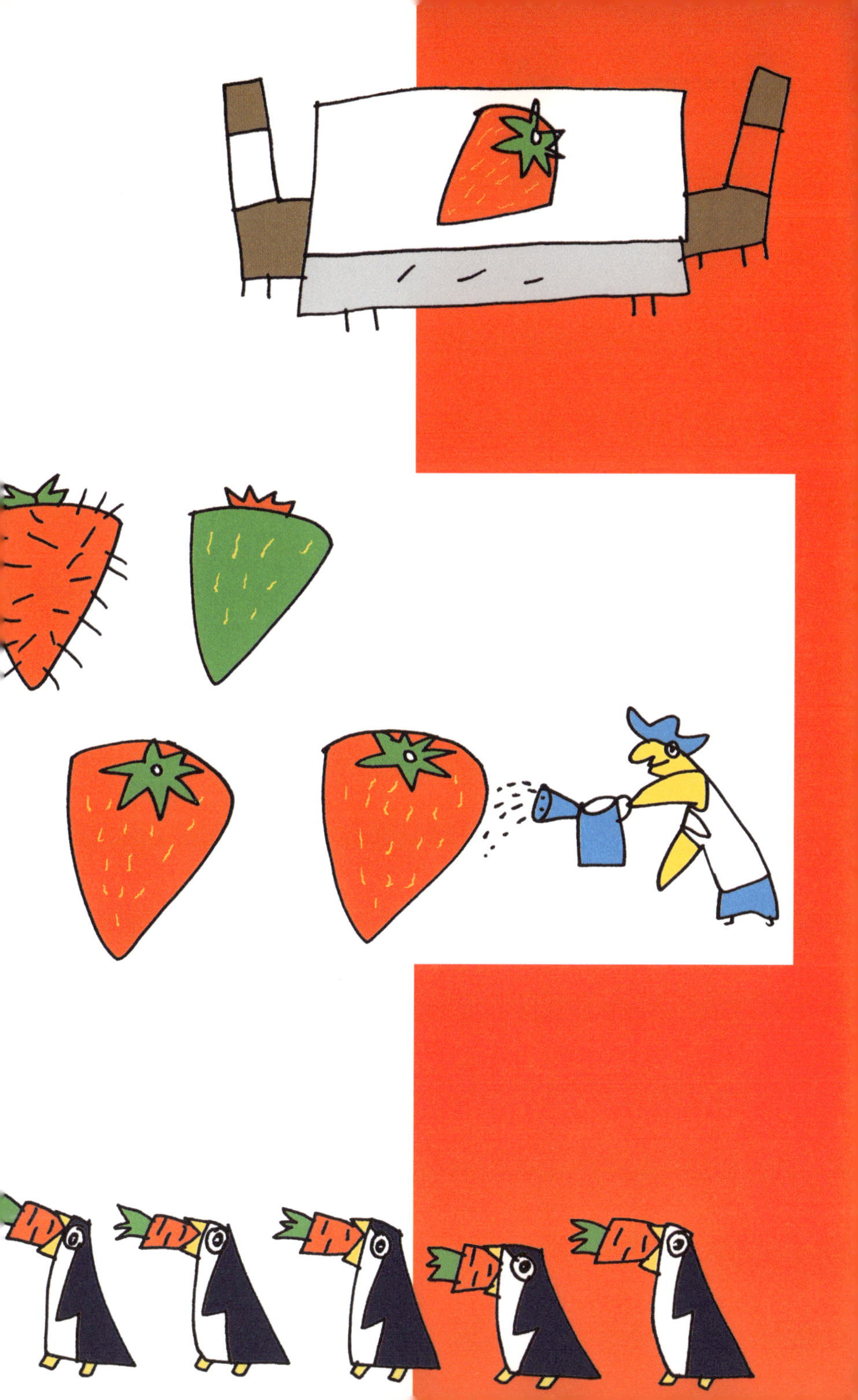

Pom pom pom pom

Du champ jusqu'à l'assiette, la pomme est gâtée : c'est un des fruits qui reçoit le plus de traitements : un pommier picard peut en recevoir jusqu'à 27 ! Dès la floraison à partir de la mi-juin, les pommiers sont aspergés d'« hormones d'accrochage ». Un produit qui va permettre d'obtenir une pomme pour chaque fleur pollinisée : miracle, 95 % des fleurs donnent des fruits, contre 50 % sans les hormones. Dans le jargon de l'arboriculture, on appelle ça « augmenter le potentiel de portée de l'arbre ». Mais voilà que le pommier a tellement de pommes que les branches cassent et qu'il s'épuise. On le vaporise alors avec une « hormone d'éclaircissage » qui fait tomber les plus petits fruits, pour ne garder que les plus gros, bien calibrés. Résultat : les pommes auront quasiment toutes la même taille au même moment. Et l'arboriculteur pourra les cueillir à la main, en seulement deux fois, contre cinq fois sans les hormones.
Juste avant la cueillette, on réasperge les pommiers d' « hormones d'accrochage » pour que les pommes restent bien agrippées aux branches.
N'oublions pas les pesticides : une dizaine de pulvérisations chimiques dans l'année, essentiellement des fongicides contre la tavelure du pommier, un champignon noir qui s'attaque aux pommes, et des insecticides contre les acariens et autres carposcapse, le ver du pommier. Ces pesticides ont pour doux noms : Propargite, Hydrazide maléique, Oxydemeton-méthyl, etc.
En 2006, les contrôles effectués par la Répression des fraudes sur les pommes (220 échantillons seulement) ont montré la présence de résidus de pesticides dans 76 % des cas.
Il arrive aussi que les agents des Fraudes tombent sur des substances interdites comme la Carbendazime (un fongicide accessoirement soupçonné d'être cancérigène

et néfaste pour la reproduction) ou le Carbaryl (cet insecticide que les arboriculteurs utilisaient aussi comme éclaircisseur a été interdit à cause de sa toxicité pour les abeilles et tous les organismes aquatiques).
Et de l'engrais en quantité, bien sûr. Une fois cueillie, la pomme a droit à un séjour en « atmosphère azotée » enrichie en CO_2 qui permet de ralentir son métabolisme afin de pouvoir la sortir du chapeau six à neuf mois après la cueillette au lieu de trois, avec le stockage réfrigéré. Un séjour imposé par la grande distribution et, bien sûr, fatal aux derniers arômes. Mais qu'importe le goût pourvu qu'on ait la rondeur, le calibre, la couleur bien chimique !

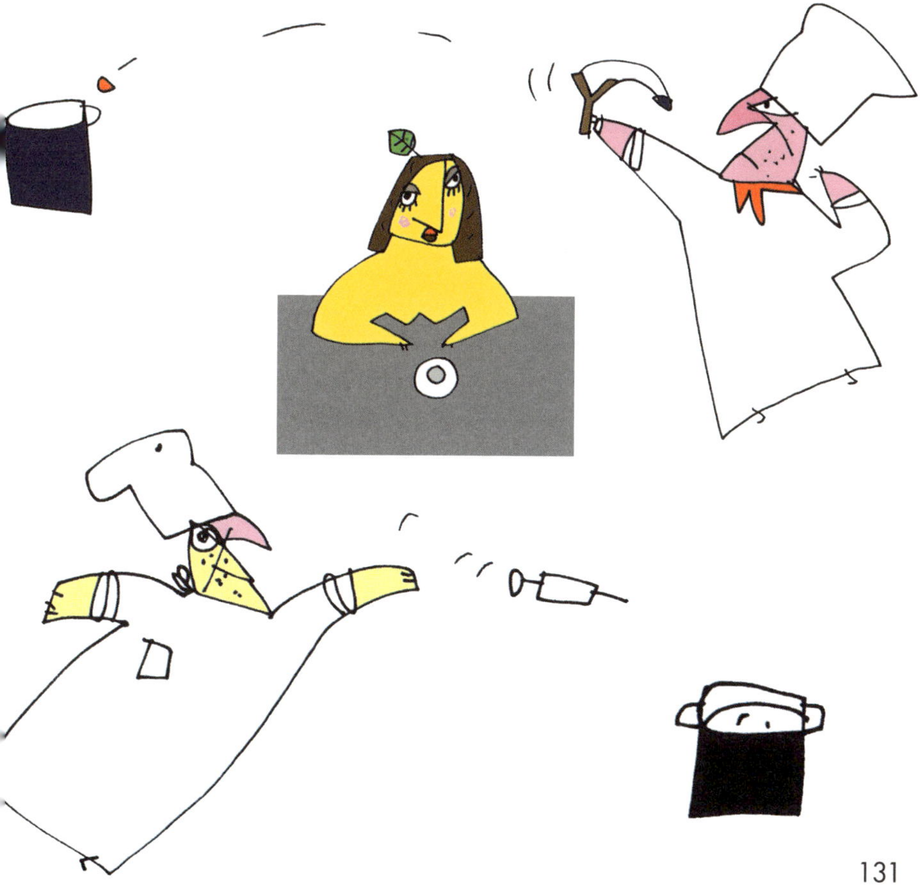

Touche pas à mes pesticides !

Diminuer de 40 % la quantité de pesticides vaporisés dans les champs et les vergers, c'est ce qu'ont fait les Scandinaves. Et nous ? Avec 77 000 tonnes utilisées chaque année, la France est champion européen de la catégorie. Au Grenelle de l'environnement, un groupe de travail a planché sur la réduction des pesticides. D'un côté, la majorité des participants (une cinquantaine) souhaitait une diminution de 25 % à 50 % ; de l'autre, ceux qui pensaient qu'il suffisait de retirer les molécules les plus toxiques. Les « autres » en question étant le président du groupe, Dominique Maraninchi (par ailleurs patron de l'Inca, l'Institut national du cancer), les représentants du ministère de la Santé et, comme c'est curieux, de l'industrie agrochimique. Bilan du Grenelle : plus question de diminuer les quantités utilisées. Décision est prise de se contenter d'éliminer les pesticides les plus dangereux, si possible dans les dix ans : « 50 substances à la place des 150 que nous considérons comme préoccupantes ! », s'indigne François Veillerette, membre du groupe de travail et président du Mouvement pour les droits et le respect des générations futures. Cher Monsieur, les générations futures se débrouilleront bien sans nous !

Je t'ai dans la peau (mais pas seulement)

67 % de fruits saupoudrés de pesticides, dit la Commission européenne. 6,5 % des fruits et légumes testés en France carrément pesticidés au-delà de la limite autorisée, dit la Répression des fraudes. Pour les citrons, les oranges, les mandarines, les pêches et les poires, c'est 20 %. Le réseau européen d'action contre les pesticides (600 ONG regroupées sous l'appellation PAN-Europe) a, en 2007, eu l'idée de remplir son panier à Bruxelles avec huit types de fruits, et de les faire analyser. Résultat des courses : un cocktail de 28 résidus différents, avec une moyenne de cinq par fruit. Le lauréat étant la fraise belge : 14 molécules différentes, dont cinq cancérigènes. À côté, les poires françaises pourraient presque revendiquer l'étiquette bio : seulement deux neurotoxiques, un cancérigène et une substance qui nuit gravement à notre potentiel de reproduction.

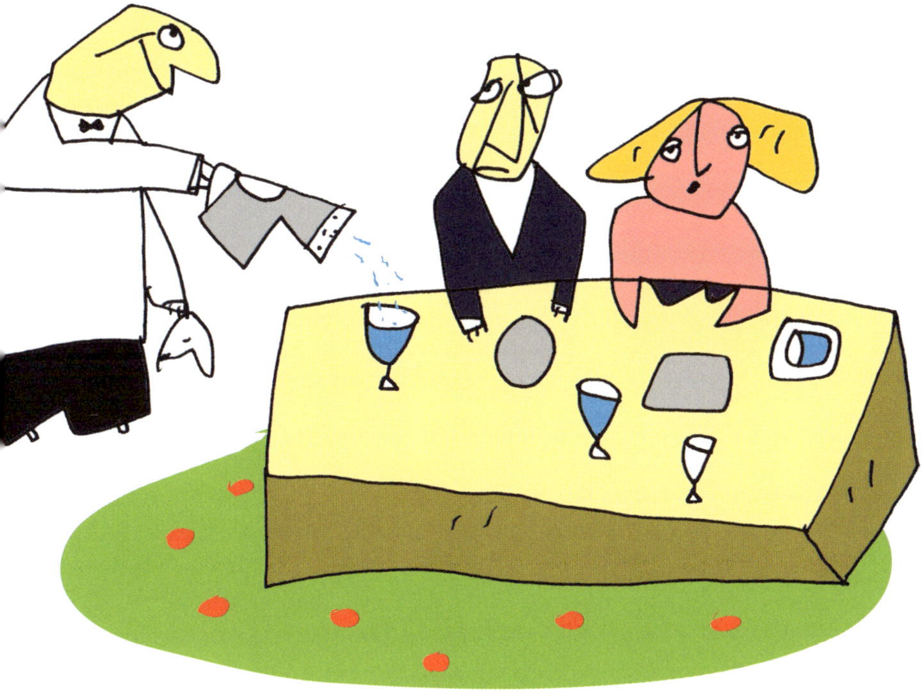

Il suffit, dit-on, de rincer ou d'épousseter sa pomme avant de l'avaler pour la débarrasser des molécules chimiques collées dessus ? Non : les substances s'enfoncent dans la chair jusqu'à 8 millimètres. Même en pelant votre fruit, vous vous régalerez encore de pesticides ! Les oranges espagnoles, par exemple, testées par PAN-Europe, additionnent six pesticides, parmi lesquels un fongicide cancérigène, l'Imazalil : eh bien, celui-ci est présent dans la pulpe à hauteur de 5,2 mg/kg ! En clair, un enfant de cinq ans qui avale une seule de ces oranges dépasse de 40 % la dose limite admissible. « Les producteurs de jus d'orange savent que plus ils tardent pour presser leurs fruits, plus les fongicides s'enfoncent dans la pulpe, précise François Veillerette, administrateur de PAN-Europe. C'est d'ailleurs pour tenir compte de cette migration que les labos agréés analysent l'orange, peau comprise, puis divisent par dix le résultat trouvé. » Offrez des oranges à vos amis !

De plus en plus cher

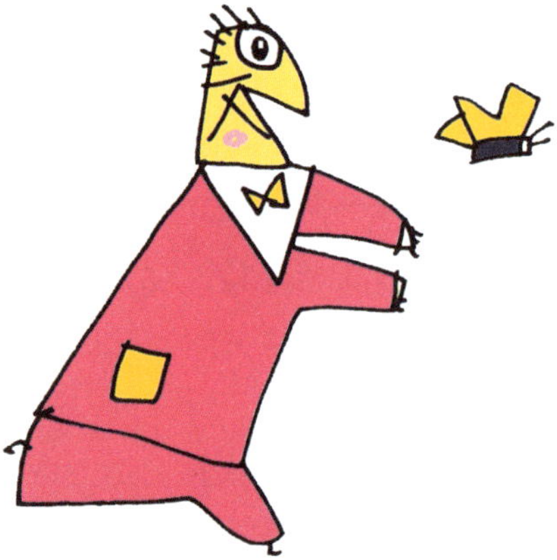

Pourquoi les fruits et les légumes sont-ils si chers? Leur prix est de 40% plus élevé que dans les années 1950 et, pour les seuls légumes frais, il a grimpé de 60%, comme l'a indiqué l'économiste Pierre Combris, directeur de recherche à l'Inra, lors d'un colloque de l'Institut français pour la nutrition (*Nutrinews*, 11/2005). Résultat: le quart des Français les plus fauchés achète deux à trois fois moins de fruits et légumes que le quart de la population qui a les revenus les plus élevés. Soit en moyenne 25 kg contre 47. Oui, pourquoi fruits et légumes sont-ils si chers, alors qu'en cinquante ans l'agriculture s'est méchamment mécanisée? C'est grâce à la grande distribution qui veut, dans ses supermarchés, des montagnes de fruits et légumes tous de même couleur et de même calibre, livrés pile poil quand ça l'arrange. Or, produire par exemple des tomates uniformisées en grandes quantités toute l'année suppose des serres high-tech avec luminosité et atmosphère contrôlées, qui pèsent lourdement sur le prix de revient. Même si l'on est capable dans ces serres « cathédrales » de faire pousser sur 15 hectares l'équivalent de 100 hectares plein champ, avec seulement cinq personnes pour la cueillette, les tomates goûteuses mais biscornues du petit producteur restent plus compétitives. Sauf que cela n'intéresse pas la grande distribution de

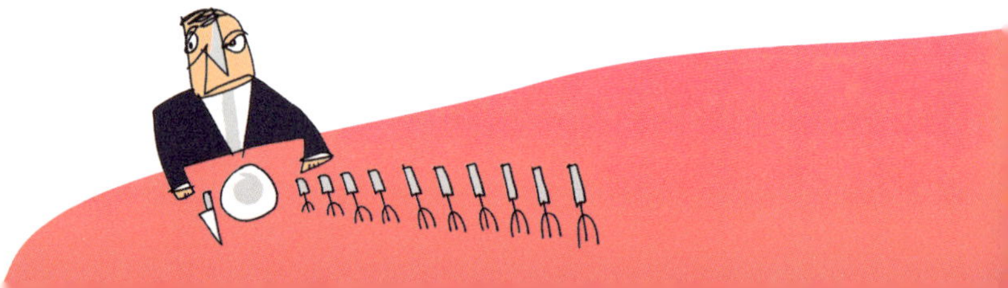

payer derrière la main-d'œuvre pour faire le tri. Afin de remplir de fraises, raisins et autres cerises les rayons des supermarchés toute l'année, on va aussi les chercher de plus en plus loin. Ce qui plombe d'autant les prix. Ajoutez-y les techniques coûteuses pour garder en l'état la marchandise le plus longtemps possible. Ainsi, les pommes peuvent être entreposées six à neuf mois après cueillette dans des entrepôts saturés en gaz carbonique. Bref, pour produire des fruits et des légumes selon les desiderata de la grande distribution, il faut moins de main-d'œuvre mais beaucoup plus d'énergie afin de créer la variété *ad hoc* dûment brevetée (dix ans de recherche en moyenne), chauffer les serres, faire fonctionner les entrepôts, mettre du carburant dans les camions (un kilo de fraises en hiver, c'est près de cinq litres de gasoil)... Pourquoi faire simple quand on peut faire compliqué (et juteux) ?

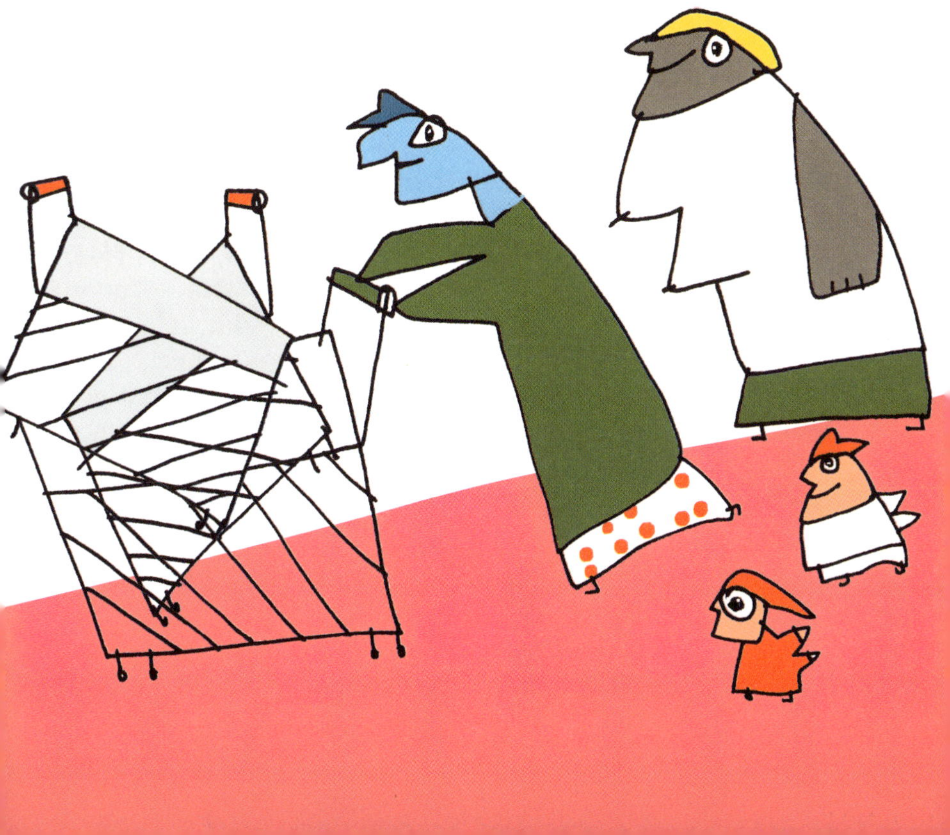

Chimiquement vôtre

Une grande rasade de pesticides : c'est le cadeau de rentrée 2008 de la Commission européenne. Au départ, il s'agissait d'harmoniser les normes sur les résidus d'insecticides, herbicides et autres fongicides. Sauf qu'au lieu de choisir les seuils les plus stricts en vigueur dans les États-membres, Bruxelles a opté à quelques chouïas près pour les plus hauts. Résultat : en France, on va pouvoir se gaver encore plus de pesticides. Prenez le Fénoxycarbe, dont on asperge les agrumes pour stopper le développement des larves d'insectes : on pourra en trouver sur les oranges, pamplemousses ou citrons à des taux 40 fois supérieurs à ce qui était autorisé jusqu'à présent. La tomate aura le droit de recéler dix fois plus de son herbicide favori, le Cléthodime. Pour la pomme, cinq fois plus de Tebucolazole, un fongicide. Toujours pour les fongicides, on aura des chances de tomber sur cinq fois plus de Cyprodynil dans le raisin de table, 2,5 fois dans les fraises et 4 fois plus dans les abricots... Pourtant, en 2005, cette même Commission européenne avait pondu un règlement sur le sujet qui prévoyait de fixer au niveau le plus bas possible les limites maximales de résidus. Ce texte n'avait pu être appliqué parce qu'il manquait des annexes. Et voilà qu'elle nous sort du chapeau un texte qui prône le contraire ! Bah, le lobby des pesticides a sans doute fait comprendre à la Commission que les pesticides, un peu plus un peu moins, le consommateur s'en balance.

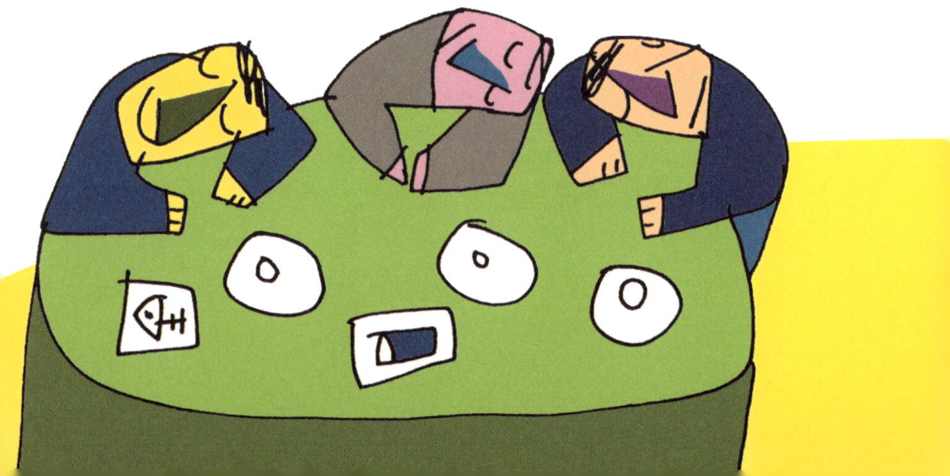

À la pêche aux moules

Même les moules à gâteaux se mettent de la partie ! Au deuxième trimestre 2004, les inspecteurs de la Répression des fraudes ont analysé 81 moules à gâteaux en élastomère de silicone, achetés dans 36 départements. Question : une fois mis au four, ces moules relarguent-ils des substances indésirables (en l'occurrence, des élastomères de silicone) ? Résultat : moins de la moitié des échantillons, soit 37 précisément, ne relarguent rien du tout. Les autres, oui. Mais comme l'expliquent les industriels, rien n'a prouvé que l'on pouvait tomber malade en mangeant du cake saupoudré d'élastomères de silicone. Peut-être même que ça relève le goût...

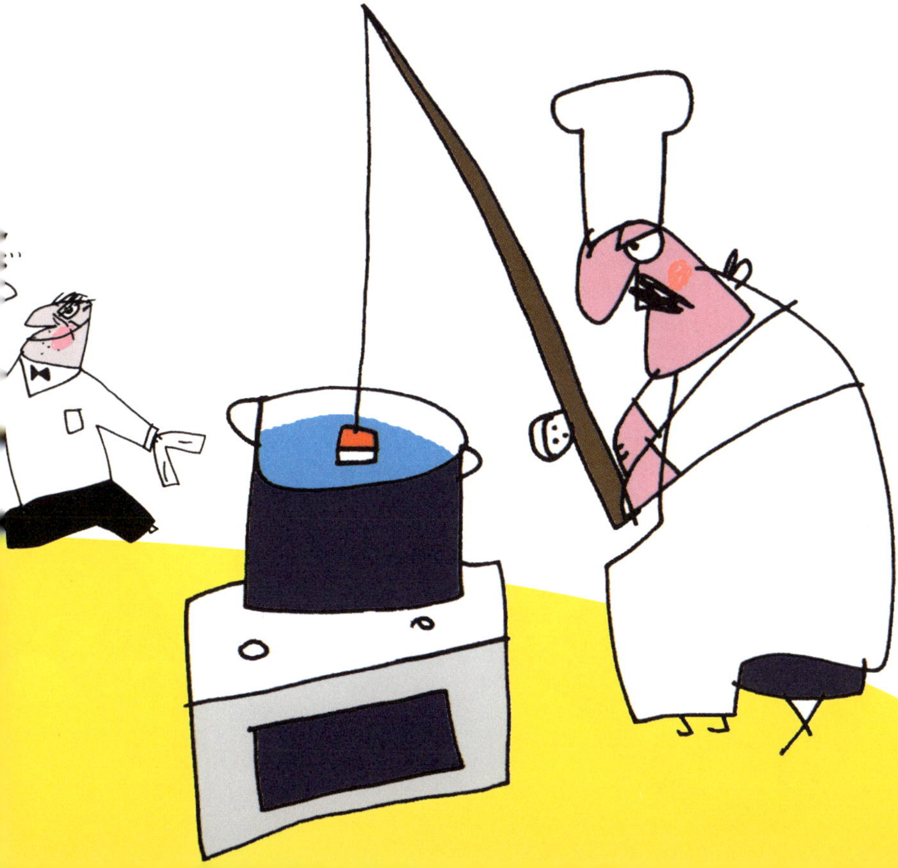

Un blanc assourdissant

Un grand bravo à la recherche française. Grâce à l'Inra (Institu national de la recherche agronomique), les pâtisseries et boulan geries industrielles se font livrer de pleins bidons de blancs d'œuf préalablement passés aux ultrasons. Voilà qui est aussi inoffensif que distrayant. En 2003, les chercheurs de l'Inra se sont en effet aperçu que le blanc d'œuf liquide pasteurisé traité de cette manière a ur plus gros pouvoir moussant, ce qui donne au final des meringues plu « croustillantes ». *Idem* pour les Boudoir et certains gâteaux glacés Simple comme l'œuf de Colomb...

Pur sucre

Du sucre, les industriels en saupoudrent tout un tas de produits pou en relever le goût : gâteaux, barres chocolatées, céréales pour peti déjeuner, sirops, petits pois en conserve, carottes ou céleris en bar quettes, et surtout sodas. Exemples piochés dans les dernières ana lyses effectuées par *Que choisir* : une Danette au chocolat contien l'équivalent de 5,3 morceaux de sucre, 100 grammes de ketchup l'équivalent de 4,5 morceaux, un bol de céréales du matin Smack Choco l'équivalent de 4 morceaux, une barre Mars 5,8 morceaux un verre de Coca carrément 6 morceaux. Et tout allait pour le mieu dans le meilleur des mondes sucrés jusqu'au jour maudit de l'anné 2004 où l'Organisation mondiale de la santé a eu le toupet de dir que pour éviter les maladies cardiovasculaires, les cancers et l'obé sité, il était recommandé de limiter à 10 % (contre 25 % jusqu'à pré sent) la quantité de calories apportées quotidiennement par le sucr ajouté. Hauts cris du lobby mondial du sucre ! Surtout qu'en France l'Agence française de sécurité sanitaire des aliments (Afssa) en

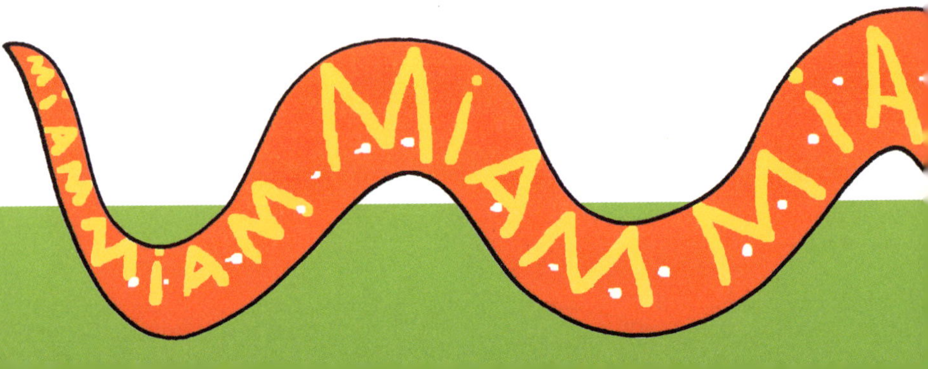

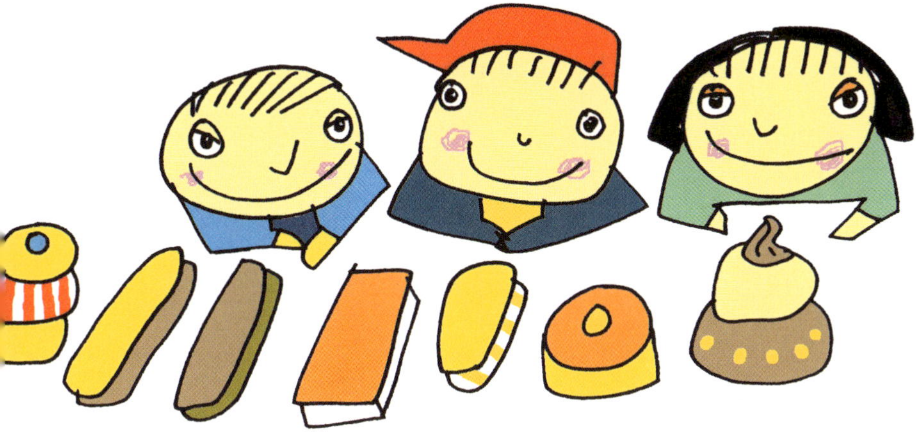

rajouté une louche en publiant un rapport qui préconisait de baisser de 25 % la consommation de sucre ajouté. Horreur ! Mais la France étant le premier producteur en Europe de sucre de betterave, elle a de la ressource. Pour prêcher la bonne parole, la Collective du sucre (en clair, l'association des producteurs de sucre) peut compter sur le Centre d'études et de documentation de l'alimentation (Cedal), lequel organise chaque année la fameuse Semaine du Goût, et sur le Centre d'études et de documentation du sucre (Cedus). Le premier affirme ainsi sur son site Internet que le sucre est un « allié minceur ». La preuve ? Quand on suit un régime, « conserver une note sucrée dans son régime nous aide à mieux l'accepter et permet d'atteindre durablement ses objectifs de perte de poids. S'en priver n'engendre souvent que de grandes frustrations, un manque qui finit généralement par un abandon. » Faire un régime à coups de crèmes glacées et de sodas, c'est quand même mieux, non ?

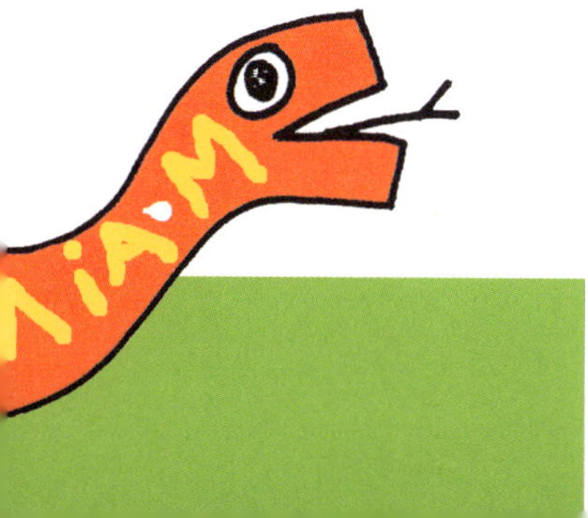

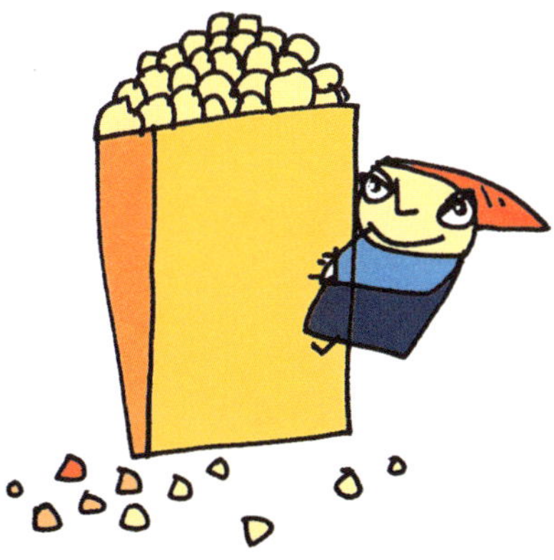

GRIGNOTAGE

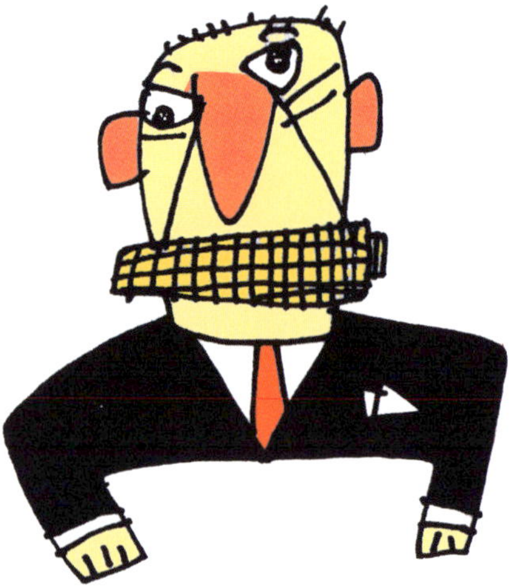

Marchand de couleurs

Des chercheurs américains du Département de nutrition de l'université de l'Illinois ont levé le voile en 2004 sur certaines ficelles utilisées par l'agroalimentaire pour nous faire manger toujours plus. L'une des astuces, classique, consiste à augmenter la taille des portions : plus on en a dans notre assiette, plus on se goinfre. Mais l'autre est plus inattendue : il suffit de rajouter de la couleur. C'est ainsi que les consommateurs de bonbons M&M's en avalent 43 % de plus quand on leur présente dix couleurs différentes au lieu de sept. Il suffisait d'y penser.

Voir la vie en rose

C'étaient de belles saucisses d'un rouge pétaradant que nos amis les Britiches avalaient au petit-déjeuner. Mais tout fout le camp. En 2007, l'Europe a décidé de faire une croix sur le colorant qui leur donnait bonne mine. La faute aux rats et aux souris qui ont mal supporté le Rouge 2G que l'Autorité européenne de sécurité des aliments (Efsa) leur a fait ingurgiter. Les scientifiques ont très vite constaté que ledit colorant, une fois avalé, se transformait en substance cancérigène qui attaquait les cellules du colon. Cela faisait trente ans qu'il était autorisé en Europe.
Le Rouge 2G, appelé aussi E128, est ainsi la première victime d'un grand nettoyage décidé par l'Europe, qui s'est donné jusqu'en 2009 pour voir si les 350 additifs dont on nous saupoudre l'assiette sont vraiment inoffensifs. Conservateurs, arômes artificiels, antioxydants, émulsifiants, stabilisants, acidulants, colorants... Pour redonner du goût, de la forme et des couleurs à la bouffe industrielle, les petits chimistes de l'agroalimentaire ont l'embarras du choix. Mais au fait, pourquoi cette préoccupation soudaine ? Tout commence en 2003, quand les Fraudes françaises tombent, dans des lots de piments indiens, sur un colorant clandestin hautement cancérigène et qui vous détraque l'ADN en moins de deux. Branle-bas de combat dans toute l'Union européenne. L'Efsa est priée d'évaluer au plus vite le danger des colorants illégaux et découvre au passage que l'on manque de

données sur les 45 dûment autorisés. Et pour cause, la plupart ont été mis sur le marché dans les années 1970. Parmi les huit suspects que les experts de l'Efsa chargés du dossier additifs regardent en priorité, on trouve l'E150C. Un colorant synthétique, produit à partir d'ammoniaque, qui donne une belle couleur caramel aux flans industriels, mais aussi à certains sodas, bières et sauces à base de viande. Le hic est que l'E150C provoque chez les rats qui en consomment à fortes doses, des crampes et une chute des globules blancs. Mais voir la vie en rose n'a pas de prix...

C'est bonbon pour la santé

Il y a quinze ans, l'industrie pharmaceutique a « découvert » à grand renfort de pub le « syndrome de l'hyperactivité », ou « TDAH ». À en croire les labos, les gamins seraient devenus trop turbulents, incapables de se concentrer en classe. Et pour aider les parents à rectifier le tir, ils ont aussitôt proposé des médocs. Aux États-Unis, 15 % des enfants qui vont à l'école ont aujourd'hui droit à leur « pilule d'obéissance ». Tout ça pour le plus grand bien du géant suisse Novartis, leader du marché avec sa Ritalin. Jusqu'à présent, on ne savait pas si c'était du lard ou du cochon. Une étude est venue nous éclairer un peu : si nos chères têtes blondes ne tiennent plus en place, c'est la faute à la malbouffe. Des chercheurs britanniques, auteurs d'une étude publiée dans la prestigieuse revue médicale *The Lancet*, pointent du doigt les colorants et conservateurs dont l'agroalimentaire farcit ses produits. En observant leurs effets sur trois cents enfants (de 3 ans et de 8-9 ans), ils se sont aperçus que plus il y avait d'additifs dans l'assiette, plus les gamins étaient hyperactifs. Dans le cocktail administré figurent l'E211, un conservateur pour sodas, et six colorants comme l'E122, qui ravive les brioches industrielles aux framboises, l'E110 pour la touche jaune orangée du flan instantané, l'E102 qui repeint en jaune la glace vanille, l'E129 qui donne une belle couleur rouge aux biscuits fourrés et aux bonbons gélifiés, l'E104 pour le jaune vert des crocodiles Haribo ou encore l'E124 des Malabar à la fraise.
En juillet 2008, le Parlement européen a pondu plusieurs rapports législatifs sur les additifs alimentaires, les arômes et les enzymes, qui demandaient *grosso modo* de monter le niveau de protection des consommateurs. Mais sans abandonner pour autant les six colorants suspects... Le lobbying des firmes est lui aussi hyperactif !

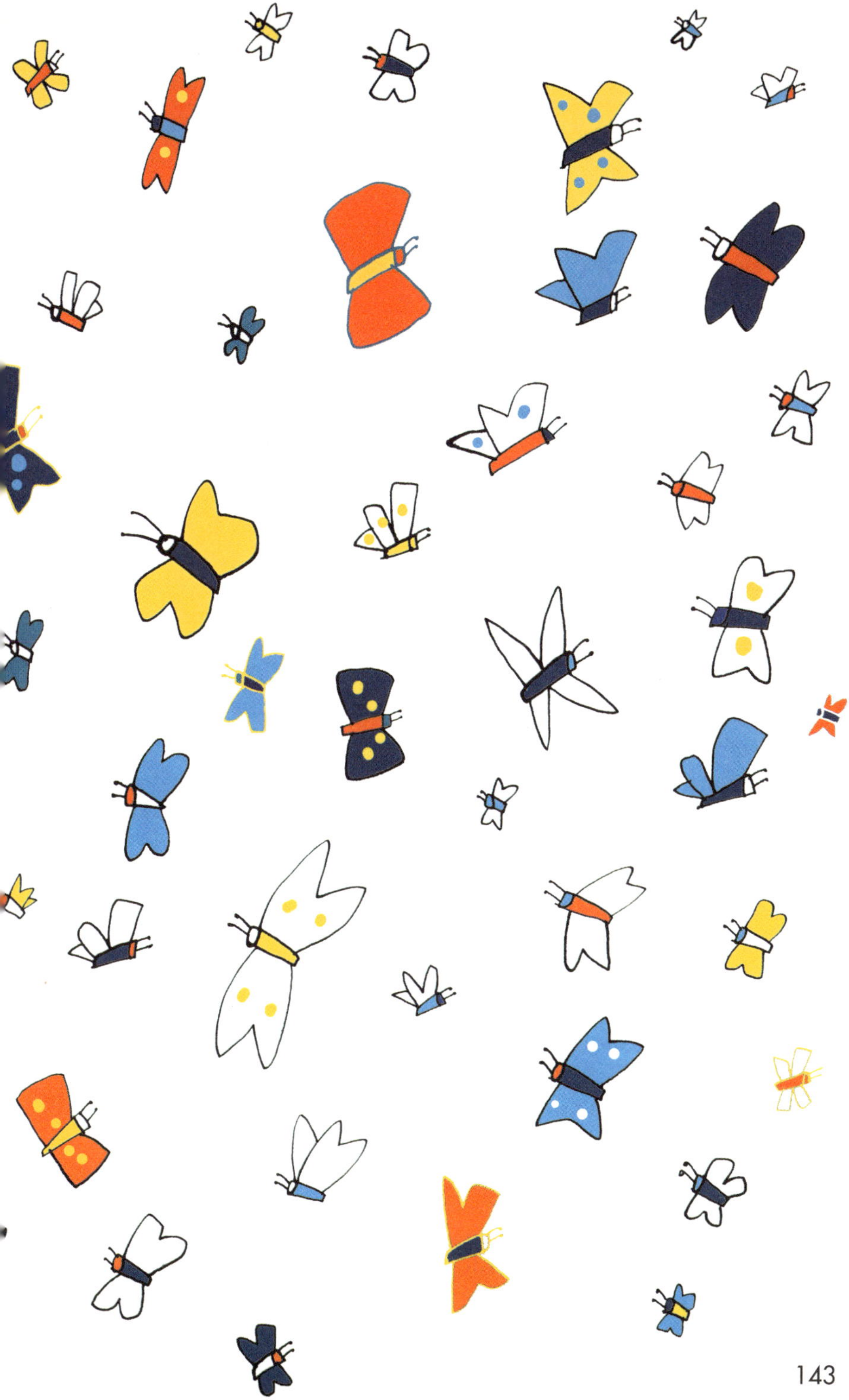

On est chocolat

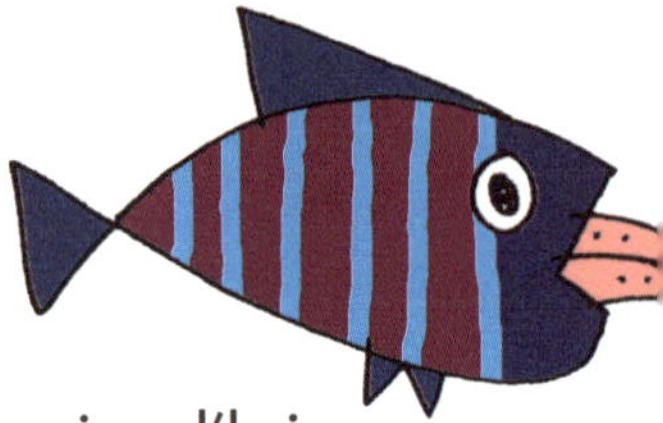

Depuis 2001, les industriels du chocolat ont le droit de rajouter dans leurs produits 5 % de matières grasses végétales autres que du beurre de cacao. Et ils ne se gênent pas, ce qui nous vaut aujourd'hui des tablettes qui plafonnent à 35 % de cacao. Pour pondre cette directive, l'Europe avait alors cédé au lobbying forcené de Cabisco, l'association des industries de la chocolaterie, biscuiterie et confiserie de l'Union européenne, qui compte parmi ses membres les plus actifs Nestlé, Suchard, Mars, Cadbury ou encore Ferrero. Avantage pour ces derniers : ils utilisent du beurre de karité ou, mieux, de l'huile de palme, de 10 à 40 % moins chers que le bon vieux beurre de cacao. L'année suivante, ces normes ont été adoptées par le Codex alimentarius, l'organisation intergouvernementale chargée d'harmoniser les normes alimentaires à l'échelle internationale. Désormais, il n'existe plus un seul pays où les industriels ne puissent baptiser chocolat un produit où ils fourrent leur petite dose d'huile bon marché !

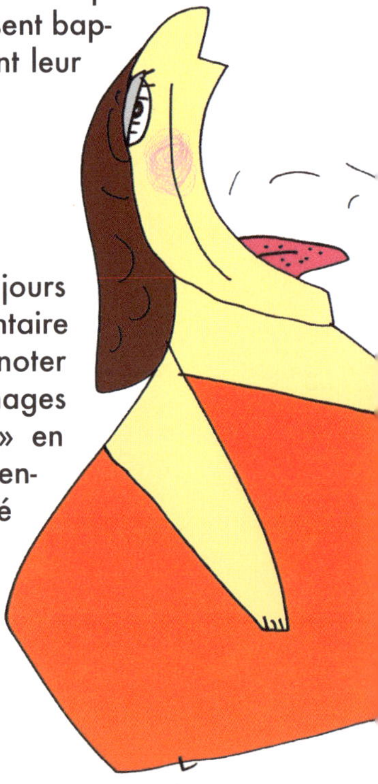

Faut grignoter

Comment nous inciter à acheter toujours plus ? Les industriels de l'agroalimentaire ont trouvé le truc : nous faire grignoter toute la journée. En France, les ménages consacrent désormais au « snacking » en moyenne 10 % de leurs dépenses alimentaires. Toutes les enseignes ont concocté leur stratégie. Chez Monoprix, Atac et Casino, on explique ainsi jouer la carte du snacking pour « capter une clientèle jeune et familiale ».

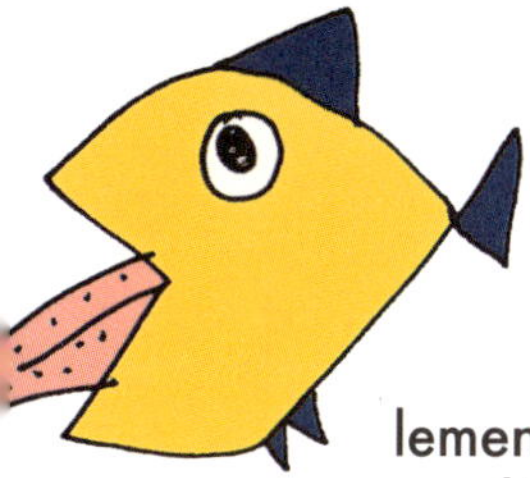

Certes, le snacking produit des petits gros. Dans les départements de nutrition humaine de nos hôpitaux, les médecins voient arriver, depuis quelques années, de jeunes citadins qui mangent « jusqu'à cinq ou six fois par jour ». Non seulement on mange plus, mais les produits de la gamme snacking additionnent gras et sucre. Des bombes caloriques idéales pour favoriser le « syndrome X » : un cocktail de pathologies, telles que l'hypertension, le diabète gras ou l'obésité, qui multiplient par trente le risque de faire un infarctus du myocarde ou un accident cérébral vasculaire. Oui, mais c'est tellement bon !

Et faites de beaux rêves

Connaissez-vous les Evening snacks ? Ces produits de grignotage du soir sont une belle trouvaille de l'agroalimentaire : manger juste avant de se coucher, pour mieux dormir, paraît-il. C'est ainsi que Mamie Nova (groupe Andros) a lancé le yaourt à boire relaxant, baptisé « Bonne nuit », avec des versions enfants et adultes. Ce sont surtout les seniors qui sont visés : pensez, une tisane lactée, ça pourrait en faire de nouveaux adeptes du grignotage ! De son côté, Danone propose, uniquement en Belgique pour le moment, « Zen », une boisson au lait enrichie en magnésium « particulièrement adaptée aux personnes qui souhaitent se détendre en fin de la journée ». En clair, tout le monde. Pour bien que l'on comprenne, la couleur orangée de l'étiquette évoque « la douceur et le soleil couchant ». Ah, les jolis contes de fées...

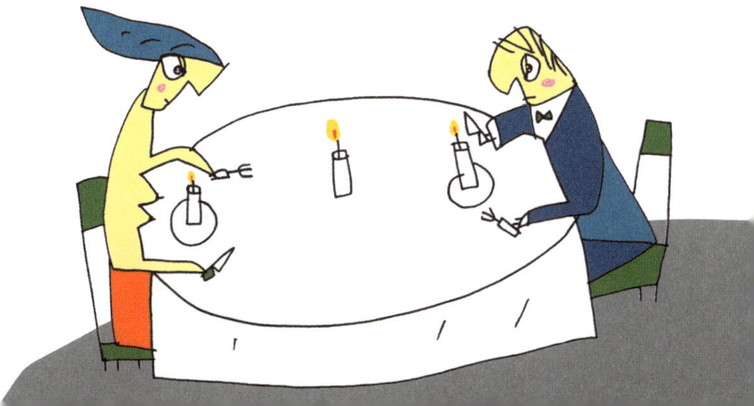

Mars attacks

Imaginez une association de malades luttant contre l'obésité qui organiserait un colloque sur ce grave problème de santé publique (17 % des Français sont obèses), avec comme principal sponsor Mars chocolat France : désopilant, non ? L'association GROS, Groupe de réflexion sur l'obésité et le surpoids, a relevé le gant. En octobre 2008, GROS a mis les petits plats dans les grands pour attirer trois jours durant à l'Unesco, où elle a loué une salle (15 000 euros), 250 nutritionnistes, médecins, psychologues. Au menu : des tas de conférences et d'ateliers pour présenter sa « nouvelle théorie de l'obésité ». En clair, le sucre et le gras ne sont pas responsables de l'« épidémie » de surpoids. Le nutritionniste Jean-Philippe Zermati, président de GROS, l'expliquait ainsi au *Canard enchaîné* (05/10/2008) : « Il n'existe aucun lien avéré entre l'obésité et une forte consommation de lipides ou de glucides. » Ça tombe bien : les barres chocolatées Mars et autres confiseries Bounty, Balisto, M&M's, Twix (les « deux doigts coupe-faim », comme dit la pub) sont bourrées de gras et de sucre ! Et le docteur Zermati d'enfoncer le clou : « Montrer du doigt l'alimentation n'est plus scientifiquement pertinent. » Voilà qui va satisfaire les autres sponsors de l'opération : le Centre d'études et de documentation du sucre créé par les betteraviers, les biscuits LU, ou encore le CNIEL, l'organisme dont l'une des missions est de valoriser l'image des produits laitiers. La fête aurait été parfaite si le ministère de la Santé n'avait pas refusé de parrainer la manif, au motif que GROS n'arrête

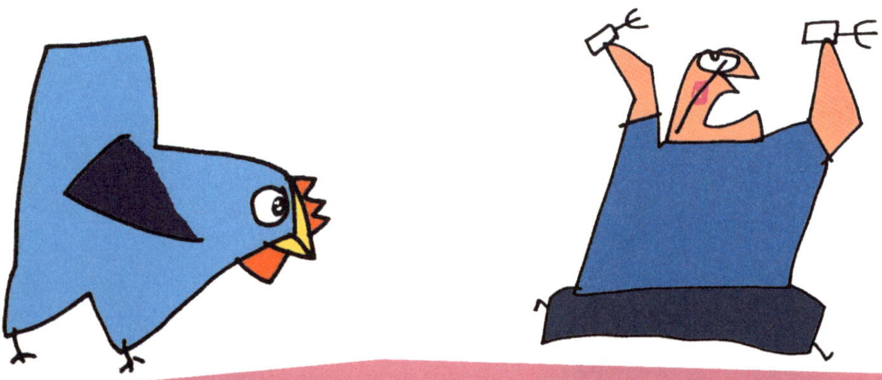

pas de taper sur le Programme nutrition santé (PNNS) qui recommande de manger moins gras et moins sucré. Le ministère de l'Agriculture, qui avait accordé son patronage, a lui aussi fait marche arrière, jugeant que ça sentait le roussi. Heureusement pour Mars, la directrice de l'Agence française de sécurité sanitaire des aliments, elle, a accepté de venir débattre sur le thème : « Obésité et consommation alimentaire : quelles relations ? » Aucune, ma chère !

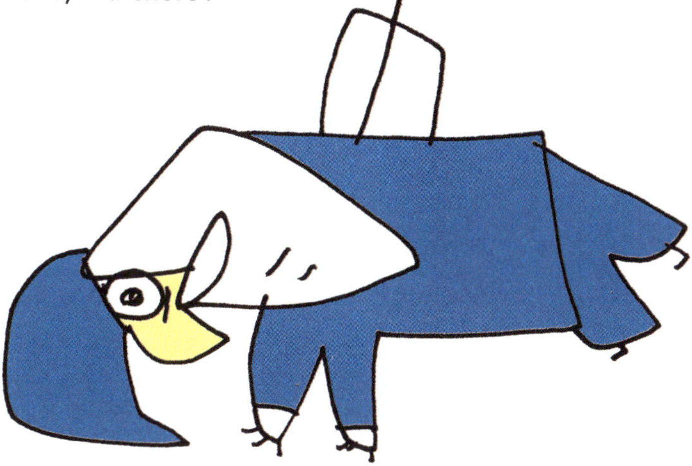

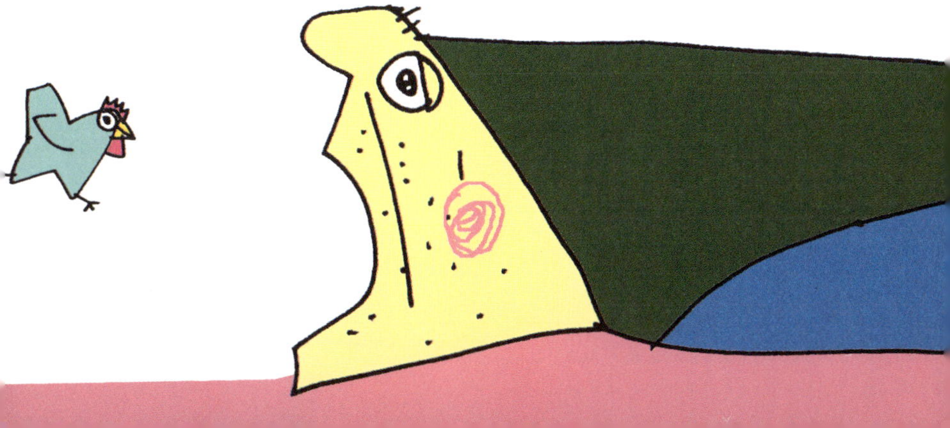

Une promesse en sucre

Interdire les pubs télé qui vantent la malbouffe dans les programmes pour enfants, quelle drôle d'idée ! C'est la ministre de la Santé qui l'a lancée en février 2008. On allait voir ce qu'on allait voir. Mais elle avait négligé l'influence des chaînes télé, TF1 en tête, lesquelles ont tout fait pour qu'on ne leur sucre pas 80 millions d'euros de recettes publicitaires. La somme que l'agroalimentaire met sur la table chaque année pour encourager nos gamins, qui passent 2 heures par jour devant la télé, à se gaver de confiseries, sodas et autres barres chocolatées. Roselyne Bachelot a été priée de céder le dossier à sa collègue de la Culture, Christine Albanel, qui s'est dépêchée de mitonner un projet aux petits oignons pour les régies pub. L'avant-projet de la « Charte pour lutter contre l'obésité infantile », c'est son nom, est des plus prometteurs. Les annonceurs s'engagent à une « réévaluation des règles déontologiques ». Ils vont procéder à une « actualisation de la mise en valeur des bons comportements alimentaires et d'hygiène de vie », et feront preuve de « rigueur dans la mise en scène des éléments composant le produit »...

Bref, que du bla-bla ! À part quelques rares « programmes éducatifs sur l'alimentation » censés être financés par les chaînes télé, et la promesse que les espaces pub coûteront moins cher pour les produits qui ne débordent pas de gras, de sucre ou de sel (ce qui permettra à la filière des fruits et légumes de s'offrir des réclames à la télé), rien de bien méchant. La malbouffe de nos chères petites têtes blondes a de l'avenir...

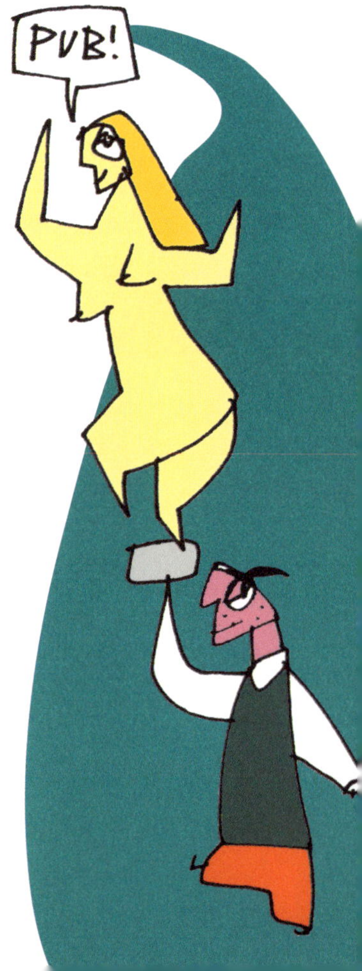

ON MANGE DEHORS ?

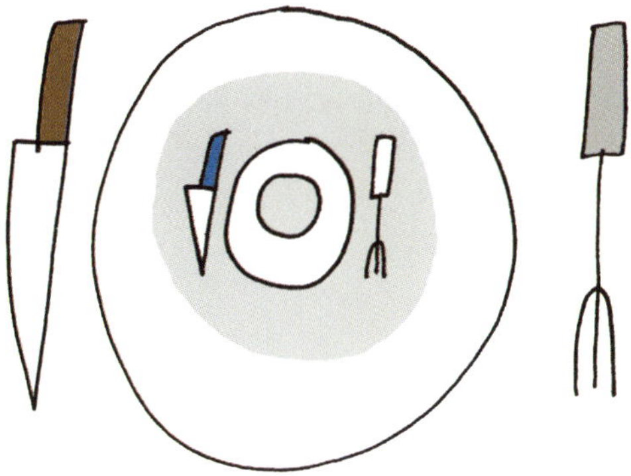

Sarkozy aux fourneaux

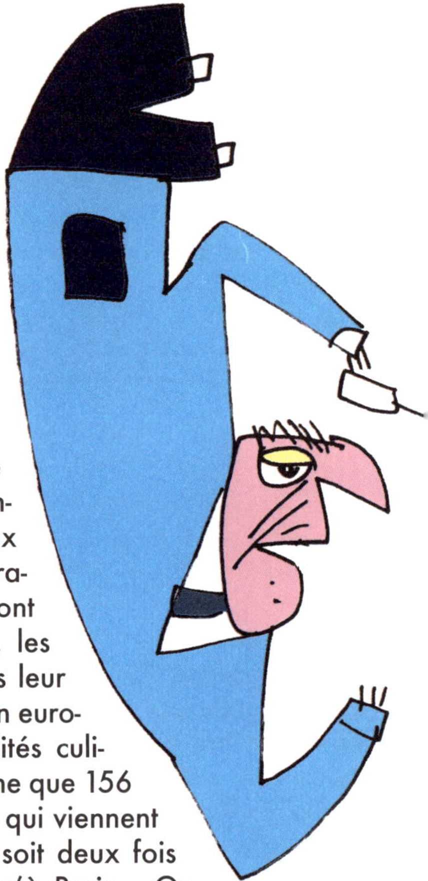

La tête de veau bientôt classée au patrimoine de l'Unesco! C'est la promesse faite par Sarko, au Salon de l'agriculture 2008, deux semaines avant les municipales. Ce jour-là, notre président n'y est pas allé avec le dos de la cuillère: « Nous avons la meilleure gastronomie du monde », cocorico. Avec derrière l'industrie hôtelière qui pousse à la roue et l'agroalimentaire qui espère bonifier son « made in France ». Bientôt le cassoulet et la tarte Tatin aux côtés du temple d'Angkor et des pyramides d'Égypte? Les Chinois n'auront qu'à remballer leur canard laqué, les Espagnols leur paella et les Italiens leur tiramisu. Prenez ces derniers: l'Union européenne leur reconnaît 166 spécialités culinaires alors que la France n'en affiche que 156 au menu. Et que dire des Japonais, qui viennent de rafler 191 étoiles au Michelin, soit deux fois plus de toques étoilées à Tokyo qu'à Paris... On s'en fiche, on est les meilleurs.

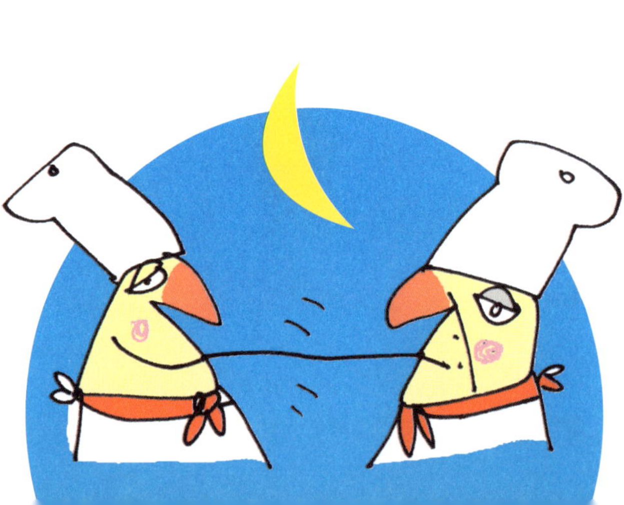

Je connais un bon petit restau (1)

Dans les trois quarts des restaus français, on ne fait plus la cuisine, mais de la « cuisine d'assemblage » : plats cuisinés sous vide, remis en température et nappés d'un fond de sauce industriel. Et c'est ainsi que le « chapon sauce foie gras » mitonné par un chef en cuisine a toutes les chances d'être un surgelé industriel « remis en température » au micro-ondes. Une question d'oseille : « Si vous avez un cuistot qui travaille avec des produits frais, vous ne dégagerez jamais plus de 10 % de marge, alors que si vous vous contentez de réchauffer des plats cuisinés, vous aurez une rentabilité d'au moins 15 % », explique un restaurateur parisien. Au pays de la bonne bouffe, quand on ouvre un restaurant, il n'est pas obligatoire d'avoir quelqu'un qui sache faire la cuisine ! Surtout depuis que les poids lourds de la bouffe industrielle ont investi le créneau avec des filières spécialisées en « prêt à manger ». Chez Danone, Davigel propose par exemple, pour les restaurants, une trentaine de plats tout préparés comme la « marinade océane de Galice », le « sauté de porc au pesto rosso » ou le « galopin de saumon à la napolitaine ». Chez Nestlé Food Services, on fait son beurre avec la marque Chef et ses fonds de sauce « blanquette », « Chateaubriand », « grand veneur », « jus de canard aux olives »... dont il suffit de napper les assiettes servies aux gourmets. De toute façon, ceux-ci ne remarquent même plus la différence, alors...

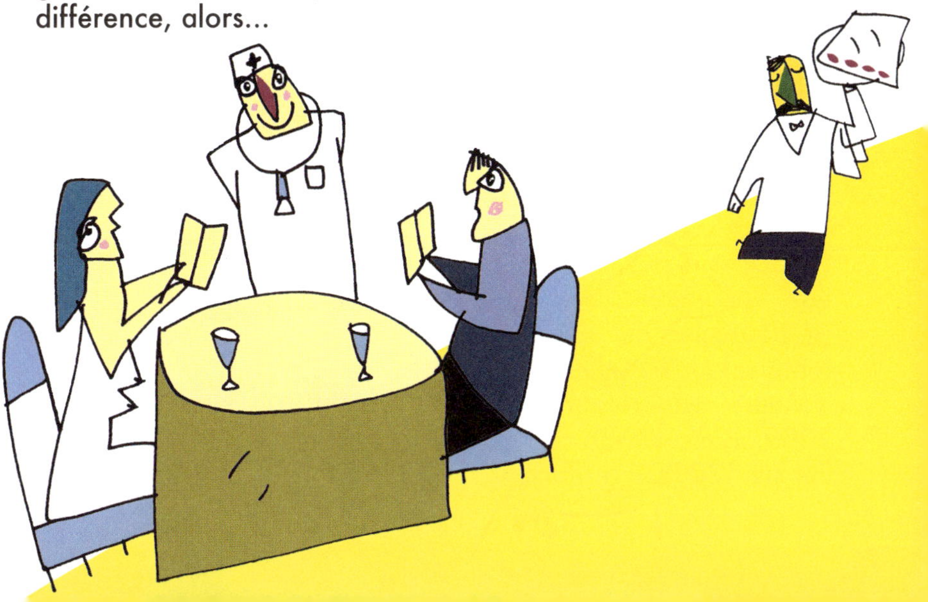

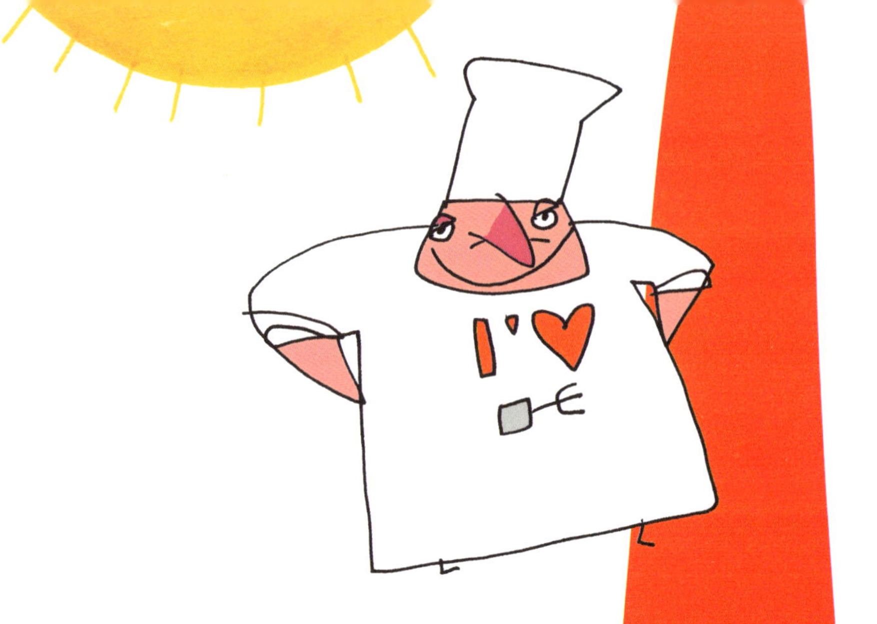

Je connais un bon petit restau (2)

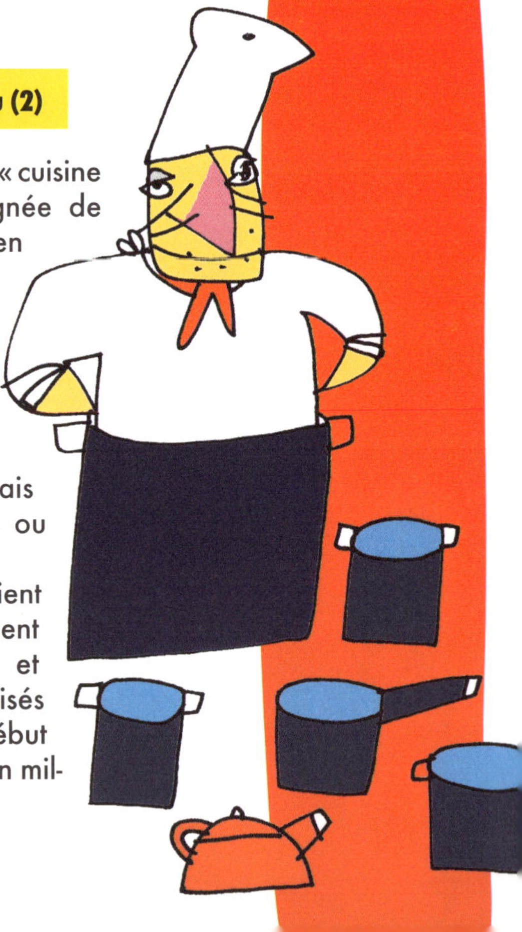

Pour combattre cette « cuisine d'assemblage », une poignée de restaurateurs a obtenu en juin 2007 la création d'un label « Maître restaurateur ». Placardé à la porte du restau, ce label garantit une cuisine préparée sur place avec au moins 50 % de produits frais achetés auprès d'artisans ou de petits commerçants.
Les pouvoirs publics pensaient que les volontaires allaient se bousculer au portillon et tablaient sur 20 % de labellisés « Maître restaurateur ». Début 2009, ils étaient moins d'un millier sur 120 000 restaus.

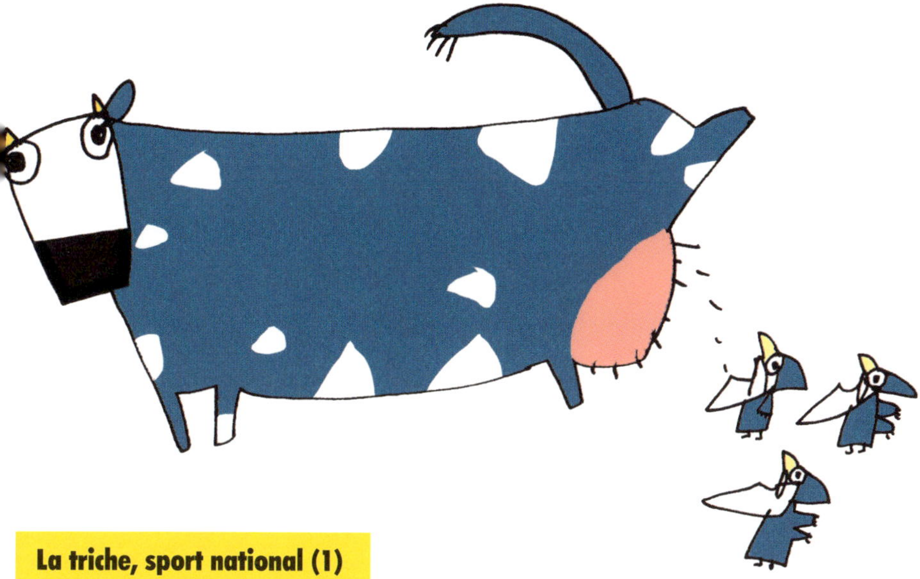

La triche, sport national (1)

Chaque été, pour attirer le vacancier, les restaurateurs sortent les menus « terroir ». Avec, pour certains, un sens très particulier de la géographie, comme ont pu le constater les agents des Fraudes lors de l'opération « Vacances 2006 ». Ainsi ce restaurant du Morbihan dont le « menu terroir » comprenait au choix une escalope de saumon de Norvège, un magret de canard des Hautes-Pyrénées, une entrecôte du Maine-et-Loire ou un filet de sandre du Kazakhstan...

Dans le Puy-de-Dôme, un restaurateur affichait un appétissant « menu terroir » composé d'une terrine de campagne, puis d'une pièce de bœuf ou d'un saumon aux lentilles. Sauf qu'il s'agissait d'une terrine industrielle fabriquée dans le Poitou-Charentes, que le bœuf était espagnol et les soit-disant lentilles vertes du Puy des produits d'importation. Toujours dans le Puy-de-Dôme, les agents des Fraudes, attirés par ce panneau à l'extérieur d'un restaurant « Ici produits et viande 100 % Salers », avec photo de ladite vache auvergnate au milieu d'un pâturage estampillé « Parc régional des volcans », n'ont trouvé dans les cuisines que de la vache allemande. Entre juillet et août, les Fraudes ont distribué pas moins de 807 P.-V. et rappels à la réglementation pour « fausse » publicité ou « de nature à induire en erreur », et 325 pour des tricheries sur les provenances et origines. Ça, c'est français, Môssieu !

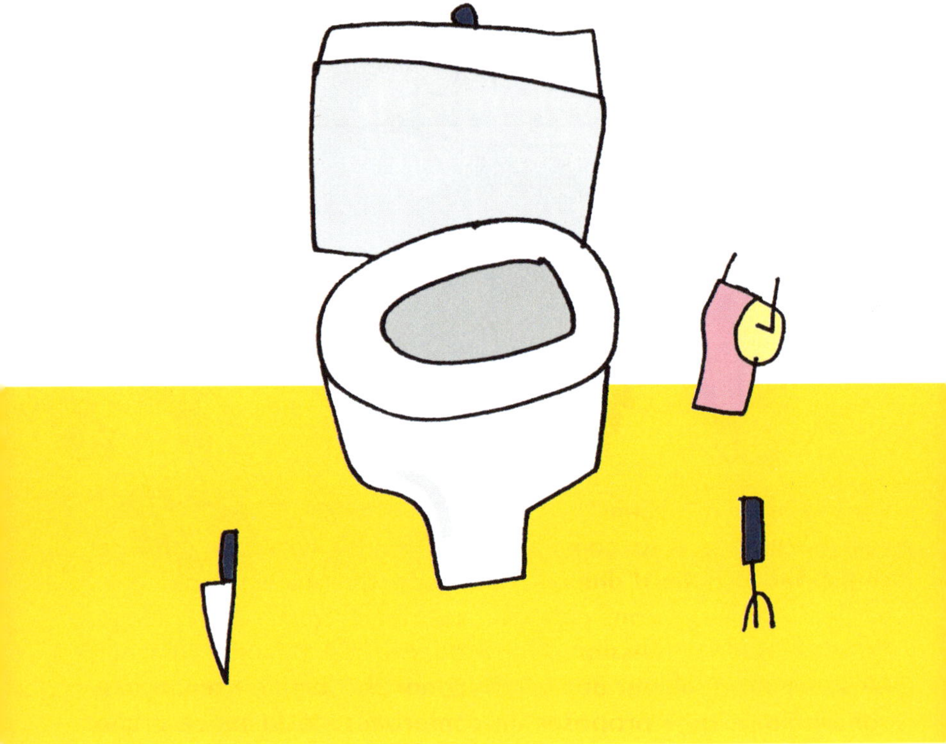

La triche, sport national (2)

Comme ces casse-pieds d'enquêteurs de la Répression des fraudes avaient l'habitude de débarquer sans prévenir dans les restaus pour y chercher tout ce qui peut vous refiler la gastro, vous coller une intoxication, ou vous arnaquer (genre fausse entrecôte de Salers ou poisson d'élevage déguisé en bar de ligne), notre ministre de l'Économie, Christine Lagarde, et ses deux secrétaires d'État à la Consommation et aux PME ont signé en juillet 2008 une merveilleuse « charte des droits des entreprises du secteur des hôtels, cafés et restaurants ». Laquelle a été accueillie avec gourmandise par les patrons de restaus. Principal objectif de ladite charte : faire en sorte que les contrôles « se déroulent dans les meilleures conditions possibles ». En clair, qu'ils ne viennent pas gâcher la soupe. Désormais, les opérations de la Répression des fraudes doivent être menées « dans le souci de préserver

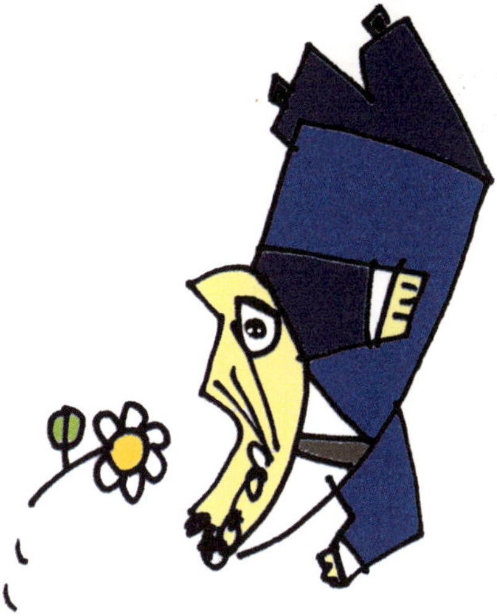

l'entreprise et sa clientèle». Prière également d'apporter «un soin particulier à la communication sur les contrôles afin de limiter les risques d'atteinte à l'image du professionnel concerné...» Mieux: dans chaque département, un «médiateur» désigné par la profession pourra donner son avis au préfet sur les sanctions à infliger aux vilains canards. Comme «tenter une conciliation» ou «proposer un compromis» à la place d'une décision de fermeture, par exemple. Grâce à ce zélé conseiller, les cafetiers et restaurateurs du coin auront la possibilité de connaître le nombre et le thème des contrôles inscrits au menu pour l'année. Enfin, chaque année, un comité départemental, où siège un représentant du commerce et de l'artisanat, évaluera la qualité des contrôles afin de distribuer les bons points. C'est ce qui s'appelle une charte aux petits oignons!

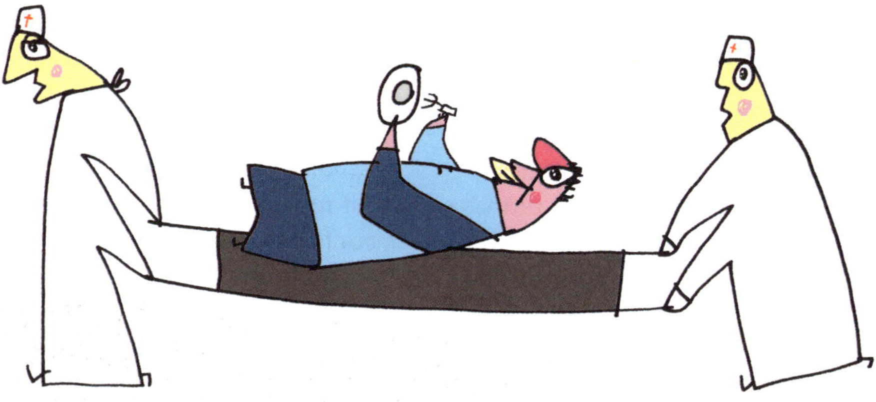

La triche, sport national (3)

Grâce à la loi sur la dépénalisation du droit des affaires voulue par Sarkozy, les enquêteurs des Fraudes ne pourront quasiment plus coller de P.-V. La plupart des « infractions au code de la consommation » donneront lieu à de simples « injonctions administratives ». Dans un récent document de travail de la chancellerie, on découvre ainsi quelques bonnes nouvelles pour les fraudeurs. Jusqu'à présent, le margoulin qui vous vendait son poulet industriel en l'étiquetant « Label Rouge » risquait deux ans de prison et 37 500 euros d'amende. Avec la nouvelle loi, encore en chantier, qui « redonnera confiance à tous ceux qui prennent chaque jour le risque d'entreprendre », *dixit* la garde des Sceaux Rachida Dati, il recevra simplement un courrier l'enjoignant de se mettre en règle, et on passera l'éponge s'il s'exécute. *Idem* pour celui qui vend son picrate comme un cru AOC, ou qui met un coup de tampon « Agriculture biologique » sur ses fruits et légumes « pesticidés ». Même heureuse surprise pour le faux boulanger qui vous fourgue du pain industriel en faisant croire qu'il l'a pétri et cuit sur place. *Exit* aussi les P.-V. pour non-affichage des prix. Mais il y a plus fort encore. Auparavant, quand la DGCCRF déclenchait une procédure pénale, le consommateur grugé était prévenu et pouvait se porter partie civile par un simple courrier au procureur. Désormais, la victime devra intenter – à ses frais – une action au civil. À condition qu'elle découvre toute seule, par exemple, que ses pommes « bio » ont été dopées par des engrais chimiques et des pesticides. Car, comme de bien entendu, ces injonctions administratives ne seront pas rendues publiques... On pardonne tout et on recommence !

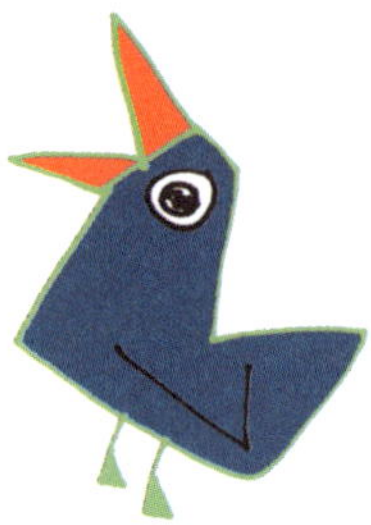

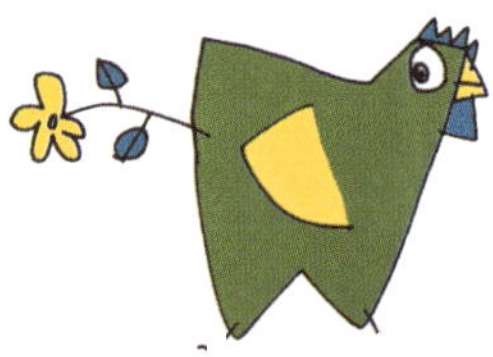

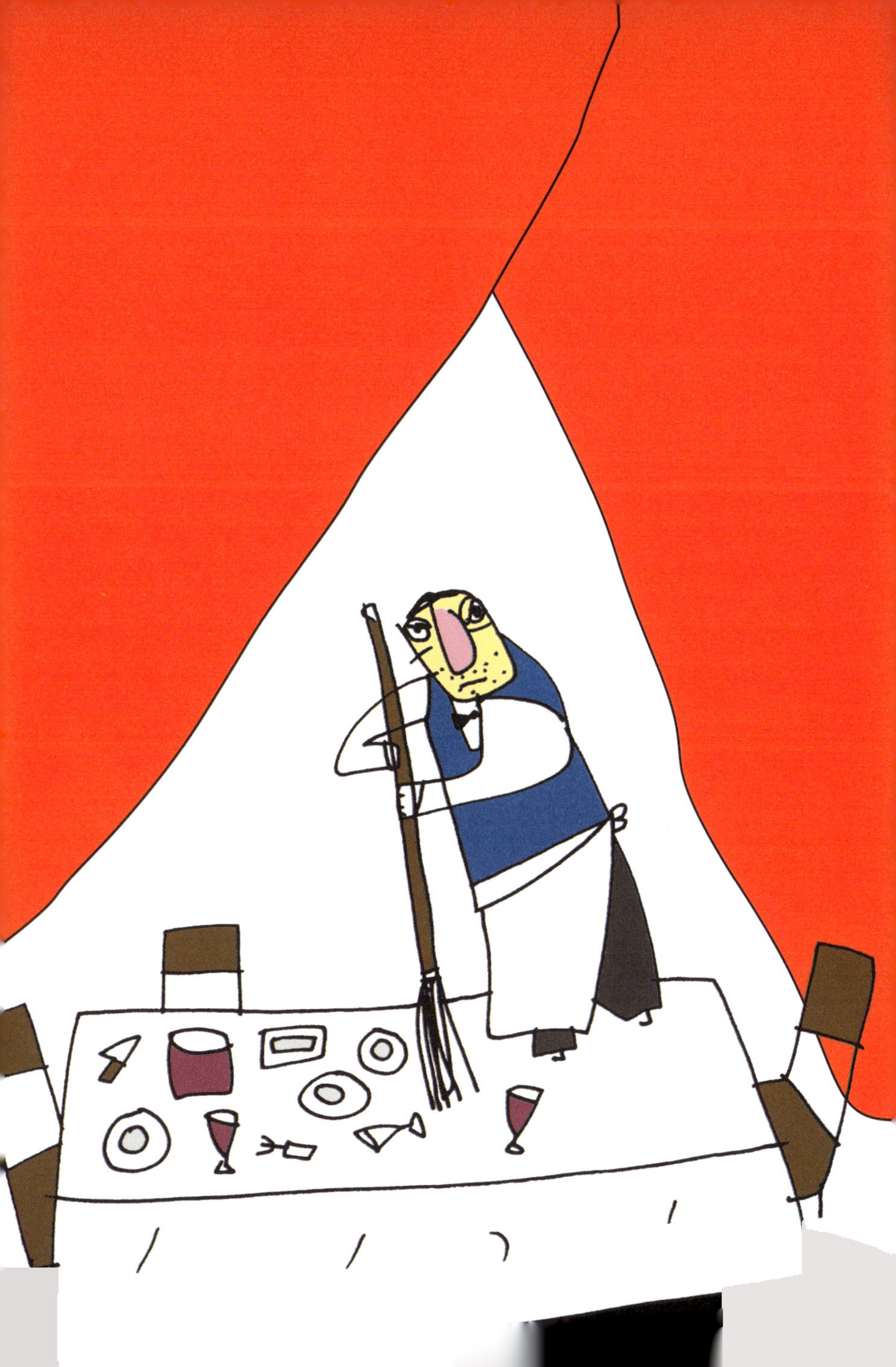

Voyage en graisse

25 grammes, c'est la quantité moyenne de mauvaises graisses que l'on avale quand on commande son repas dans un fast-food en France. En 2006, des chercheurs danois ont en effet analysé les nuggets de poulet, les gaufres et les gâteaux vendus par les géants de la restauration rapide dans 18 pays. Ce sont les fast-foods hongrois qui décrochent la première place avec 42 grammes de graisses saturées, celles qui vous flinguent les artères. Les Américains, eux, se contentent de 36 grammes. Mais restent loin derrière les Danois, qui affichent moins de 1 gramme par menu. Il faut dire que là-bas (contrairement à ce qui se fait partout ailleurs) le taux de mauvaises graisses est réglementé. Ces Danois ne savent pas goûter les plaisirs de la vie...

Miam-miam

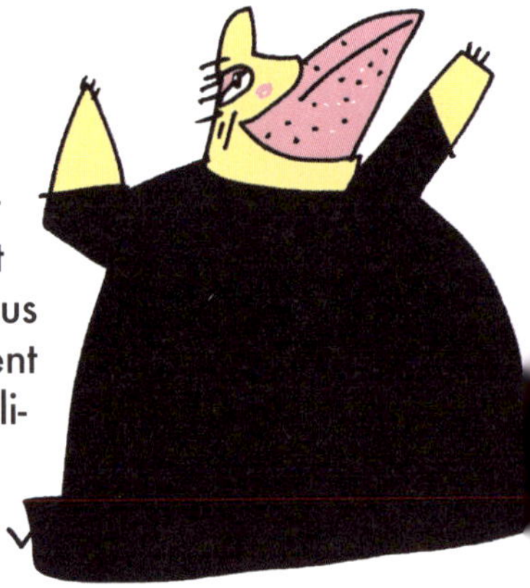

Les artistes qui, voilà 17 000 ans, ont peint les fresques de Lascaux ignoraient le fast-food, les malheureux ! Comme tous les hommes préhistoriques, ils n'avaient aucune de nos maladies dites « de civilisation », telles que le diabète, les accidents cardio-vasculaires ou le cancer, et ce tout simplement parce qu'ils mangeaient plus sainement que nous.
C'est en tout cas la conclusion de plusieurs études scientifiques récentes qui montrent que, faute de fruits et légumes en quantités suffisantes, l'homme moderne avale deux fois moins de calcium et de potassium que ses ancêtres du Paléolithique, six fois moins de vitamines...
Mais il se goinfre de sucre et engloutit trois fois plus de graisses saturées à force de se gaver de viandes et de produits laitiers. Bref question nutrition, les fast-foods n'en sont même pas à l'âge de pierre. Ah, ce côté primitif-futuriste est d'un chic !

La pub, c'est bien

« Ce que nous vendons à Coca-Cola, c'est du temps de cerveau humain disponible. » On se souvient de la phrase de Patrick Le Lay. L'ex-patron de TF1 aurait pu ajouter : d'autant plus disponible qu'il est jeune. Des chercheurs de l'université de Stanford, en Californie, ont voulu savoir jusqu'à quel point la pub pouvait imprimer la matière grise des bambins. Ils ont pris 63 gamins entre 3 et 5 ans, auxquels ils ont servi des hamburgers, *Chicken nuggets* et frites venant de chez McDonald's (le plus gros annonceur aux États-Unis avec 1 milliard de dollars par an). La moitié des échantillons dans des emballages blancs, l'autre dans des paquets estampillés « McDonald's ». Les scientifiques n'ont pas été déçus du résultat. À une écrasante majorité, les enfants ont trouvé nettement plus goûteux le menu signé par la marque. Les frites piochées dans le cornet rouge et jaune ont ainsi été plébiscitées à 76 %. On comprend mieux pourquoi, en France, l'agroalimentaire a sorti les couteaux pour que l'on ne lui interdise pas de truffer de spots les programmes pour enfants. L'Agence française de sécurité sanitaire des aliments (Afssa) affirme que c'est la seule mesure efficace pour enrayer l'obésité infantile (1 Français de huit ans sur 5). Et alors ? Si nos enfants veulent devenir obèses, on ne va quand même pas les en empêcher...

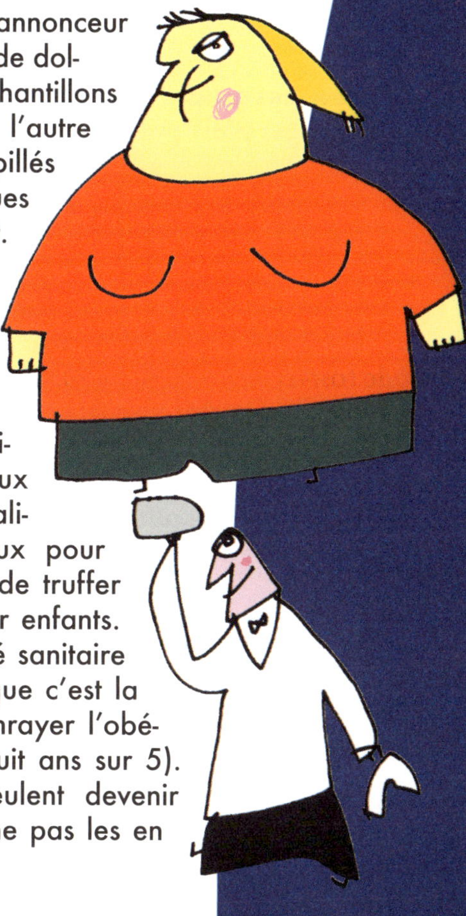

Emballé, c'est pesé !

Depuis que la verte Dominique Voynet a loué la « complétude de la démarche environnementale de McDonald's », on sait tous qu'un repas chez McDonald's, c'est bon pour la santé et pour la planète. La preuve : chaque année McDonald's France recycle, en les transformant en papier, 11 000 tonnes de cartons d'emballage, ceux qui servent dans ses cuisines. Bon, certes, de l'autre côté du comptoir, 34 000 tonnes d'emballages non recyclables filent tous les ans directement dans la benne à ordures. Tous ces repas dégustés sur place, servis dans des gobelets et des boîtes en carton qui se retrouvent souillés, dont l'industrie du papier ne veut pas...
Et tous ces repas emportés, notamment dans les McDrive où l'on passe commande sans descendre de sa voiture, et pour lesquels on a droit à un gros sac en papier pour le transport, un plateau à trous pour stabiliser les gobelets, un petit sac pour empêcher le cornet de frites de se renverser... Comptez par repas en moyenne 100 grammes d'emballages qui partent à la poubelle, contre « seulement » 60 quand vous avalez votre cheeseburger-frites-coca sur place. McDonald's France indique avoir pour objectif de réduire de 8 % d'ici 2010 les 70 tonnes de carbone que génère à l'année chacun de ses restaus. Ils vont finir par être trop écolos !

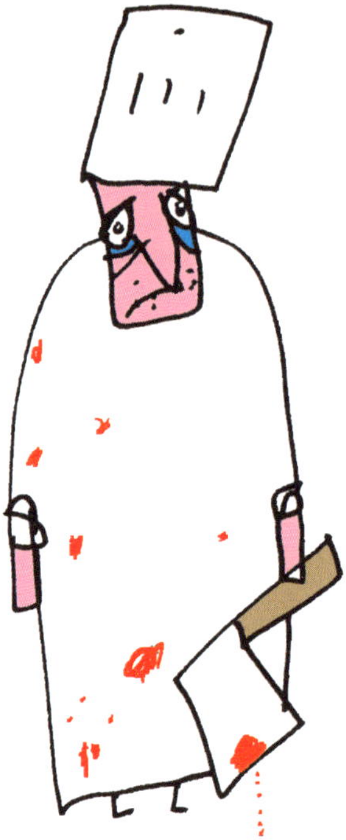

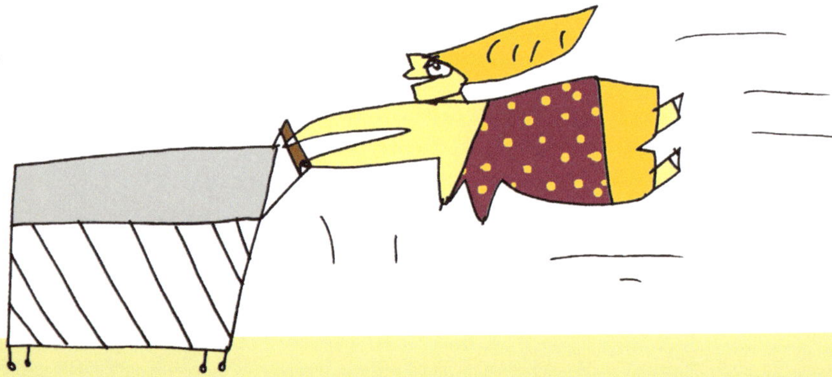

Ça s'appelle l'« Observatoire Quick Goût et Nutrition ». La chaîne de fast-foods l'a créé pour « dresser un bilan des idées reçues en matière d'alimentation ». Et a lancé en février 2006 un programme destiné à informer le consommateur pour lui « apprendre à mieux manger ». Ainsi, en achetant son « Suprême cheese », son burger « Classic pepper » ou ses « Chicken dips », le client de n'importe quel Quick peut désormais calculer combien il s'envoie de protéines, lipides, glucides, sel et calories. Et McDonald's a fait pareil ! Mieux : le client peut comparer sa dose avec les recommandations des nutritionnistes sur une journée. Ces « repères nutritionnels journaliers » ont été savamment concoctés par l'EMRA (European modern restaurant association), une structure de lobbying créée en 1995 par les chaînes de fast-foods elles-mêmes : Quick, McDonald's, Pizza Hut, Kentucky Fried Chicken, Burger King. On n'est jamais mieux servi que par soi-même. Bref, désormais, comme s'en réjouit le patron du programme chez Quick dans *Marketing Magazine* (1/04/2006) : « Nous donnons au client les clés de la nutrition. Reste à lui de les utiliser. » Et puis, lire des recommandations diététiques tout en se goinfrant de hamburgers, c'est classe, non ?

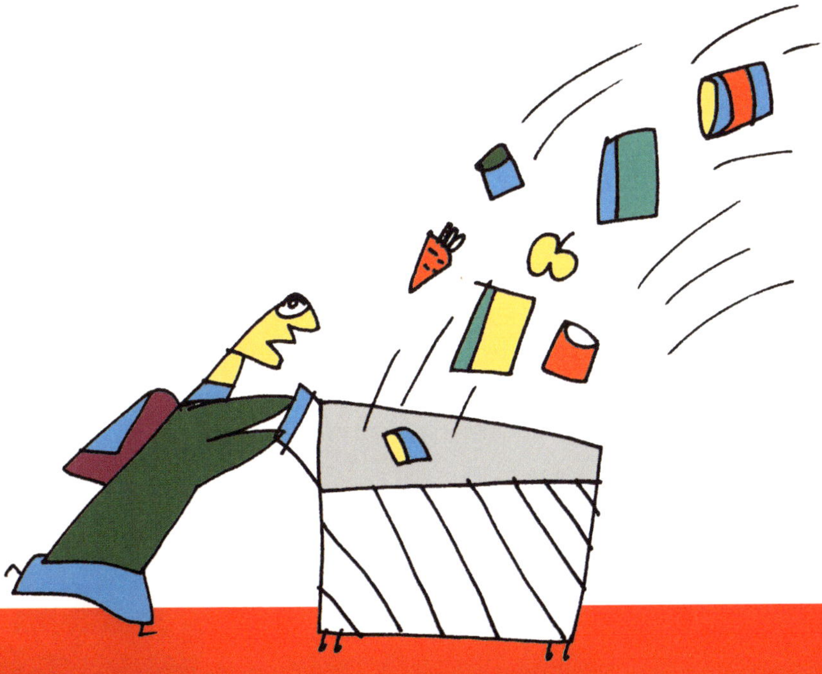

Le soda, c'est plus fort que toi !

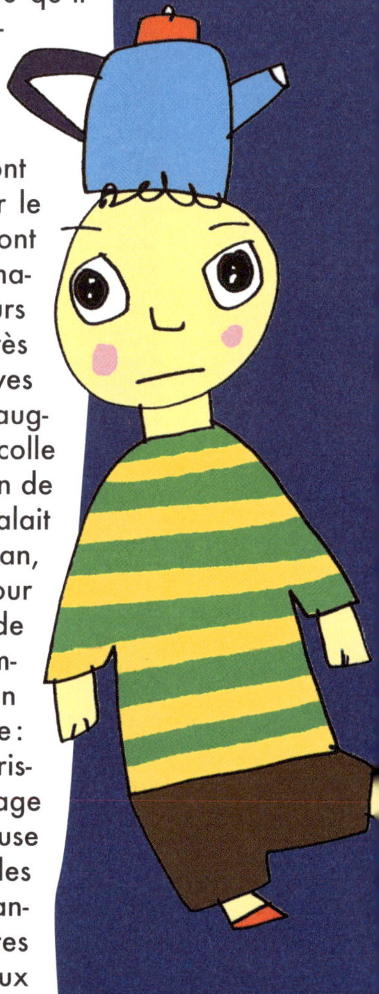

On savait que les sodas étaient bourrés de sucre : environ l'équivalent de six morceaux de sucre, ou 135 calories sur les 2000 qu'il est conseillé de ne pas dépasser chaque jour. C'est d'ailleurs pour cette raison que Coca-Cola et les autres sont soupçonnés d'alimenter l'épidémie d'obésité. Voilà que les sodas sont méchamment soupçonnés de favoriser le cancer. Des chercheurs indiens se sont intéressés à l'influence de la consommation de sodas chez les Américains. Leurs résultats, présentés lors d'un congrès international sur les maladies digestives en 2004, montrent que la courbe d'augmentation des cancers de l'œsophage colle pile poil avec celle de la consommation de sodas. En 1946, chaque Américain avalait en moyenne 49 litres de sodas par an, contre 224 aujourd'hui (50 litres pour les Français), soit une augmentation de 450 %. Et dans le même temps, le nombre de cancers de l'œsophage a fait un bond de 570 %. Conclusion de l'étude : plus on boit de soda, plus on court le risque de choper un cancer de l'œsophage (5 500 morts par an en France). À cause des remontées gastriques, ont expliqué les chercheurs. Selon leurs calculs, une cannette de soda correspond à 53,5 minutes d'exposition acide. On comprend mieux que ce soit si efficace contre la gastro !

Du bio à la cantine ?

Le ministre écolo Borloo l'a partout trompeté : suite au Grenelle de l'environnement, l'État a décidé de montrer l'exemple. D'ici 2012, il servira dans ses cantines 20 % de produits bio. Mais, ruse, cela ne concerne que les gamelles des fonctionnaires. Comprenez uniquement le personnel des ministères et des préfectures. À la trappe, les millions d'élèves qui mangent à la cantine et leurs 900 000 profs, mais aussi les pensionnaires des maisons de retraite, les malades hospitalisés, les détenus dans les prisons, etc. Du coup, ça ne fera pas beaucoup, et c'est dommage, car la filière « AB », avec seulement 2 % de la surface agricole, a déjà du mal à remplir les Caddies, et si l'État s'était vraiment montré exemplaire, il aurait fallu acheter encore plus de bio à l'étranger, d'où transports, pollution, CO_2, dépense d'énergie, bref une désopilante calamité écologique. Mais les amis de la bouffe chimique ont échappé au pire : donner un vrai coup de pouce à nos 12 000 paysans qui font de l'agriculture biologique, voilà ce qui les aurait vraiment mis en danger ! Ouf !

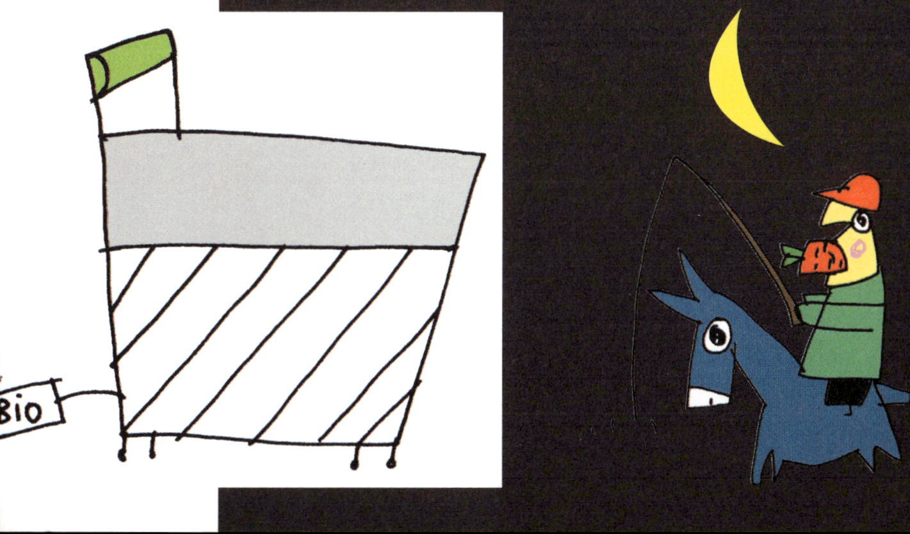

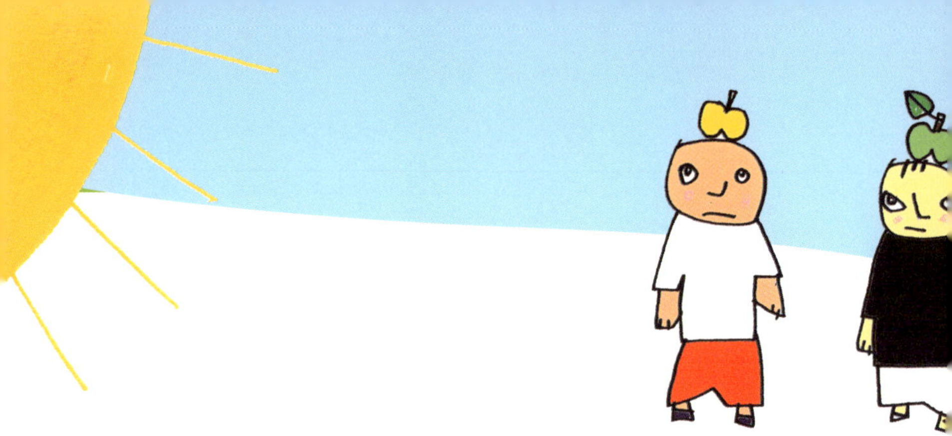

La cantoche, c'est fastoche

Nos chères têtes blondes l'ont échappé belle. Voilà un bail, le 25 juin 2001, pas moins de sept ministres avaient pondu de concert une circulaire enjoignant les responsables des cantines de leur fournir des repas équilibrés. Terminé le steak à 20 % de gras, le « cordon bleu » de dindonneau surgelé dans sa coque de fromage fondu, le « cœur de mer » avec ses brisures de poisson et ses 35 % de panure, le « croisillon emmental » à 0,84 % d'emmental, etc. Bref, que du sain, du bon, du naturel, l'horreur, quoi !

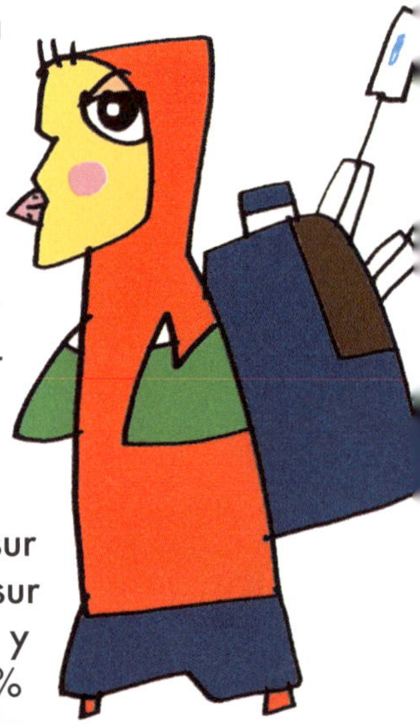

Heureusement, cinq rentrées scolaires plus tard, l'Agence française de sécurité sanitaire des aliments (Afssa) est allée mettre son nez dans les plateaux-repas de 784 collèges et lycées, et a constaté que 11 % des établissements scolaires n'ont jamais entendu parler dudit texte, 31 % vaguement. En épluchant les menus sur vingt jours, l'Afssa s'est aperçue qu'une bonne part des cantines s'assied sur l'un des critères les plus importants, portant sur la fréquence des aliments : 23 % des cuistots y jettent un œil. Il est vrai que seulement 38 % des responsables des achats sont formés à la nutrition, et que le coût moyen d'un repas au collège plafonne à 1,69 euro. De toute façon, pour les batailles de yaourts et de semoule, la bouffe chimique, c'est encore mieux !

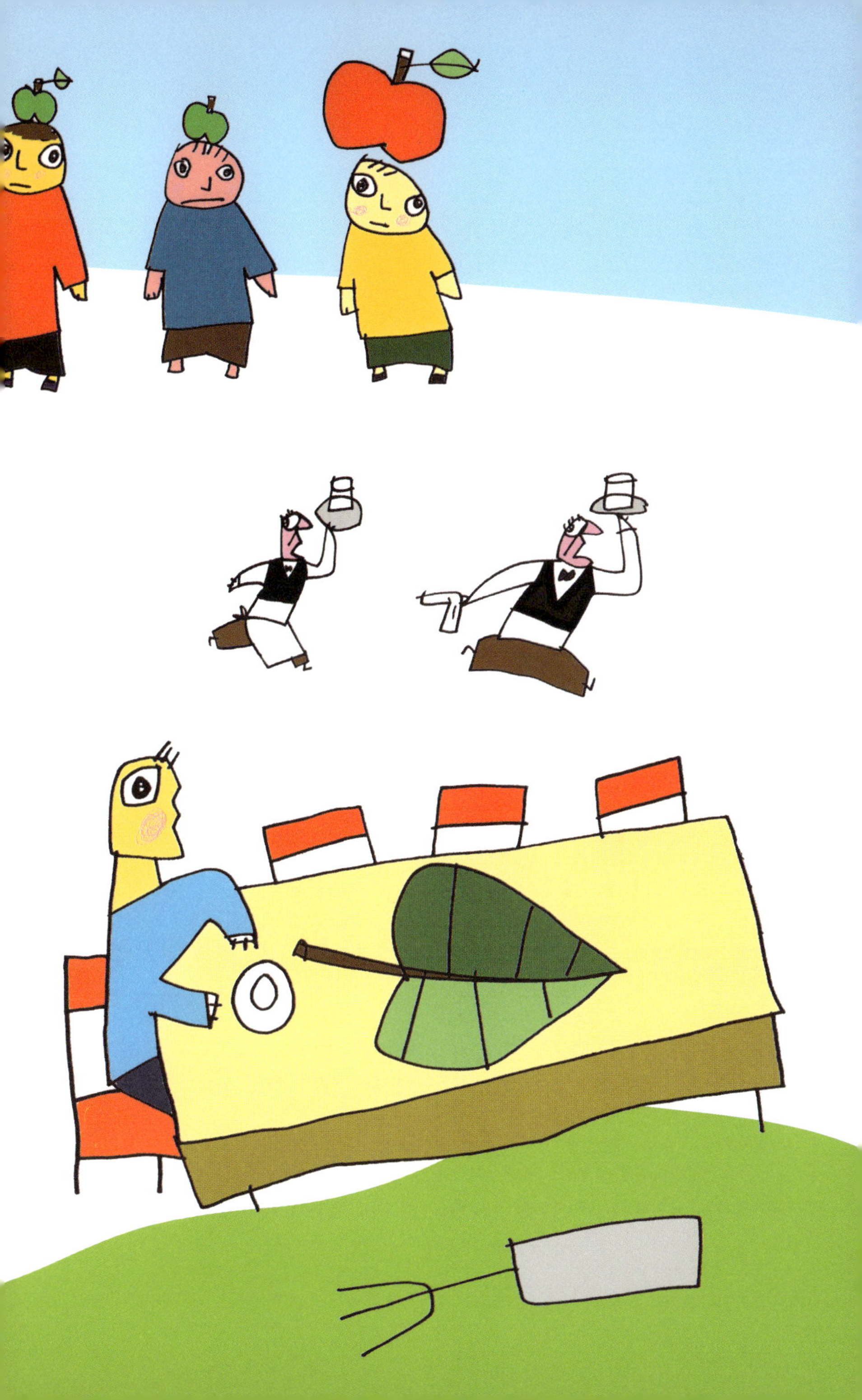

AU MENU DEMAIN

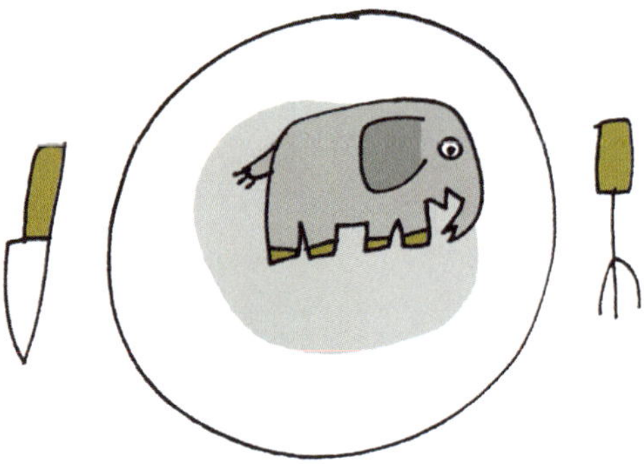

Retiens-toi, mon cochon !

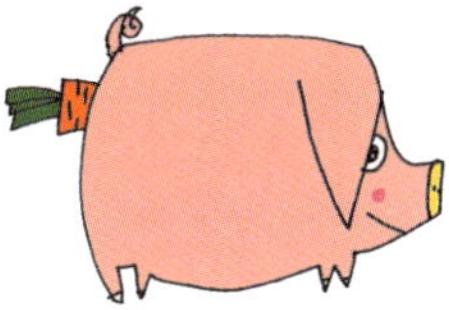

Comment nous empêcher de faire du lard ? À quelques kilomètres de Rennes, dans une ferme expérimentale, des cochons équipés de pacemakers testent un nouveau système anti-obésité sous la conduite de chercheurs de l'Inra. L'appareil implanté sous la peau – un boîtier rond de 5 centimètres de diamètre et 0,7 d'épaisseur – imite le signal électrique que le cerveau envoie à l'organisme pour lui dire d'arrêter de manger. Résultat : le cochon, équipé de ce pacemaker coupe-faim, avale jusqu'à 35 % de calories en moins. Alors qu'un porc normal est rassasié avec 1,2 kg d'aliments par jour, l'animal appareillé se contente d'un petit 800 grammes.
Ce pacemaker breveté a ravi l'industrie pharmaceutique, qui a tout de suite mis la main à la poche pour aller encore plus loin. Avec 300 millions d'obèses sur la planète, les clients ne manquent pas, ce qui explique qu'actuellement, pas moins de 200 équipes de recherche phosphorent sur les mécanismes de la satiété. Sur leur lancée, les chercheurs de l'Inra se sont mis en tête, toujours avec les impulsions électriques du cerveau, de modifier les préférences alimentaires. Pour voir si ça marche, une dizaine de cochons cobayes ont le choix entre trois menus, qu'ils sélectionnent en appuyant avec leur groin sur l'un des trois boutons. On crève d'envie d'essayer ces jolis gadgets.

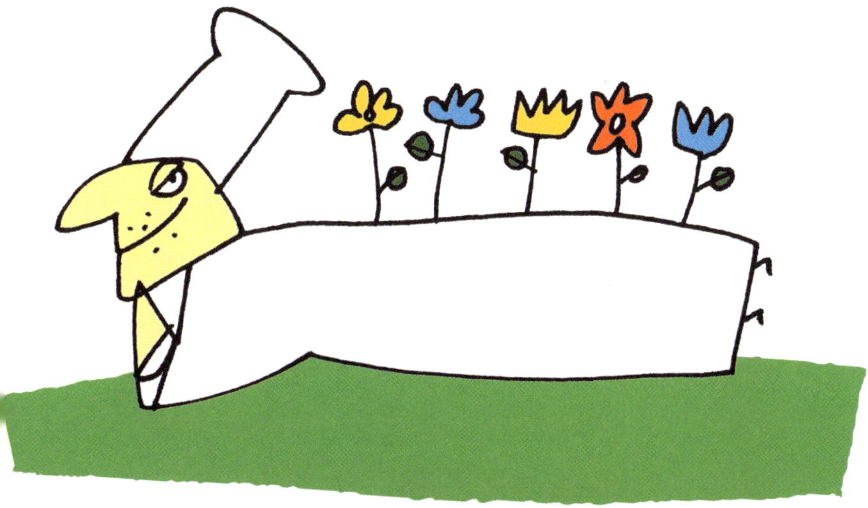

Danone s'occupe de nos neurones

Il y avait le yaourt Actimel qui « contribue à renforcer les défenses naturelles de l'organisme ». Et aussi le yaourt Essensis « qui nourrit votre peau de l'intérieur », lancé en février 2007 et stoppé deux ans plus tard, un échec commercial complet. Tant pis : Danone nous prépare « Souvenaid », un breuvage anti-Alzheimer. Cette bonne nouvelle a été annoncée en fanfare en juillet 2008, lors du Congrès international sur la maladie d'Alzheimer à Chicago. Le roi du yaourt a révélé avoir fait boire, pendant douze semaines, à 225 malades en début d'Alzheimer une bouteille par jour de Souvenaid. Résultat : la boisson à base de vitamines B, d'oméga-3 et d'antioxydants pourrait ralentir la maladie. De quoi faire saliver les actionnaires. Imaginez une potion magique qui intéresserait 25 millions de malades sur la planète. Sans compter tous les hypocondriaques qui fonceraient acheter le flacon dès leur premier trou de mémoire. Sauf qu'à bien regarder l'étude, on a le sentiment que Danone l'a un peu survendue. D'abord, ce qui a été mesuré, c'est une notion on ne peut plus floue : l'amélioration des « performan-

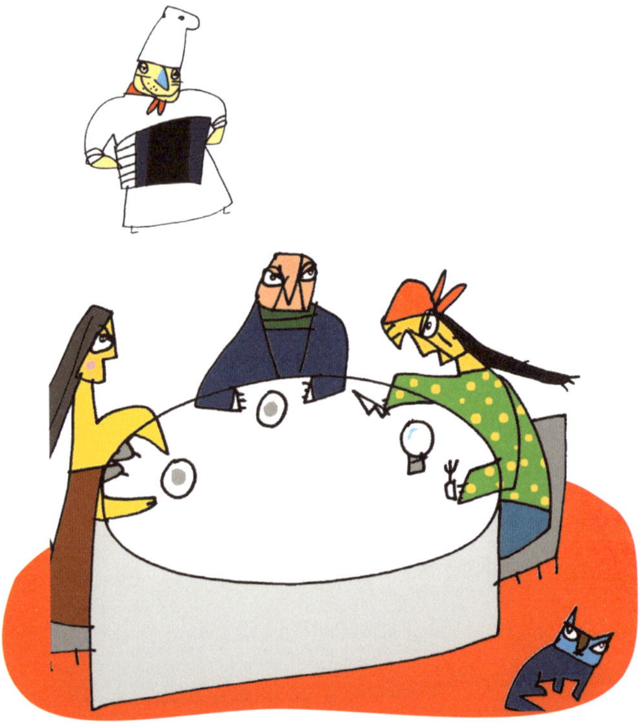

ces cognitives ». Ensuite, on ne trouve aucun résultat chiffré. Ce qui explique peut-être pourquoi l'étude n'a pas été publiée dans une quelconque revue scientifique. Contacté par *Le Canard enchaîné* (02/2009), le patron de Danone Medical Nutrition (la filiale spécialisée dans la nutrition infantile et médicale) s'est montré plutôt gêné aux entournures, comme s'il avait été débordé par le zèle des communicants de la maison mère : « Cette étude n'aurait jamais dû paraître dans la presse grand public. Elle nous a juste appris que Souvenaid était bien toléré et que ça valait le coup d'en faire une deuxième pour avoir des preuves de son efficacité. » Et d'avouer : « Je ne sais pas ce que ça va donner au bout du compte. » Du côté des neurologues, ce n'est pas l'emballement. Comme l'explique l'un d'entre eux, « cela va sans doute finir en élixir soi-disant bon pour le cerveau et vendu sans ordonnance en pharmacie, avec un gros marketing derrière. » La bataille s'annonce à couteaux tirés avec Nestlé, qui a aussi dans ses cartons un aliment anti-Alzheimer. Rappelez-moi le nom de ce yaourt miracle…

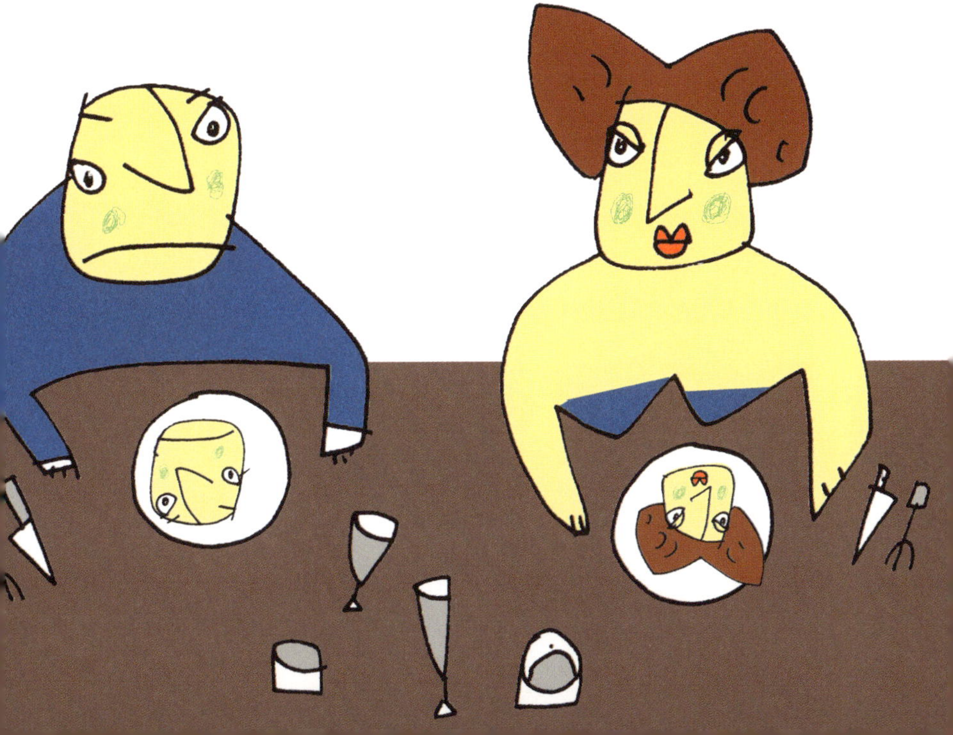

La beauté du lait

Un grand pas pour l'humanité, et pour la vache ! L'industrie agroalimentaire a mis au point un lait décoloré. Le breuvage en question est obtenu par saupoudrage d'enzymes qui décomposent les micelles de caséine, la protéine qui donne sa couleur neige au lait. Transformé en liquide visqueux, transparent, ce que l'on peut encore appeler du lait a aussi un goût plus sucré après que les enzymes ont converti le lactose en glucose. Et en plus, il est possible d'y ajouter des « aromatisants acides ». Jusqu'à présent, quand on mélangeait du jus de fruits avec du lait, celui-ci virait à l'aigre. Un handicap que ne connaît pas la nouvelle mixture. But de la manœuvre : fabriquer facilement des jus de fruits lactés, comme les *smoothies* très à la mode. Vous savez, ces breuvages doucereux qui sentent bon la côte Ouest des États-Unis. La mode a si bien pris en France que l'on a désormais droit, nous aussi, à des « *Lood juice bar* » où l'on peut téter son jus lacté fraise banane ou potimarron entre « pulpivores ». À quand le lait maternel décoloré, qu'on se marre ?

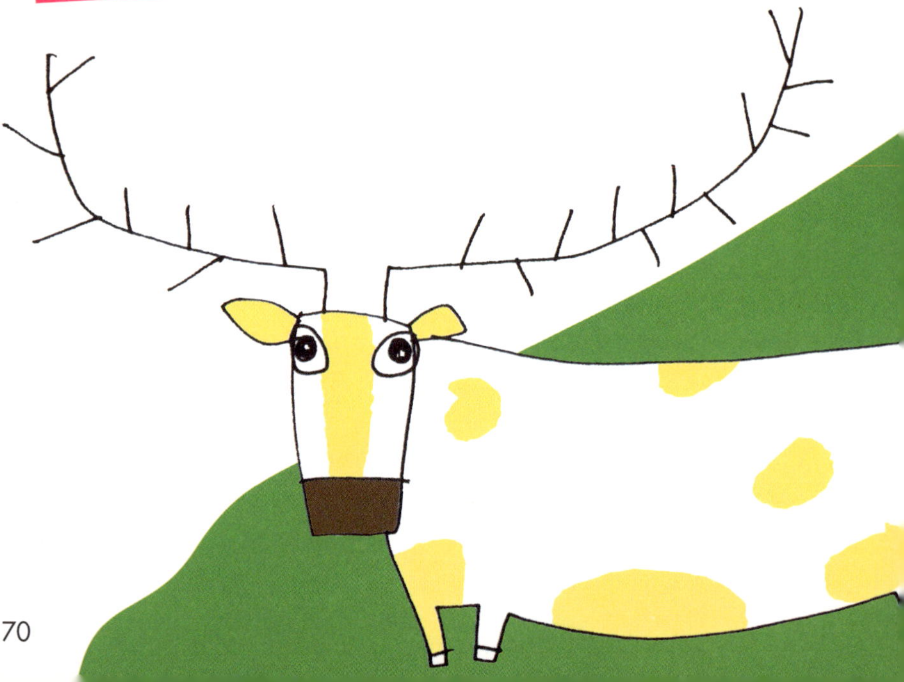

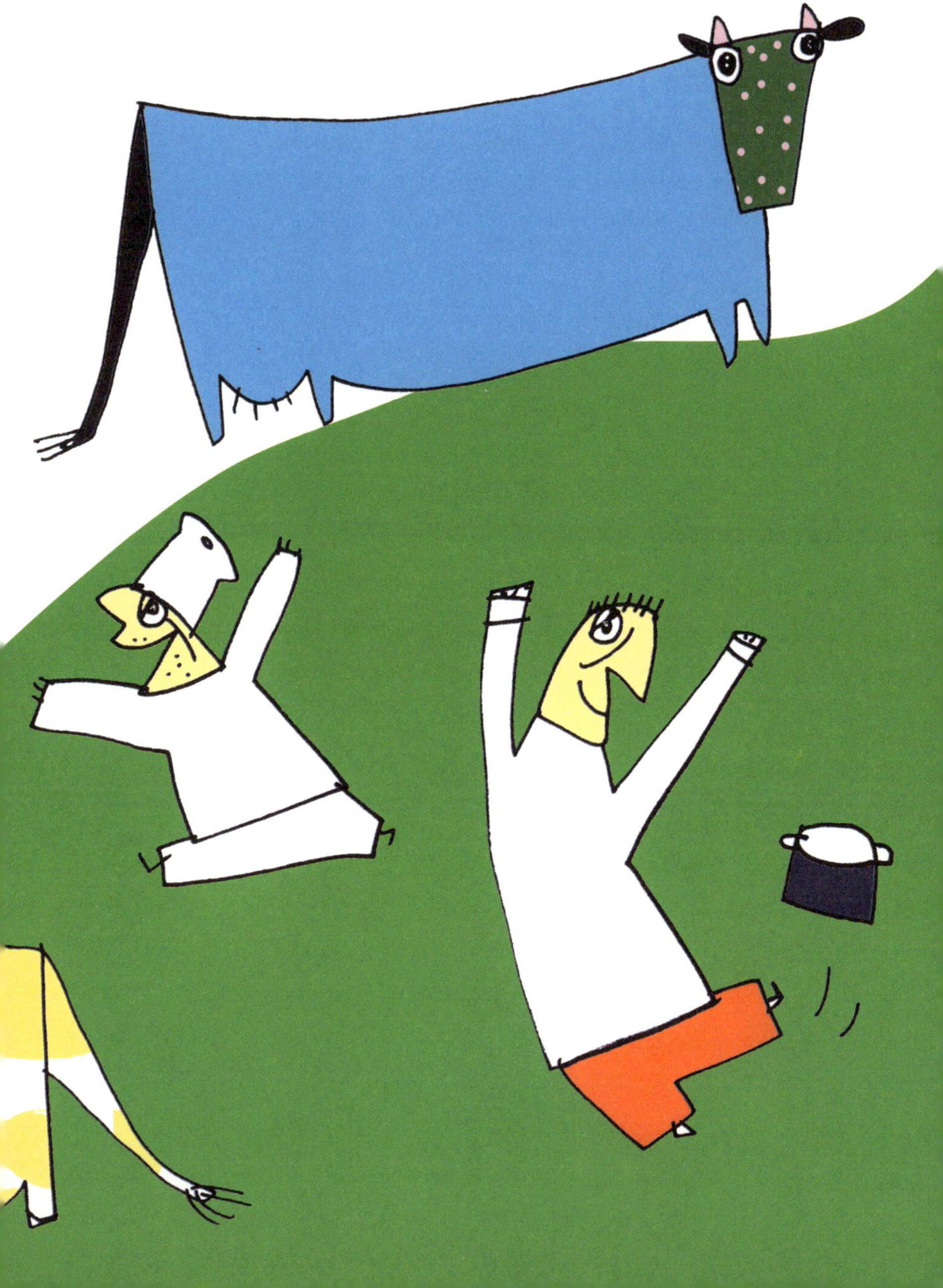

Une glace entre deux eaux

Bientôt, en léchant votre glace sur la plage, vous avalerez, peut-être sans le savoir, du loup de mer. Pour survivre dans les eaux glacées, certaines espèces de loups de mer fabriquent en effet des protéines « antigel ». Protéines qui intéressent bigrement l'industrie agroalimentaire, qui voudrait en farcir les crèmes glacées afin d'éviter la formation de cristaux désagréables en bouche. La technique consiste à les extraire directement du sang des poissons (un loup de l'Atlantique produit environ 13,28 grammes de protéines, à 75 euros le gramme) et à les réinjecter dans l'aliment. Actuellement, la crème glacée se conserve six mois en supermarché. Grâce à la protéine antigel, elle tiendrait le coup deux fois plus longtemps…

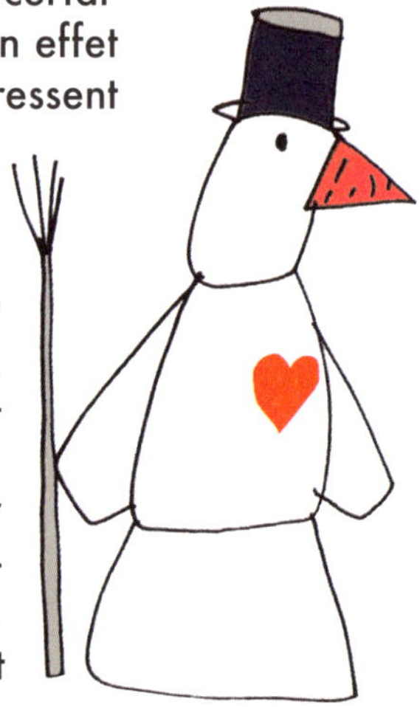

On attend ça avec impatience, surtout quand on sait qu'Unilever a mis au point une crème glacée incorporant une protéine antigel obtenue par génie génétique issue d'un poisson des mers froides, et qu'Américains, Australiens et Néo-Zélandais ont la chance de pouvoir déjà s'en pourlécher les nageoires !

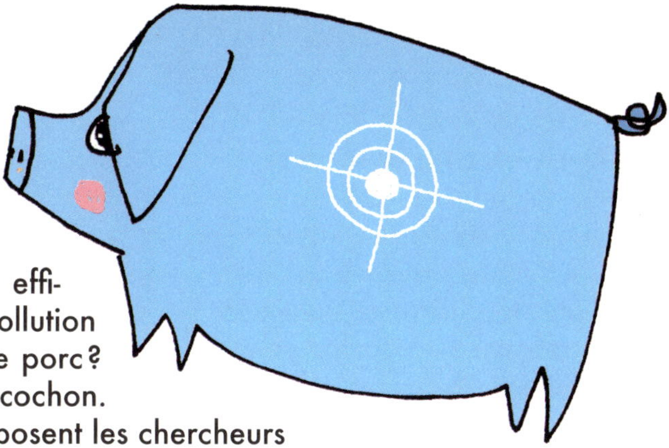

L'usine à lisier sur pattes

Comment traiter efficacement la pollution des déjections de porc ? En améliorant le cochon. C'est ce que proposent les chercheurs de l'université de Guelph au Canada. En introduisant un gène de rat dans l'ADN d'embryons de porcs, ils ont inventé des porcs transgéniques qui produisent une protéine capable de décomposer le phosphore contenu dans le lisier. Le cochon en question émet une salive riche en phytase, un enzyme qui lui permet d'absorber des concentrations de phosphore maousses au moment de la digestion et donc d'excréter dans le lisier d'autant moins de phosphore. Il ne reste plus qu'à tester la viande fournie par ces usines à lisier sur pattes, histoire de vérifier que, *dixit* le patron de l'unité, « la viande ne sera pas toxique lorsque consommée ». Un détail...

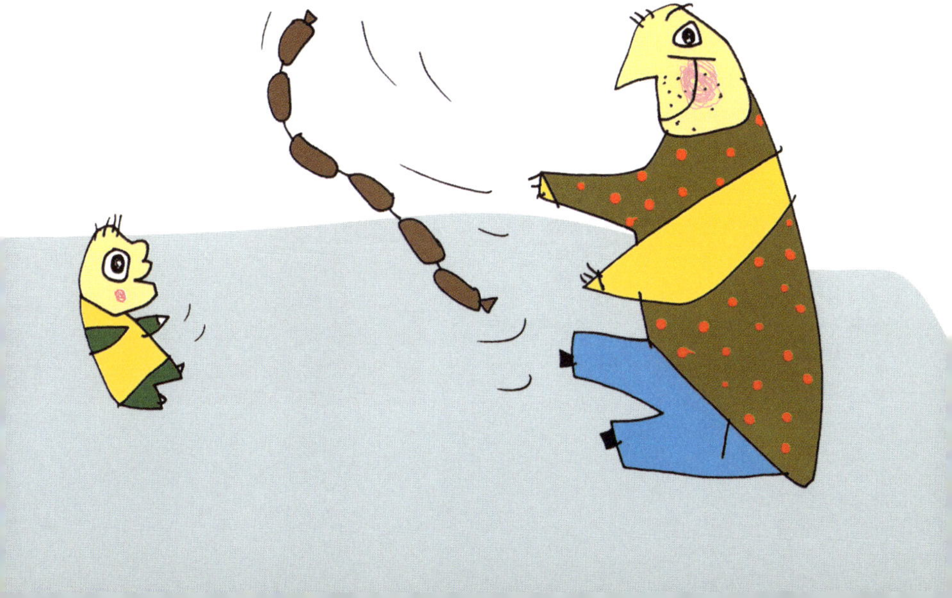

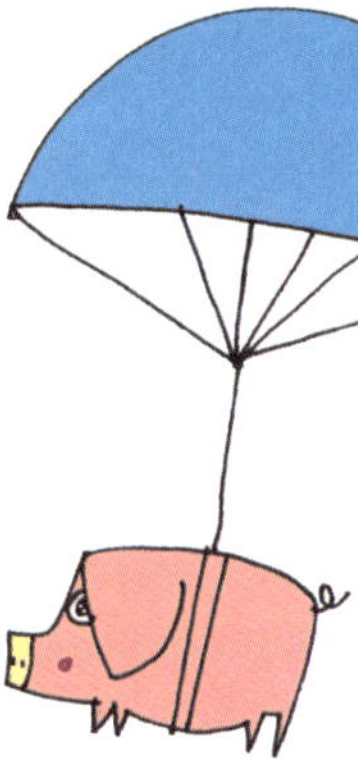

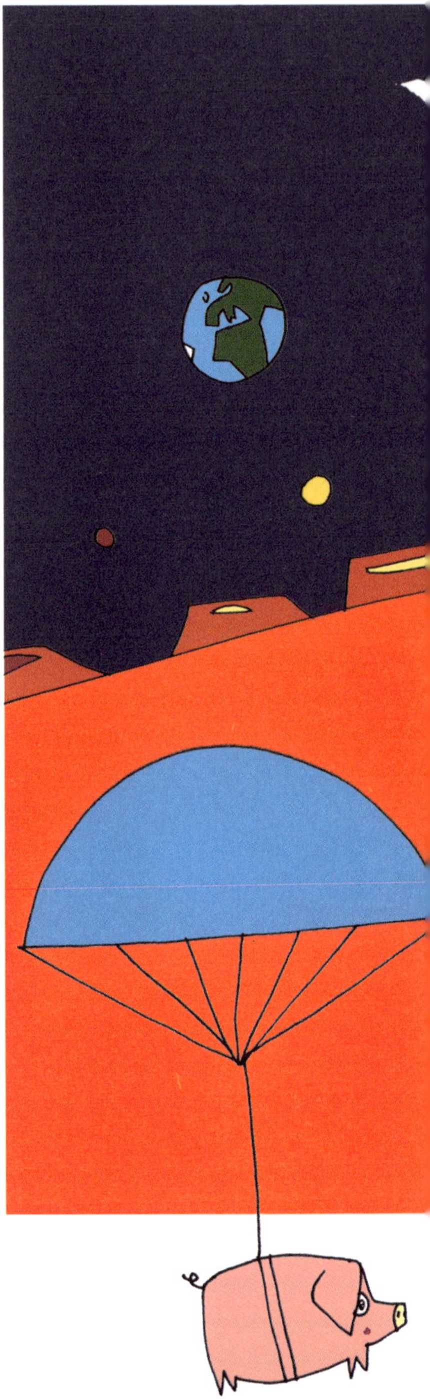

Odyssée de l'espace

Il existe au moins une bonne raison d'envoyer des hommes dans l'espace : avoir des cobayes qui testent la bouffe de demain. À cet effet, la NASA subventionne plusieurs équipes de recherche. Au Touro College de New York par exemple, on fait « pousser » du poisson en une semaine sur un milieu de cultures cellulaires, tandis qu'à la faculté de médecine de Caroline du Sud, les chercheurs cultivent des cellules musculaires de poulet et de bœuf sur un gel protéique, histoire un jour de fabriquer de la viande en usine. On ne pourra plus dire que l'aventure spatiale ne fait pas progresser la science !

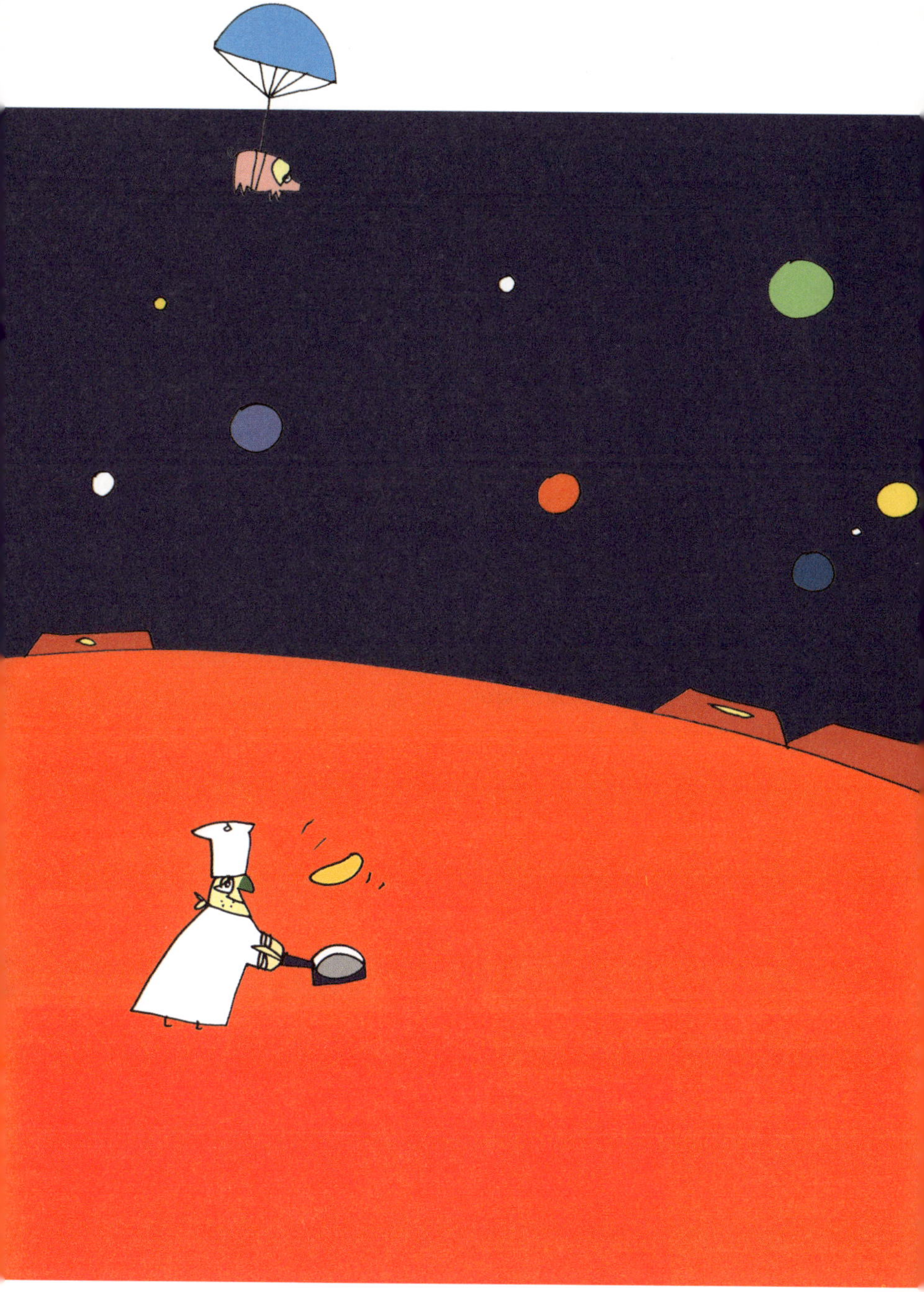

Les OGM, c'est la santé

Décidément, Monsanto n'a pas de chance avec les rats. Il y a trois ans, on découvrait la mésaventure arrivée à 320 rats nourris pendant trois mois avec le MON863. Un maïs transgénique qui fabrique son propre insecticide pour zigouiller les coléoptères. Résultat: après trois mois de ce régime forcé, les mâles étaient moins costauds avec des reins plus petits, tandis que les femelles étaient maousses avec un foie plus gros. Là-dessus, piquée au vif, l'Agence européenne de sécurité des aliments, qui avait déclaré *urbi et orbi* que l'on pouvait avaler ledit maïs sans s'inquiéter pour sa santé, s'était dépêchée de redonner sa bénédiction. Et voilà qu'en 2008, on apprend que des souris qui ont goûté à un autre maïs transgénique de Monsanto, le MON810, ont eu du mal à se reproduire au bout de la troisième génération. Pire, plus les pauvres bêtes avaient consommé de MON810, moins elles étaient fertiles. Coup de bol,

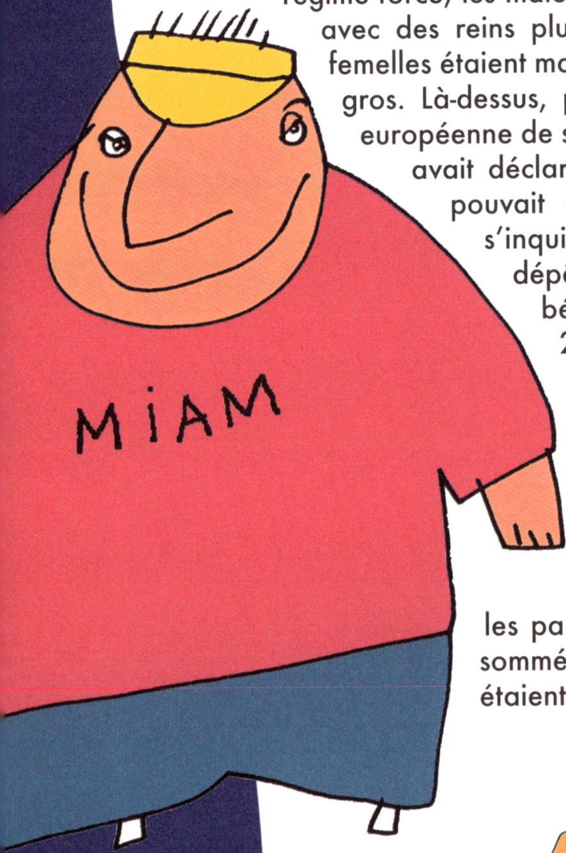

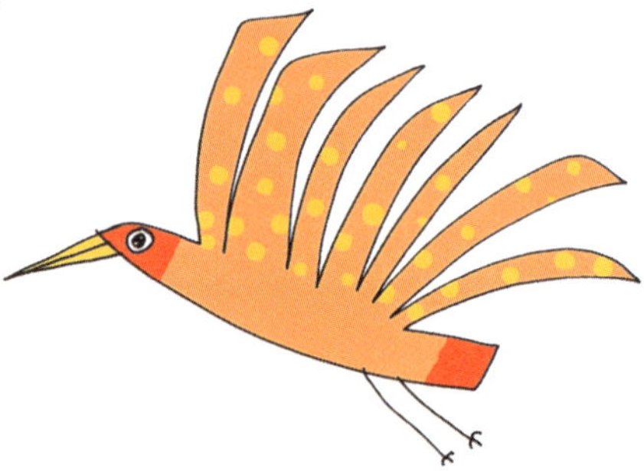

le MON810 conçu pour résister à la pyrale, un insecte dévoreur d'épis de maïs, est *non grata* en France depuis février 2008. Pour la petite histoire, c'est en grande partie à cause de José Bové, qui avait fait la grève de la faim jusqu'à ce que le ministre Borloo suspende la culture du maïs tueur de pyrales.

Encore une fois contre l'avis de l'Efsa : l'agence européenne considère, en effet, que cet embargo est d'une stupidité sans nom : « Aucune preuve scientifique, en termes de risques pour la santé humaine ou animale ou pour l'environnement, n'a été fournie pour justifier l'invocation d'une clause de sauvegarde. » Problème pour le lobby OGM : l'étude sur les rats n'a pas été bricolée sur une paillasse par une bande d'écolos rétrogrades, mais réalisée par des chercheurs de l'université de médecine vétérinaire de Vienne à la demande du ministère de la Santé autrichien. Du solide, certes. Mais comparé à l'homme, le rat n'est qu'une mauviette !

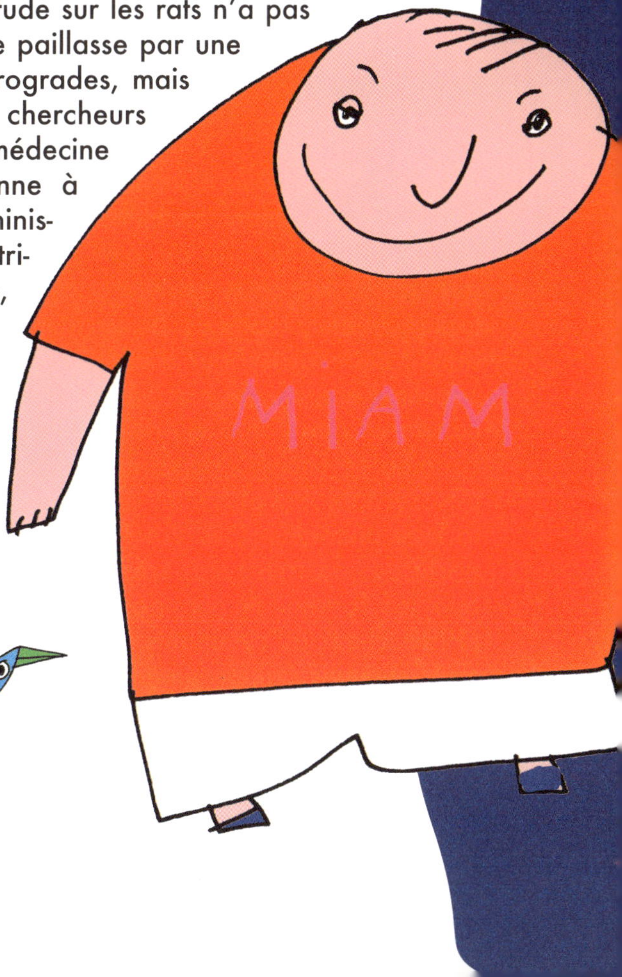

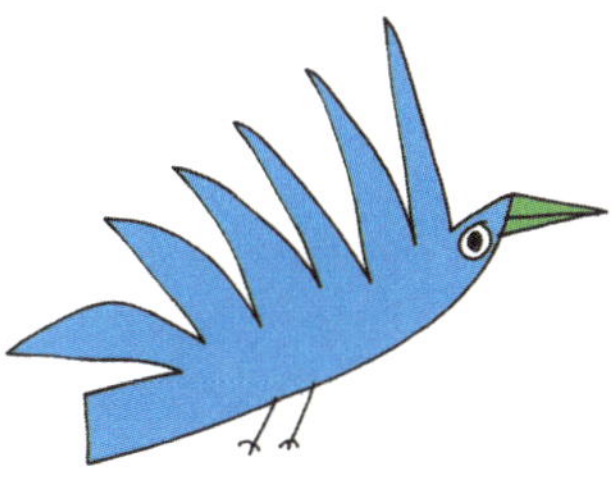

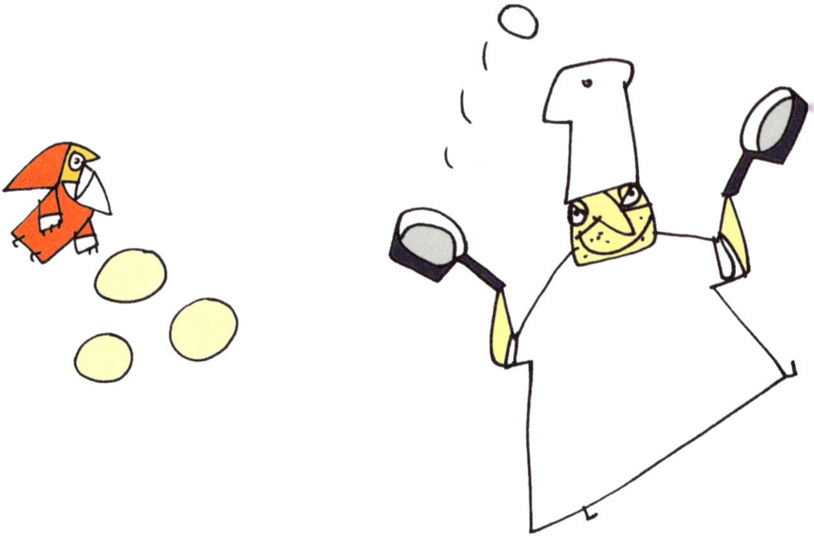

Farines animales, le retour ?

Vous vous souvenez de ces scènes dignes d'un film d'horreur ? Ces dizaines de milliers de vaches qui deviennent folles (37 000 lors du pic de l'épidémie), ces incinérateurs qui tournent à plein régime pour brûler les carcasses contaminées et la côte de bœuf que l'on n'ose plus toucher dans l'assiette de peur d'attraper la Creutzfeld-Jakob (181 consommateurs sont morts pour avoir avalé du prion). Tout ça, parce que l'on avait eu la riche idée de transformer en cannibales vaches, poulets et lapins. Histoire de les faire pousser toujours plus vite, on leur avait mis dans l'auge des farines animales. Des protéines bon marché fabriquées à partir des déchets récupérés dans les équarrissages. Depuis que les farines de viandes et d'os (FVO) sont interdites (1990 chez les ruminants et 2001 pour les autres), nous nous sommes gaillardement remis à manger de la viande. Mais voilà qu'il est question d'en refourguer aux cochons et aux poulets ! Les éleveurs réclament en chœur le retour des farines, rebaptisées – afin de ne pas effrayer le consommateur – « PAT », pour protéines animales transformées. Michel Barnier, ministre de l'Agriculture, a promis de « por-

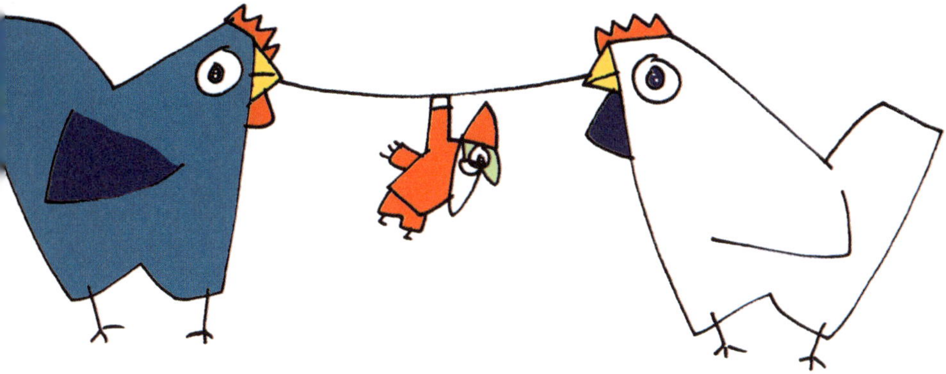

ter le débat au sein des instances européennes». Bruxelles a débloqué 1,7 million d'euros pour étudier le sujet. L'Autorité européenne de sécurité des aliments a été sommée de plancher sur la question. Certes, en juin 2007, dans un rapport consacré à la vache folle, l'Inra et l'Agence française de sécurité sanitaire des aliments mettaient en garde sur «le risque de réémergence de la maladie qui pourrait résulter d'une réautorisation des farines animales pour l'alimentation des espèces monogastriques» (dont font partie les cochons et les poulets). Mais cela ne trouble guère l'Europe.
Le 22 avril 2008, une proposition de la Commission autorisant l'usage de farine de poisson comme «lait de remplacement des jeunes ruminants» a été adoptée comme une lettre à la poste. Et vu que le coût des céréales et du soja entre autres ne cesse de grimper, le compte à rebours est enclenché. La Suisse compte d'ailleurs nous prendre de vitesse selon *Le Temps* (5/05/2008), qui cite l'Office vétérinaire fédéral suisse: «Il n'est en effet pas raisonnable de prolonger l'interdiction des farines animales indéfiniment. Elle nous oblige à réduire en cendres une grosse partie de chaque animal abattu, soit d'énormes quantités de protéines, ce qui représente un gaspillage à la fois économique et écologique.» Ne nous laissons pas distancer par les Suisses!

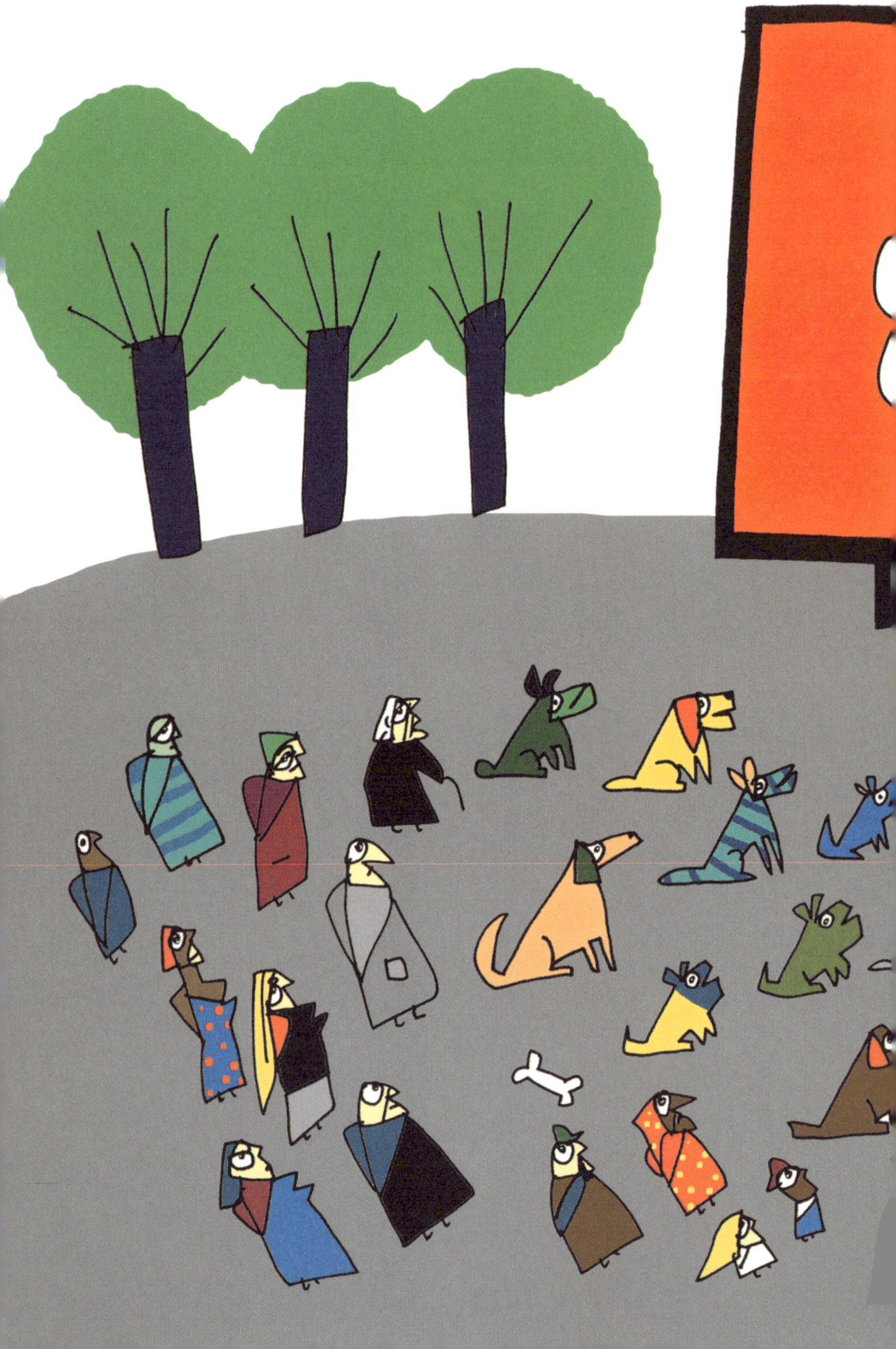

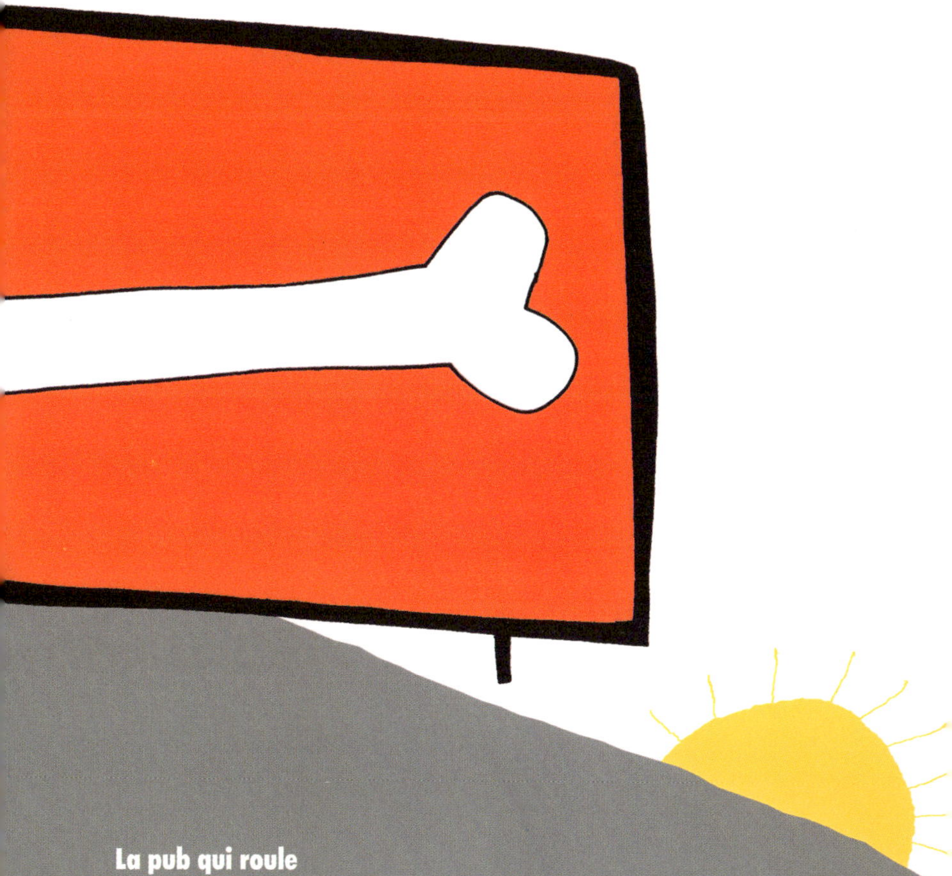

La pub qui roule

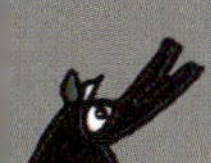

Comment ne pas gaspiller le temps de cerveau disponible du client qui patiente à la caisse d'un supermarché ? En collant de la pub sur le tapis roulant qui défile sous ses yeux. EnVision Marketing Group, société américaine de marketing, vient de breveter un système qui permet d'y imprimer des publicités haute définition. « Une supérette de huit à dix caisses : c'est 30 mètres carrés de support publicitaire gâché », argumente son directeur. Pour 15 000 dollars par mois, une marque de lessive peut désormais s'offrir cette pub roulante. Déjà adoptée aux États-Unis dans une cinquantaine de supermarchés. Quand cette pub réjouissante débarquera-t-elle chez nous ? On s'impatiente.

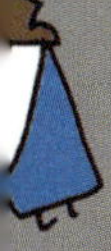

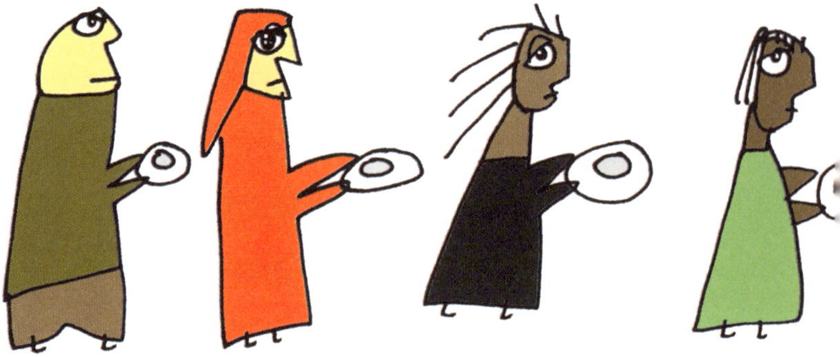

Faut viser la tête !

Les pubeux n'ont plus que ce mot-là à la bouche : le « cortex préfrontal médian ». Il faut dire que des chercheurs américains leur ont montré en 2004, images cérébrales à l'appui, que si les consommateurs qui préfèrent le Pepsi achètent quand même du Coca-Cola, c'est tout simplement parce que les publicités de la firme d'Atlanta ont fait mouche dans cette zone de leur cerveau. Il faut titiller le cortex préfrontal médian !

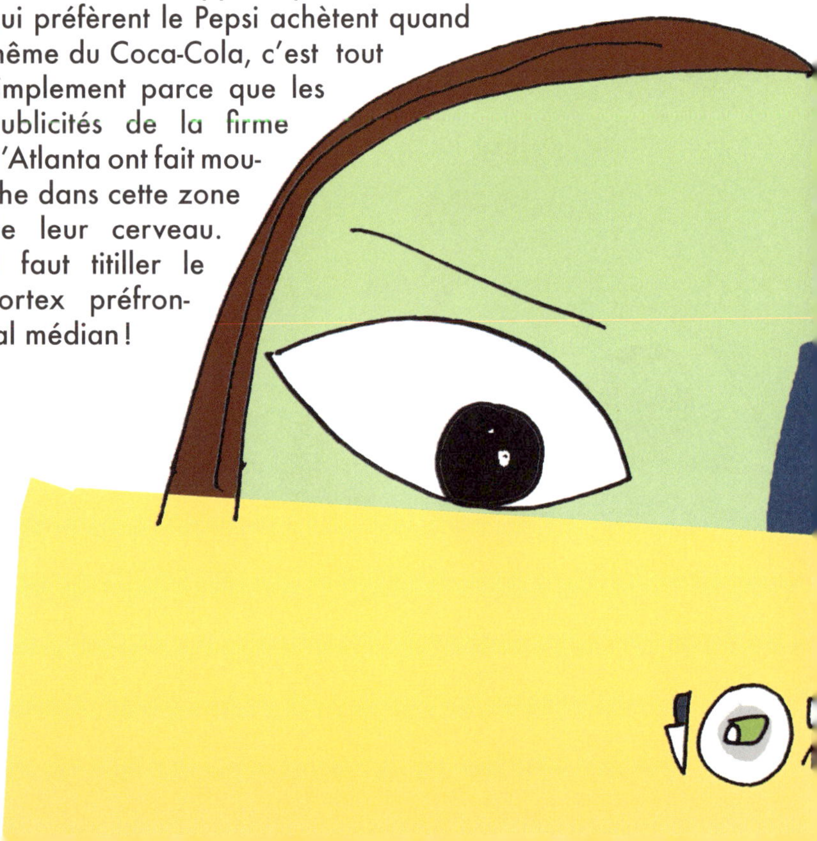

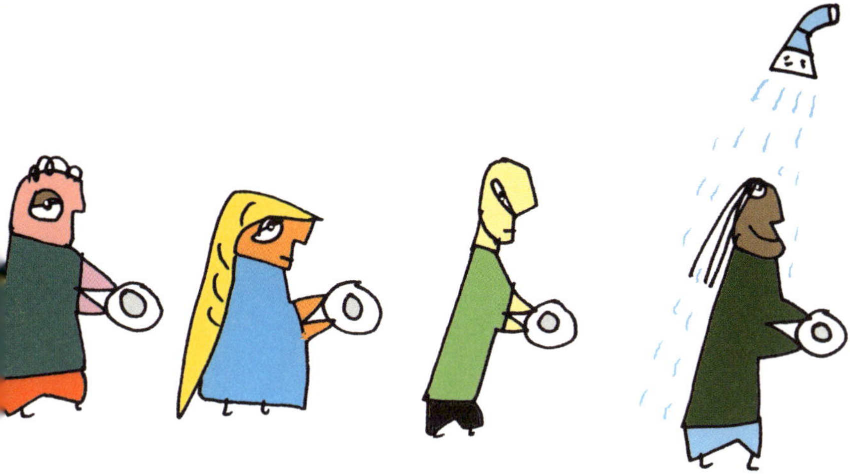

Du coup, les publicitaires se lancent dans le « neuromarketing », ou comment mieux comprendre les mécanismes de notre cerveau pour faire de nous des machines à consommer. Aux États-Unis, Bright House Neurostrategies, la première agence de conseil à s'être lancée sur le créneau, propose à ses clients de tester l'efficacité de leurs futures campagnes de pub en faisant passer des IRM à des consommateurs cobayes, moyennant 250 000 euros l'étude de 30 cerveaux volontaires. En 2007, l'Américain Omnicom, numéro un mondial de la pub, a annoncé qu'il lançait en France une agence de neuromarketing.

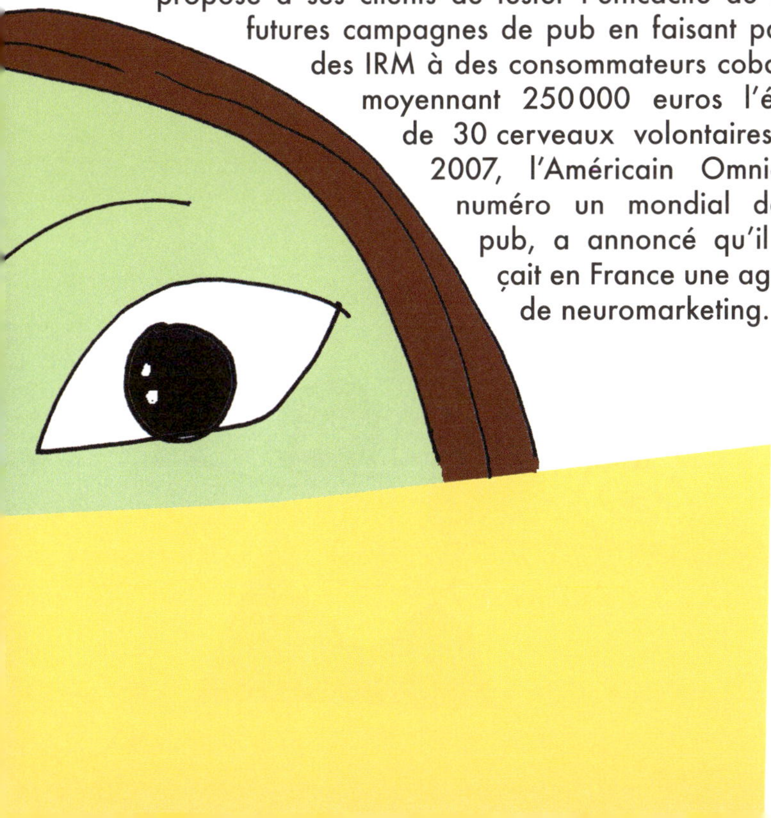

Avec son logiciel mis au point à partir de tests d'imagerie cérébrale réalisés en milieu hospitalier, la société PHD affirme, elle, pouvoir dire à un fabricant de glaces ou de plats cuisinés quelles sont les zones du cerveau à stimuler et s'il vaut mieux, par exemple, utiliser la télé, la radio ou la presse.
Les chercheurs en neurosciences sont désormais démarchés par les fils de pub, quand ils ne lancent pas eux-mêmes leur propre boîte. Un neurologue en poste à l'hôpital neurologique de Lyon et le directeur d'un laboratoire de recherche en sciences cognitives de l'université Lyon 2 se sont ainsi associés avec un spécialiste des médias pour créer Impact Mémoire, un « cabinet-conseil en efficacité mémorielle publicitaire ». On peut lire dans leur « charte éthique » que leurs activités « s'inscrivent dans un processus de valorisation de la recherche en sciences cognitives ». Parmi les clients qui se bousculent au portillon : Bonduelle, Bongrain, Francine, Kraft Food, Kronenbourg, LU, Masterfoods, Nestlé, Régilait, Unilever... ou encore le Syndicat national de la publicité télévisuelle dirigé par la présidente de TF1 publicité. On n'a pas fini de rêver.

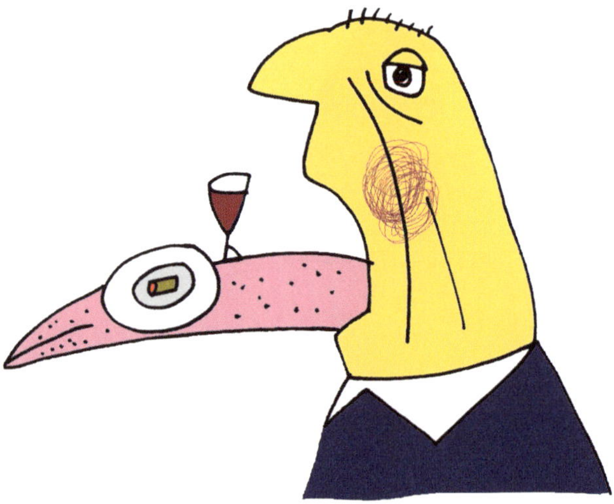

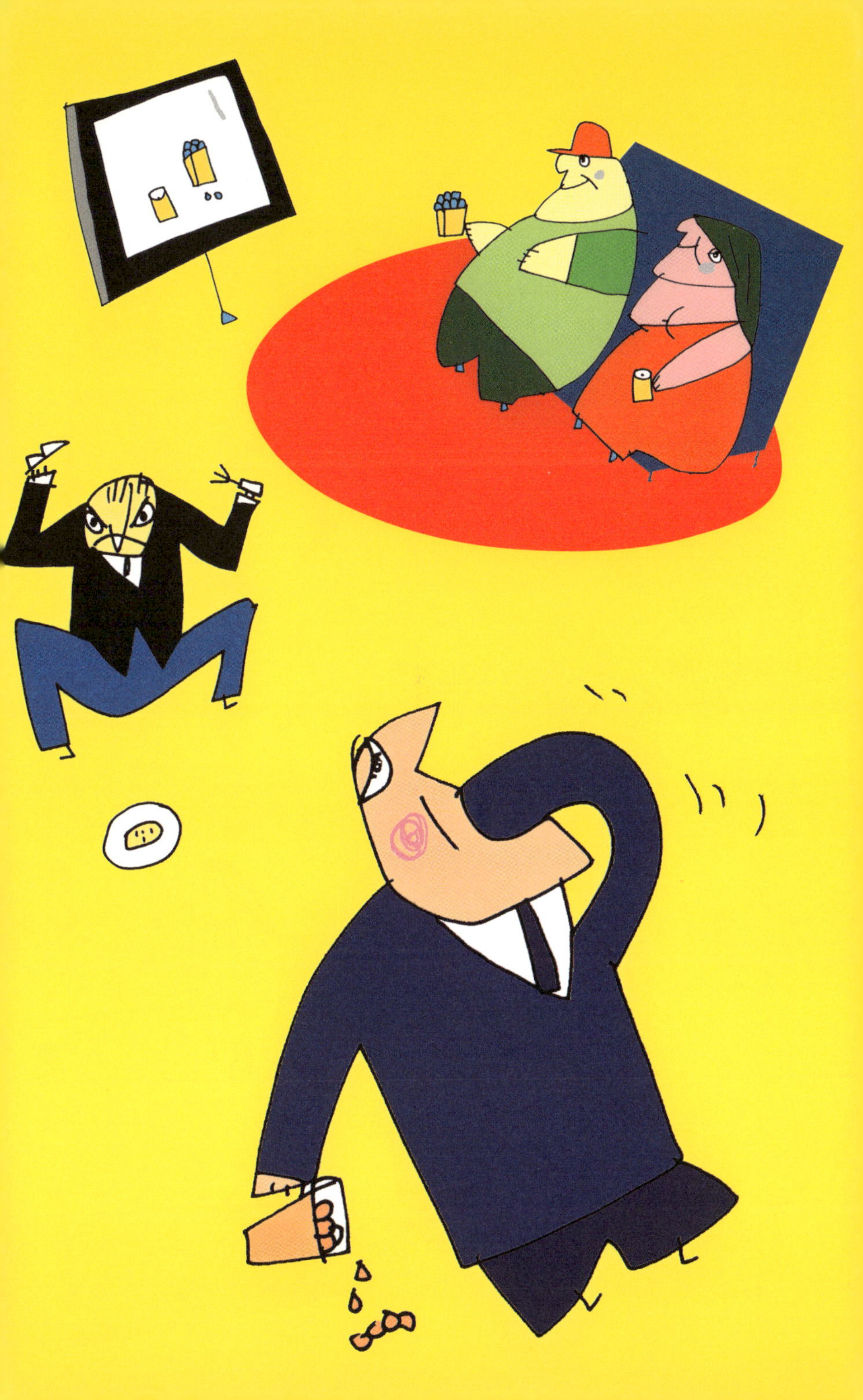

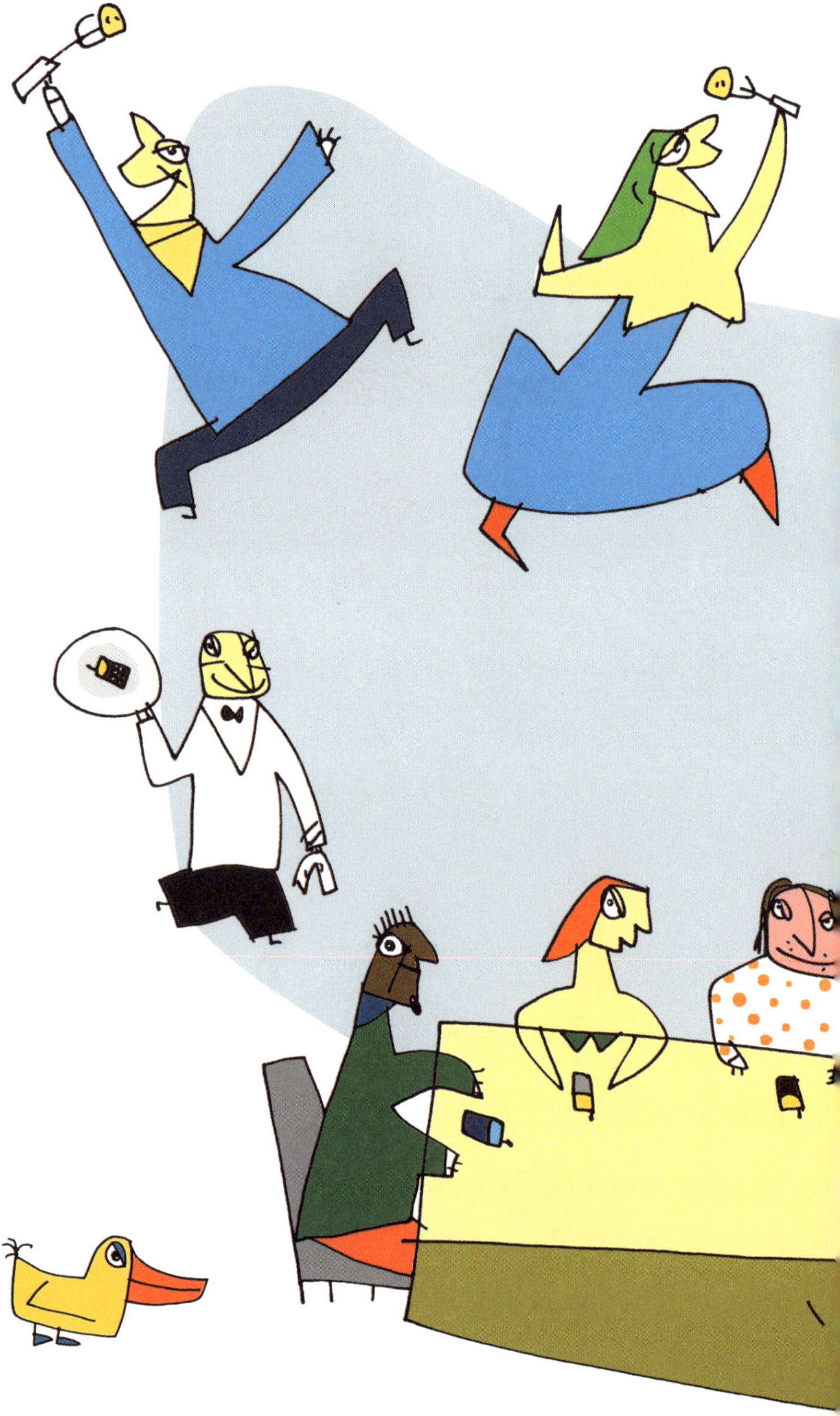

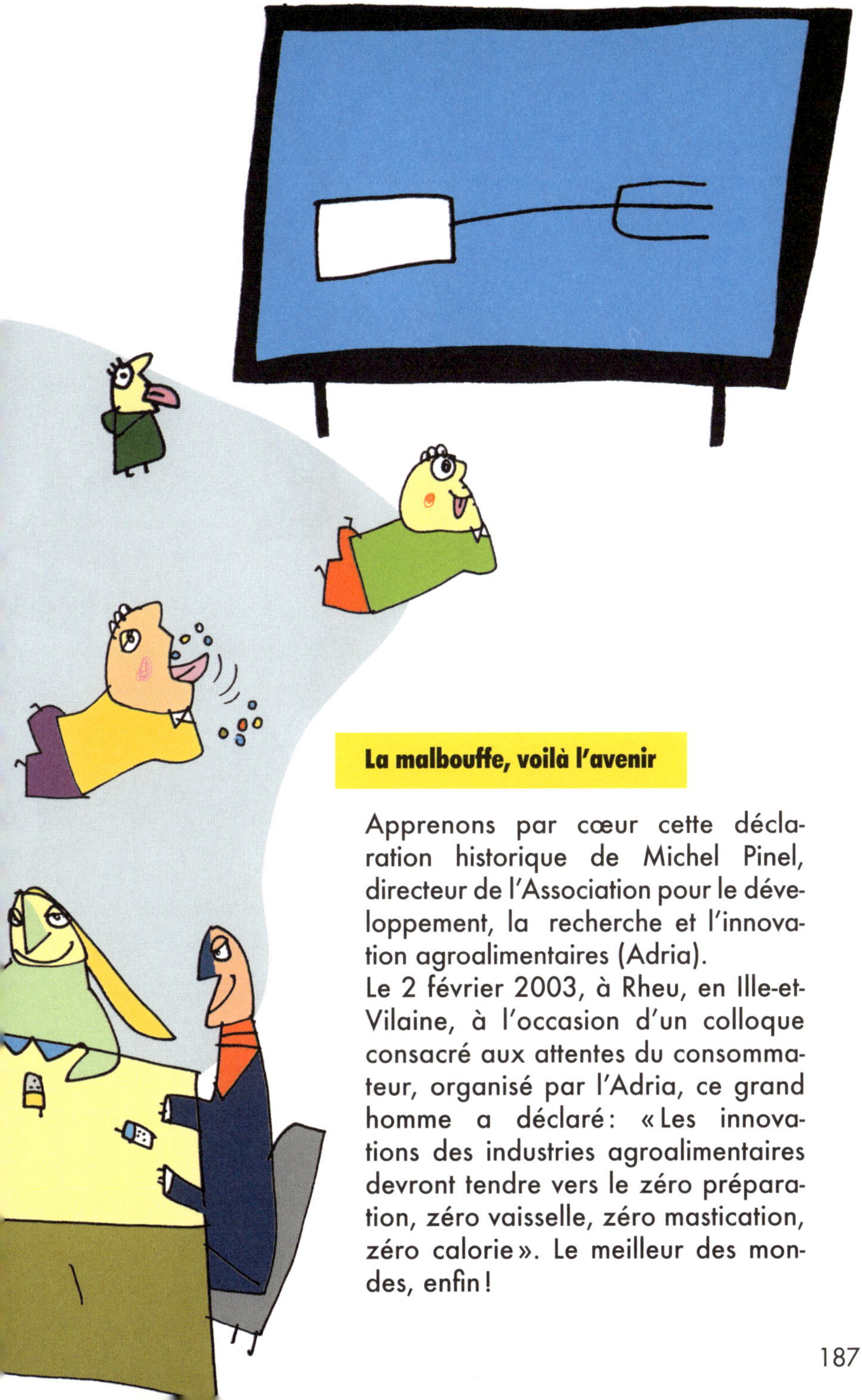

La malbouffe, voilà l'avenir

Apprenons par cœur cette déclaration historique de Michel Pinel, directeur de l'Association pour le développement, la recherche et l'innovation agroalimentaires (Adria).
Le 2 février 2003, à Rheu, en Ille-et-Vilaine, à l'occasion d'un colloque consacré aux attentes du consommateur, organisé par l'Adria, ce grand homme a déclaré : « Les innovations des industries agroalimentaires devront tendre vers le zéro préparation, zéro vaisselle, zéro mastication, zéro calorie ». Le meilleur des mondes, enfin !

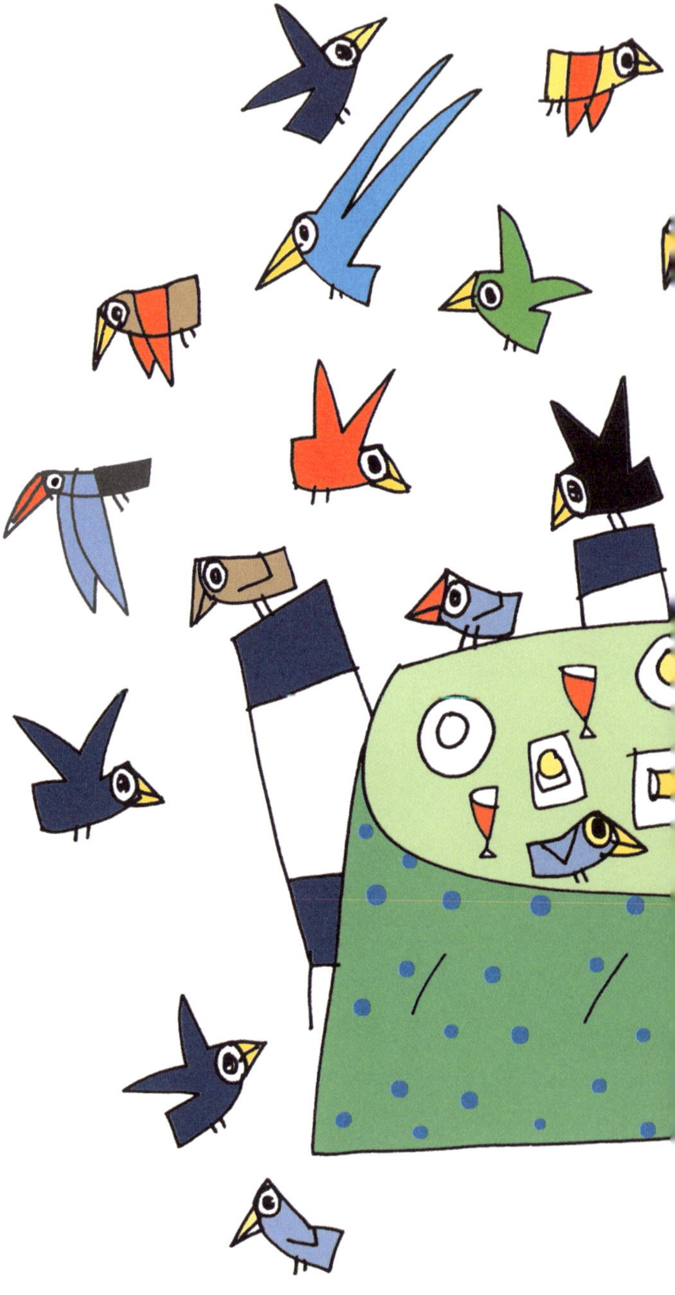

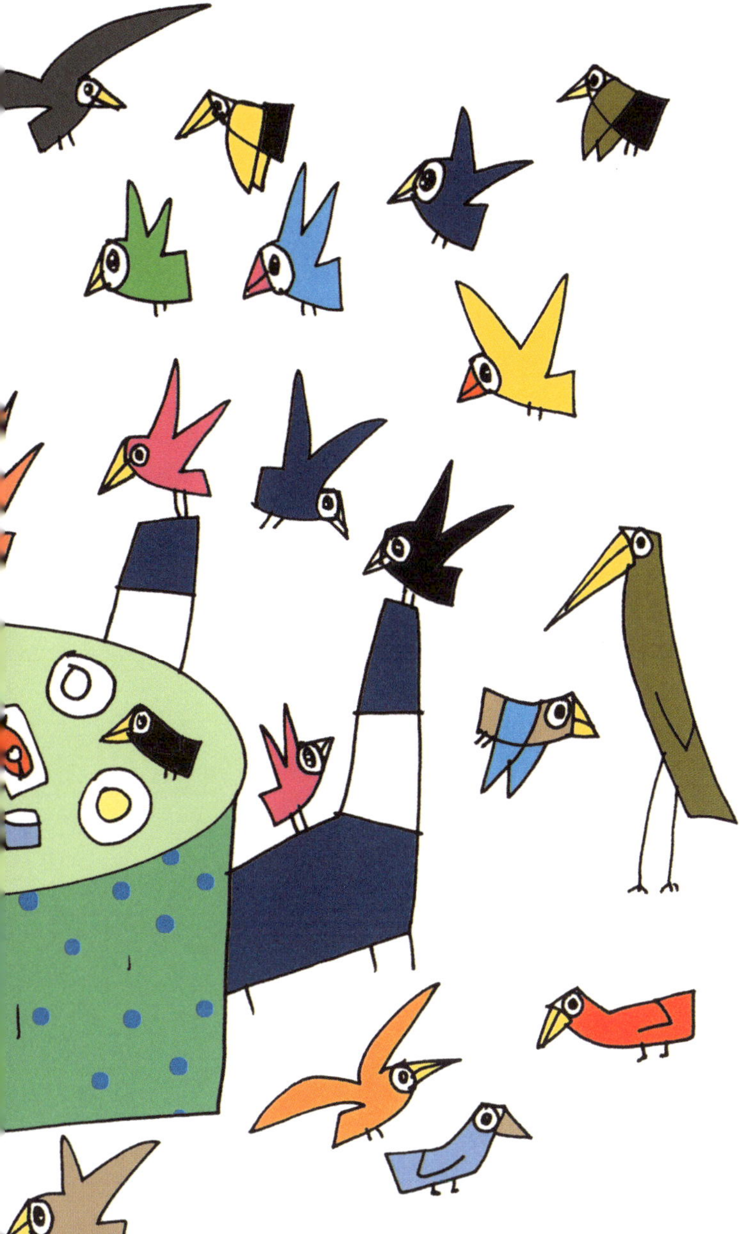

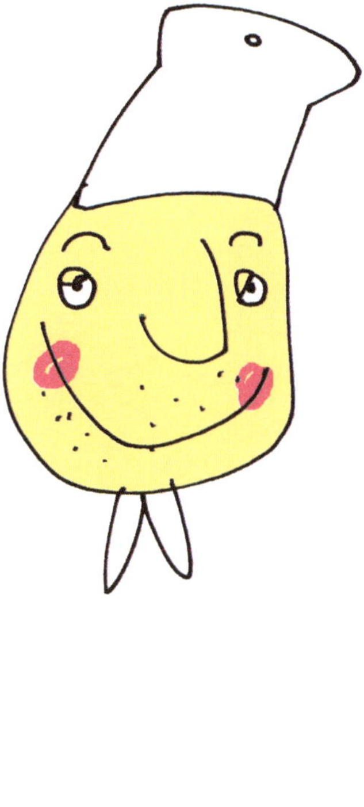

TABLE

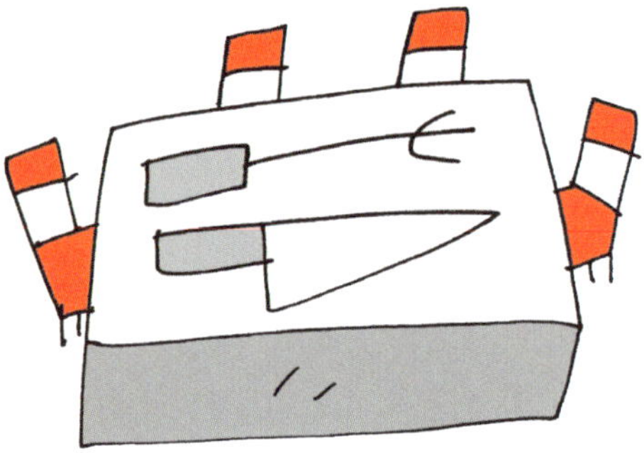

Achevé d'imprimer en mars 2009
Imprimé en Union européenne